出るとこマスター！

第1種

第2種

衛生管理者試験

令和6年版

■ 本書の使い方

1 本書は、第一種・第二種衛生管理者試験に合格するための**テキスト（教本）＋過去問題＋解答と解説**を1冊にまとめたものです。

本書の内容は実際の試験問題と同じく、次の5章で構成しています。

本書	内容	第一種受験者	第二種受験者
第1章	関係法令　有害業務に係るもの	◯	－
第2章	労働衛生　有害業務に係るもの	◯	－
第3章	関係法令　有害業務に係るもの以外のもの	◯	◯
第4章	労働衛生　有害業務に係るもの以外のもの	◯	◯
第5章	労働生理	◯	◯

● **第一種衛生管理者試験を受験される方**

◎ **第1章から第5章までの全てを勉強**する必要があります。

※第3章と第4章に収録してある問題は、第一種と第二種の共通問題及び第二種のみの問題があります。これは、本書6ページに掲載してあるとおり、第一種と第二種の問題数が異なっているためです。

しかし、第二種のみでの問題であっても、第一種の試験内容にも含まれるため、全て勉強することをお勧めします。

● **第二種衛生管理者試験を受験される方**

◎ **第3章から第5章を勉強**してください。第1章と第2章は試験科目に含まれていません。

2 **過去問題**は、令和5年10月の公表問題から過去10回分を収録しています。試験を実施している公益財団法人 安全衛生技術試験協会では、**毎年4月と10月に試験問題を公表**しています。4月に公表される問題は、前年7月～12月に実施した試験のうちの1回分です。また、10月に公表される問題は、当年1月～6月に実施した試験のうちの1回分です。

公表年月	R5年10月	R5年4月	R4年10月	R4年4月	R3年10月	R3年4月	R2年10月	R2年4月	R1年10月	H31年4月

③ 各章ごとに①テキスト、②過去問題、③解答と解説、の順に掲載しています。

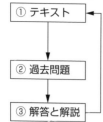

①テキストは、過去問題を解くため最低限必要な知識のみを収録しています。従って、試験に合格するためだけの内容となっており、**過去に公表された問題以外の内容は含まれていません。**

②過去問題は、過去10回分を基本的に収録しています。

③**解答と解説**は、各問題の選択肢ごとになぜ正しいのか、またはなぜ誤っているのか、テキストを基に解説しています。なお、法令に関する問題が選択肢と法令が同じ場合は、あてはまる条文のみを記載しています。

※テキスト内の ☑Check は、問題を解くにあたって必要な法令をかみくだいたり、過去問題でみられた傾向、ひっかけ問題などを抜き出しています。

④ 各章ごとのジャンル（項目）分けは、可能な限り細かくしました。理由は、
◎同類問題を集中的に解くことで、理解度が深まり、内容が覚えやすくなる
◎意識せずに暗記ができる
◎問題の解説を読み、より詳しく確認したいときは、直ぐにテキストの該当部分を探すことができる
また、過去問題の左端に付けられている ☑ マークは、一巡目で正解出来たら ◪ 二巡目も正解できたら ■ と理解度に応じて ☑ を塗りつぶすなどし、得意・不得意などの参考に活用してください。

⑤ 公表時期の区別は、各問題の最後に記載しています。
① ［R5.10］と記載してある問題は、**令和5年10月**に公表された問題です。
② ［R4.10/H31.4］とあるのは、**令和4年10月**の公表問題と**平成31年4月**の公表問題がほぼ同じであることを表しています。
③第3・4章の問題で、公表時期のあとに ［R5.10（二種）］とあるものは、**第二種のみ**で公表された問題です。
④ ［編集部作成］とあるものは、実際に試験を受験した編集担当者が覚えてきた問題であったり、公表問題10回分には無かったものなどです。
⑤また、第3・4章の問題で ［（二種）／編集部作成（一種）］とあるものは、**第二種のみの公表問題**が、実際に**第一種の試験**で出題された問題とほぼ同じであることを表します。

〔例〕 【1】事業者が衛生管理者に行わせるべき業務として、法令上、誤っているものは次のうちどれか。［R5.10/H31.4（二種）］ ⇐ 公表時期と種別

■ 法令の略称

本書では法令名等を次のように略称で掲載しています。

法令名等	略称	法令名等	略称
労働安全衛生法	安衛法	高気圧作業安全衛生規則	高圧則
労働安全衛生法施行令	安衛令	事務所衛生基準規則	事務所則
労働安全衛生規則	安衛則	じん肺法	じん肺法
有機溶剤中毒予防規則	有機則	労働安全コンサルタント及び労働衛生コンサルタント規則	コンサル則
特定化学物質障害予防規則	特化則		
電離放射線障害防止規則	電離則	作業環境測定法	作環法
粉じん障害防止規則	粉じん則	労働基準法	労基法
酸素欠乏症等防止規則	酸欠則	労働基準法施行規則	労基則
鉛中毒予防規則	鉛則	女性労働基準規則	女性則
石綿障害予防規則	石綿則	年少者労働基準規則	年少則

■ 法令の構成（第１章・第３章のみ）

　法令は、法律と施行令と省令で構成されています。法律で大きな内容が決められ、施行令と省令でより細かな内容が定められています。

　法令の原文は次のように表されています。

■ の続きは、条文の表題を表す。カッコ内は法令名。
本書では、主に小見出しで表記している。

■ 衛生管理者の選任［安衛則第７条］
1. ……………………………………………………………。
　①……………………………………………………………。
　②……………………………………………………………。
2. ……………………………………………………………。
　……………………………………………………………。

第７条第１項を表す。
本書では第１項、第２項…を「1.」、「2.」…と表記している。法令の原文では第１項の「1.」は表記されていないが、本書では原則として全て「1.」とした。

第７条第１項第１号を表す。
本書では第１号、第２号…を①、②…と表記している。

■ 衛生委員会［安衛法第18条］
1. ……………………………………………………………。
2. ……………………………………………………………。
　①……………………………………………………………。
　②……………………………………………………………。
　③……………………………………………………………。
　④……………………………………………………………。

第18条第２項第１号を表す。
法令の原文をそのまま載せただけではわかりにくい箇所には、表を使って内容をまとめて表記している。

■ 産業医等［安衛法第13条・安衛則第14条の２］
1. ……………………………………………………………。
4. ……………………………………………………………。

出題されていない問題に関連する法令の「項や号」は省略している。

※本書では、よりわかりやすくなるよう編集しているため、一部の条文等が法令の原文と合わないことがあります。

－4－

ジャンル別の過去問題を少し解いてみた方は既にお気づきかと思いますが、ほとんどの問題が、**選択肢の一部の文言を変更**、若しくは**選択肢の中の一文を新しい内容に変更**するなど、**過去問題から出題されているものが多数あります**。全くの新問は毎回数問出題されていますが、どこから出題されるかわからない新問についての対策は、非常に難しいといえます。それならば、**大多数を占める過去問題と同類の問題を集中的に解き、覚えることが、試験合格への早道だと編集部は考えます**。

令和5年12月

本書の内容に訂正がある場合は、弊社ホームページに掲載いたします。
　URL　https://kouronpub.com/book_correction.html
　HPトップ ＞ 書籍サポート ＞ 訂正 ＞ 衛生管理者試験参考書

本書の内容でご不明な箇所がありましたら、**必要事項を明記の上**、下記のいずれかの方法でお問い合わせください。なお、**電話でのお問い合わせは受け付けておりません**。

必要事項 （順不同）	• お客様の氏名とふりがな　　• 該当ページ数　　• 問い合わせ内容 • 書籍タイトル（地域・年度・版）　• FAX番号（FAXでお問い合わせの場合のみ）	
問い合わせ 方法	①FAX	03-3837-5740
	②メール	inquiry@kouronpub.com 右の二次元コードからもご利用いただけます

※ご回答までにお時間がかかる場合がございます。また、必要事項に記載漏れがある場合はお答えができかねる場合がございます。あらかじめご了承ください。
※キャリアメールをご使用の場合は、必ず事前に受信設定をご確認ください。返信メールが届かない設定になっている可能性があります。
※お問い合わせは本書の内容に限り、内容を大きく超えるご質問にはお答えできません。

法人様向け おまとめ注文

本書をまとめて購入されるご予定がある法人様は、弊社にご連絡ください。
見積書の発行、請求書払い、割引等が可能です。
問い合わせ先▶電話：03-3837-5731　FAX：03-3837-5740

※受験資格や受験手続きの詳細は、（公財）安全衛生技術試験協会のHPをご参照ください。

◎衛生管理者とは…

第一種衛生管理者免許…全業種において衛生管理者となることができる。

第二種衛生管理者免許…有害業務の少ない**通信業、各種商品卸売業、各種商品小売業**などや、その他の業種などの限定された事業場においてのみ、衛生管理者となることができる。

◎試験科目の出題数と配点

範　囲			第一種		第二種	
			問題数	配点	問題数	配点
関係法令	有害業務に係るもの	安衛法	9問	72点	－	－
		労基法	1問	8点	－	－
労働衛生	有害業務に係るもの		10問	80点	－	－
関係法令	有害業務に係るもの以外のもの	安衛法	5問	50点	8問	80点
		労基法	2問	20点	2問	20点
労働衛生	有害業務に係るもの以外のもの		7問	70点	10問	100点
労働生理			10問	100点	10問	100点

◎合格基準：各科目ごとの得点が40％以上で、かつ、合計点が60％以上であること。

◎試験時間：3時間

◎合格率：令和4年度

	受験者数	合格率
第一種	68,066人	45.8%
第二種	35,199人	51.4%

◎受験資格

最終学歴	大学、短大の卒業者	高校の卒業者
労働衛生の実務経験	1年以上	3年以上

関係法令
有害業務に係るもの
第一種のみの科目

第 1 章

⬛1 安全衛生管理体制

■ 総括安全衛生管理者［安衛法第10条］

1. 事業者は、安衛令第2条で定める規模の事業場ごとに、**総括安全衛生管理者を選任**し、その者に安全管理者※、衛生管理者の指揮をさせるとともに、労働災害を防止するため等の業務を統括管理させなければならない。

   ※**安全管理者**は、労働者の危険又は健康障害を防止するための措置のうち、安全に係る技術的事項を事業者が管理させる者で、厚生労働大臣が定める研修を修了しなければならない。

■ 総括安全衛生管理者を選任すべき事業場［安衛令第2条］

1. 総括安全衛生管理者を選任すべき事業場は、次に掲げる業種の区分に応じ、常時当該各号に掲げる数以上の労働者を使用する事業場とする。

業　種	事業場の労働者数
①林業、鉱業、建設業、**運送業及び清掃業**	100人以上
②**製造業**（物の加工業を含む）、電気業、ガス業、熱供給業、水道業、通信業、各種商品卸売業、家具・建具・じゅう器等卸売業、**各種商品小売業**、家具・建具・じゅう器小売業、燃料小売業、旅館業、ゴルフ場業、自動車整備業及び機械修理業	300人以上
③その他の業種（金融業、医療業等）	1,000人以上

■ 衛生管理者［安衛法第12条］

1. 事業者は、安衛則第7条で定める規模の事業場ごとに、衛生管理者の資格を有する者のうちから、当該事業場の業務の区分に応じて、**衛生管理者を選任**し、その者に衛生に係る技術的事項を管理させなければならない。

■ 衛生管理者の選任［安衛則第7条］

1. 衛生管理者の選任は、次に定めるところにより行わなければならない。
   ①衛生管理者を選任すべき事由が発生した日から14日以内に選任すること。
   ②その事業場に**専属**の者を選任すること。ただし、2人以上の衛生管理者を選任する場合において、当該衛生管理者の中に**労働衛生コンサルタント**※がいるときは、当該者のうち1人については、この限りでない。

※**労働衛生コンサルタント**は、事業者の求めに応じ報酬を得て、労働者の衛生の水準の向上を図るため、事業場の衛生についての診断及びこれに基づく指導を行う専門家で、厚生労働省の試験に合格した者。

◎**専属**とは、その事業場だけに属し、他の事業場に属さないこと。従って、複数の事業場に属してはならない。

☑*Check* 　専属の衛生管理者（例：6人の衛生管理者を選任する場合）

▪ 専属でなくてもよい人は、複数選任の場合で、そのうちの労働衛生コンサルタントのうちの1人

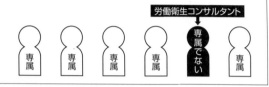

③次に掲げる業種の区分に応じ、それぞれに掲げる者のうちから選任すること。

業　種	資格者
農林畜水産業、鉱業、建設業、**製造業**（物の加工業を含む）、電気業、ガス業、水道業、熱供給業、**運送業**、自動車整備業、機械修理業、**医療業**及び清掃業	◎第一種衛生管理者免許取得者 ◎衛生工学衛生管理者免許取得者 ◎医師　　◎歯科医師 ◎労働衛生コンサルタント
その他の業種	◎第一種衛生管理者免許取得者 ◎第二種衛生管理者免許取得者 ◎衛生工学衛生管理者免許取得者 ◎医師　　◎歯科医師 ◎労働衛生コンサルタント

④事業場の規模に応じて、次の表に掲げる**数以上の**衛生管理者を選任すること。

事業場の規模 （常時使用する労働者数）	衛生管理者数
50人以上　　　200人以下	1人
200人を超え　　500人以下	2人
500人を超え　1,000人以下	3人
1,000人を超え2,000人以下	4人
2,000人を超え3,000人以下	5人
3,000人を超える場合	6人

※50人以上は50人を含み、200人以下は200人を含む。
　200人超は201人からとなる。

⑤次に掲げる事業場にあっては、衛生管理者のうち少なくとも1人を専任の衛生管理者とすること。

・常時1,000人を超える労働者を使用する事業場

・常時500人を超える労働者を使用する事業場で、以下の業務に常時30人以上の労働者を従事させるもの

　◎坑内労働

　◎多量の高熱物体を取り扱う業務及び著しく暑熱な場所における業務

　◎多量の低温物体を取り扱う業務及び著しく寒冷な場所における業務

　◎ラジウム放射線、エックス線その他の有害放射線にさらされる業務

　◎土石、獣毛等のじんあい又は粉末を著しく飛散する場所における業務

　◎異常気圧下における業務

　◎さく岩機、鋲打機等の使用によって、身体に著しい振動を与える業務

　◎重量物の取扱い等重激な業務

　◎ボイラー製造等強烈な騒音を発する場所における業務

　◎鉛、水銀、クロム、砒素、黄りん、弗素、塩素、塩酸、一酸化炭素など有害物の粉じん、蒸気又はガスを発散する場所における業務

◆**専任**とは、兼任でなく専らその任に当ること。従って、衛生管理以外の業務を与えてはならない。

⑥**常時500人を超える労働者を使用する事業場で、坑内労働又は次に掲げる業務に常時30人以上の労働者を従事させるものにあっては、衛生管理者のうち1人を衛生工学衛生管理者**※免許を受けた者のうちから選任すること。

※**衛生工学衛生管理者**は、第一種衛生管理者免許試験などに合格した者で、厚生労働大臣の定める講習を修了した者。

常時30人以上の労働者が従事

◎多量の高熱物体を取り扱う業務及び著しく暑熱な場所における業務

◎ラジウム放射線、エックス線その他の有害放射線にさらされる業務

◎土石、獣毛等のじんあい又は粉末を著しく飛散する場所における業務

◎異常気圧下における業務

◎鉛、水銀、クロム、砒素、黄りん、弗素、塩素、塩酸、一酸化炭素などの有害物の粉じん、蒸気又はガスを発散する場所における業務

☑Check　衛生管理者の選任において「衛生工学衛生管理者免許を有する者」
　　　　　　　　　　　　　　　　　である必要がない作業（過去問より）

> ・著しく暑熱な場所に置ける業務に常時20人
> ・大量の低温物体を取り扱う業務（人数問わず）
> ・強烈な騒音を発する場所における業務（人数問わず）

■ 産業医等［安衛法第13条］

1．事業者は、**常時50人以上の労働者**を使用する事業場ごとに、医師のうち
　から**産業医を選任**し、その者に労働者の健康管理等を行わせなければならない。

■ 産業医の選任［安衛則第13条］

1．産業医の選任は、次に定めるところにより行わなければならない。
　①産業医を選任すべき事由が発生した日から14日以内に選任すること。
　③常時1,000人以上の労働者を使用する事業場、又は次に掲げる業務に常
　　時500人以上の労働者を従事させる事業場にあっては、その事業場に専
　　属の者を選任すること。

> **常時500人以上の労働者が従事**
> ◎多量の高熱物体を取り扱う業務及び著しく暑熱な場所における業務
> ◎多量の低温物体を取り扱う業務及び著しく寒冷な場所における業務
> ◎ラジウム放射線、エックス線その他の有害放射線にさらされる業務
> ◎土石、獣毛等のじんあい又は粉末を著しく飛散する場所における業務
> ◎異常気圧下における業務
> ◎さく岩機、鋲打機等の使用によって、身体に著しい振動を与える業務
> ◎重量物の取扱い等重激な業務
> ◎ボイラー製造等**強烈な騒音を発する場所**における業務
> ◎坑内における業務
> ◎**深夜業を含む業務**
> ◎水銀、砒素、黄りん、弗化水素、塩酸、硝酸などの有害物を取り扱う業務
> ◎鉛、水銀、クロム、砒素、黄りん、弗化水素、塩素、塩酸、一酸化炭素などの
> 　有害物のガス、蒸気又は粉じんを発散する場所における業務
> ◎病原体によって汚染のおそれが著しい業務

　④常時3,000人を超える労働者を使用する事業場にあっては、**2人以上**の
　　産業医を選任すること。

■ 衛生委員会［安衛法第18条］

1. 事業者は、常時50人以上の労働者を使用する事業場ごとに、労働者の健康障害の防止及び健康の保持増進などに関する重要事項を調査審議させ、事業者に対し意見を述べさせるため、衛生委員会を設けなければならない。

2. 衛生委員会の委員は、次の者をもって構成する。

①総括安全衛生管理者又は総括安全衛生管理者以外の者で当該事業場においてその事業の実施を統括管理するもの、若しくはこれに準ずる者のうちから事業者が指名した者（1名）
②衛生管理者のうちから事業者が指名した者
③産業医のうちから事業者が指名した者
④当該事業場の労働者で、衛生に関し経験を有する者のうちから事業者が指名した者

3. 事業者は、当該事業場の労働者で、作業環境測定を実施している**作業環境測定士**※であるものを衛生委員会の委員として指名することができる。

※**作業環境測定士**は、作業場の有害物質濃度などを測定する専門家で、国家試験に合格した者。

▶▶▶ 過去問題 ◀◀◀

【1】常時400人の労働者を使用する製造業の事業場における衛生管理体制に関する1〜5の記述のうち、法令上、誤っているものはどれか。ただし、400人中には、屋内作業場において次の業務に常時従事する者が含まれているが、その他の有害業務はないものとし、衛生管理者及び産業医の選任の特例はないものとする。［R5.10］

深夜業を含む業務……………………………………………… 200人

多量の高熱物体を取り扱う業務……………………………… 50人

塩素を試験研究のため取り扱う作業を行う業務…………… 30人

1. 総括安全衛生管理者を選任しなければならない。
2. 衛生管理者のうち少なくとも1人を専任の衛生管理者としなければならない。
3. 衛生管理者は、全て第一種衛生管理者免許を有する者のうちから選任することができる。

4．産業医は、この事業場に専属でない者を選任することができる。

5．特定化学物質作業主任者を選任しなくてよい。

【2】ある製造業の事業場の労働者数及び有害業務等従事状況並びに産業医及び衛生管理者の選任の状況は、次の①〜③のとおりである。この事業場の産業医及び衛生管理者の選任についての法令違反の状況に関する1〜5の記述のうち、正しいものはどれか。ただし、産業医及び衛生管理者の選任の特例はないものとする。［R5.4］

　　①労働者数及び有害業務等従事状況

　　　　常時使用する労働者数は800人であり、このうち、深夜業を含む業務に400人が、強烈な騒音を発する場所における業務に30人が常時従事しているが、他に有害業務に従事している者はいない。

　　②産業医の選任の状況

　　　　選任している産業医数は1人である。この産業医は、この事業場に専属の者ではないが、産業医としての法令の要件を満たしている医師である。

　　③衛生管理者の選任の状況

　　　　選任している衛生管理者数は3人である。このうち1人は、この事業場に専属でない労働衛生コンサルタントで、衛生工学衛生管理者免許を有していない。他の2人は、この事業場に専属で、共に衛生管理者としての業務以外の業務を兼任しており、また、第一種衛生管理者免許を有しているが、衛生工学衛生管理者免許を有していない。

☑　1．選任している産業医がこの事業場に専属でないことが違反である。

　　2．選任している衛生管理者数が少ないことが違反である。

　　3．衛生管理者として選任している労働衛生コンサルタントがこの事業場に専属でないことが違反である。

　　4．衛生工学衛生管理者免許を受けた者のうちから選任した衛生管理者が1人もいないことが違反である。

　　5．専任の衛生管理者が1人もいないことが違反である。

【3】常時600人の労働者を使用する製造業の事業場における衛生管理体制に関する1～5の記述のうち、法令上、誤っているものはどれか。ただし、600人中には、製造工程において次の業務に常時従事する者がそれぞれに示す人数含まれているが、試験研究の業務はなく、他の有害業務はないものとし、衛生管理者及び産業医の選任の特例はないものとする。［R4.10］

深夜業を含む業務………………………………………300人

多量の低温物体を取り扱う業務………………………100人

特定化学物質のうち第三類物質を製造する業務………… 20人

1．衛生管理者は、3人以上選任しなければならない。

2．衛生管理者のうち1人を、衛生工学衛生管理者免許を受けた者のうちから選任しなければならない。

3．衛生管理者のうち少なくとも1人を、専任の衛生管理者としなければならない。

4．産業医としての法定の要件を満たしている医師で、この事業場に専属でないものを産業医として選任することができる。

5．特定化学物質作業主任者を選任しなければならない。

【4】常時250人の労働者を使用する運送業の事業場における衛生管理体制に関する1～5の記述のうち、法令上、誤っているものはどれか。ただし、250人中には、次の業務に常時従事する者が含まれているが、その他の有害業務はないものとし、衛生管理者の選任の特例はないものとする。

［R3.4］

深夜業を含む業務…………………… 200人

多量の低温物体を取り扱う業務………50人

1．総括安全衛生管理者を選任しなければならない。

2．衛生管理者は、2人以上選任しなければならない。

3．衛生管理者は、全て第一種衛生管理者免許を有する者のうちから選任することができる。

4．衛生管理者のうち少なくとも1人を専任の衛生管理者としなければならない。

5．衛生管理者のうち、1人は専属でない労働衛生コンサルタントを選任することができる。

【5】常時800人の労働者を使用する製造業の事業場における衛生管理体制に関する1～5の記述のうち、法令上、誤っているものはどれか。ただし、800人中には、製造工程において次の業務に常時従事する者が含まれているが、他に有害業務に従事している者はいないものとし、衛生管理者及び産業医の選任の特例はないものとする。[R2.10/R1.10]

鉛、水銀、クロム及び一酸化炭素の粉じん、蒸気又は
ガスを発散する場所における業務……………………… 30人
深夜業を含む業務………………………………………300人

☑ 1．衛生管理者は、3人以上選任しなければならない。

2．衛生管理者のうち1人については、この事業場に専属ではない労働衛生コンサルタントのうちから選任することができる。

3．衛生管理者のうち1人を、衛生工学衛生管理者免許を有する者のうちから選任しなければならない。

4．衛生管理者のうち少なくとも1人を、専任の衛生管理者として選任しなければならない。

5．産業医は、この事業場に専属の者を選任しなければならない。

【6】ある製造業の事業場の労働者数及び有害業務等従事状況並びに産業医及び衛生管理者の選任の状況は、次の①～③のとおりである。この事業場の産業医及び衛生管理者の選任についての法令違反の状況に関する1～5の記述のうち、正しいものはどれか。ただし、産業医及び衛生管理者の選任の特例はないものとする。[R2.4/H31.4]

①労働者数及び有害業務等従事状況

常時使用する労働者数は800人であり、このうち、深夜業を含む業務に常時500人が、著しく暑熱な場所における業務に常時20人が従事している。

②産業医の選任の状況

選任している産業医数は1人である。この産業医は、この事業場に専属の者ではないが、産業医としての法令の要件を満たしている医師である。

③衛生管理者の選任の状況

　　選任している衛生管理者数は３人である。このうち１人は、この事業場に専属でない労働衛生コンサルタントで、衛生工学衛生管理者免許を有していない。

　　他の２人は、この事業場に専属で、共に衛生管理者としての業務以外の業務を兼任しており、また、第一種衛生管理者免許を有しているが、衛生工学衛生管理者免許を有していない。

☐　1．選任している産業医がこの事業場に専属でないことが違反である。

　　2．選任している衛生管理者数が少ないことが違反である。

　　3．衛生管理者として選任している労働衛生コンサルタントがこの事業場に専属でないことが違反である。

　　4．衛生工学衛生管理者免許を有する者のうちから選任した衛生管理者が１人もいないことが違反である。

　　5．専任の衛生管理者が１人もいないことが違反である。

【7】衛生管理者及び産業医の選任に関する次の記述のうち、法令上、誤っているものはどれか。ただし、衛生管理者及び産業医の選任の特例はないものとする。［R4.4］

☐　1．常時60人の労働者を使用する医療業の事業場では、第一種衛生管理者免許若しくは衛生工学衛生管理者免許を有する者、医師、歯科医師又は労働衛生コンサルタントのうちから衛生管理者を選任することができる。

　　2．２人以上の衛生管理者を選任すべき事業場では、そのうち１人については、その事業場に専属でない労働衛生コンサルタントのうちから選任することができる。

　　3．深夜業を含む業務に常時550人の労働者を従事させる事業場では、その事業場に専属の産業医を選任しなければならない。

　　4．常時600人の労働者を使用し、そのうち多量の低温物体を取り扱う業務に常時35人の労働者を従事させる事業場では、選任する衛生管理者のうち少なくとも１人を衛生工学衛生管理者免許を受けた者のうちから選任しなければならない。

　　5．常時3,300人の労働者を使用する事業場では、２人以上の産業医を選任しなければならない。

【8】衛生管理者及び産業医の選任に関する次の記述のうち、法令上、定められていないものはどれか。ただし、衛生管理者及び産業医の選任の特例はないものとする。[R3.10]

☐ 1. 常時500人を超える労働者を使用し、そのうち多量の高熱物体を取り扱う業務に常時30人以上の労働者を従事させる事業場では、選任する衛生管理者のうち少なくとも1人を専任の衛生管理者としなければならない。

2. 深夜業を含む業務に常時550人の労働者を従事させる事業場では、その事業場に専属の産業医を選任しなければならない。

3. 常時3,300人の労働者を使用する事業場では、2人以上の産業医を選任しなければならない。

4. 常時600人の労働者を使用し、そのうち多量の低温物体を取り扱う業務に常時35人の労働者を従事させる事業場では、選任する衛生管理者のうち少なくとも1人を衛生工学衛生管理者免許を受けた者のうちから選任しなければならない。

5. 2人以上の衛生管理者を選任すべき事業場では、そのうち1人については、その事業場に専属でない労働衛生コンサルタントのうちから選任することができる。

▶▶解答&解説 ⋯⋯⋯⋯⋯⋯⋯⋯⋯⋯⋯⋯⋯⋯⋯⋯⋯⋯⋯⋯⋯⋯⋯⋯⋯⋯⋯⋯⋯⋯⋯⋯

【1】解答　2

1. 正しい：「常時300人以上の労働者を使用する製造業の事業場」に該当するため、総括安全衛生管理者を選任しなければならない。安衛法第10条（総括安全衛生管理者）第1項、安衛令第2条（総括安全衛生管理者を選任すべき事業場）第1項②。

2. 誤り：衛生管理者のうち少なくとも1人を専任の衛生管理者とする必要がある場合は、「常時1,000人を超える労働者を使用する事業場」、もしくは「常時500人を超える労働者を使用する事業場で、一定の有害業務がある」場合のため、設問の事業場は該当しない。安衛則第7条（衛生管理者の選任）第1項⑤。

3. 正しい：製造業において衛生管理者は、第一種衛生管理者免許、衛生工学衛生管理者免許を有する者又は労働衛生コンサルタント、医師、歯科医師から選任するので、全て第一種衛生管理者免許を有する者から選任することができる。安衛則第7条（衛生管理者の選任）第1項③。

4．正しい：専属の産業医の選任要件は、「常時1,000人以上の労働者を使用する事業場又は、一定の有害業務に500人以上の労働者を従事させる事業場」であるため、該当しない。安衛則第13条（産業医の選任等）第1項③。

5．正しい：塩素を試験研究のため取り扱う作業は、特定化学物質作業主任者を選任しなければならない業務には該当しない。安衛令第6条（作業主任者を選任すべき作業）第1項⑱（22ページ）。

【2】解答　5

1．誤り：「専属の産業医を選任しなければならない」規定は「常時1,000人以上の労働者を使用する事業場」、又は「深夜業を含む業務、強烈な騒音を発する場所における業務に常時500人以上の労働者を従事させる場合」に適用される。設問は「常時使用する労働者が800人」、「深夜業を含む業務に400人」、「強烈な騒音を発する場所における業務に30人」のため、専属の産業医を選任しなくても違反ではない。安衛則第13条（産業医の選任）第1項③。

2．誤り：「常時500人を超え1,000人以下の労働者を使用する事業場」に該当し、3人の衛生管理者を選任しなければならないため、衛生管理者の選任数についての違反はない。安衛則第7条（衛生管理者の選任）第1項④。

3．誤り：衛生管理者は、その事業場に専属の者を選任しなければならない。しかし、2人以上の衛生管理者を選任する場合で、当該衛生管理者の中に労働衛生コンサルタントがいるときは、当該者のうち1人については専属の者でなくてもよいため、違反ではない。安衛則第7条（衛生管理者の選任）第1項②。

4．誤り：「衛生管理者のうち1人を衛生工学衛生管理者免許を有する者から選任しなければならない」規定は「常時500人を超える労働者を使用する事業場で、有害物の粉じん、蒸気又はガスを発散する場所における業務」などに適用されるが、設問は「強烈な騒音を発する場所における業務」のため該当しない。安衛則第7条（衛生管理者の選任）第1項⑥。

5．正しい：常時500人を超え、「強烈な騒音を発する場所における業務に常時30人以上の労働者を従事させるもの」に該当し、少なくとも1人を専任の衛生管理者としなければならないため違反である。安衛則第7条（衛生管理者の選任）第1項⑤。

【3】解答　2

1．正しい：「常時500人を超え1,000人以下の労働者を使用する事業場」に該当し、3人の衛生管理者を選任しなければならないため、衛生管理者の選任数についての違反はない。安衛則第7条（衛生管理者の選任）第1項④。

2．誤り：「衛生管理者のうち1人を衛生工学衛生管理者免許を有する者から選任しなければならない」規定は「著しく暑熱な場所における業務等に常時30人以上の労働者を従事させるもの」に適用されるが、設問は「多量の低温物体を取り扱う業務」のため該当しない。安衛則第7条（衛生管理者の選任）第1項⑥。

3．正しい：常時500人を超え、「多量の低温物体を取り扱う業務に常時30人以上の労働者を従事させるもの」に該当するため、少なくとも1人を専任の衛生管理者としなければならない。安衛則第7条（衛生管理者の選任）第1項⑤。

4．正しい：「専属の産業医を選任しなければならない」規定は「深夜業を含む業務」、「多量の低温物体を取り扱う業務」などに常時500人以上の労働者を従事させる事業場に適用される。設問は「深夜業を含む業務に300人」、「多量の低温物体を取り扱う業務に100人」のため該当しない。安衛則第13条（産業医の選任）第1項③。

5．正しい：「特定化学物質を製造し、又は取り扱う事業場」に該当するため、特定化学物質作業主任者を選任しなければならない。安衛法第14条（作業主任者）第1項、安衛令第6条（作業主任者を選任すべき作業）第1項⑱（22ページ）。

【4】解答　4

1．正しい：運送業で「常時100人以上の労働者を使用する事業場」は、総括安全衛生管理者を選任しなければならない。安衛令第2条（総括安全衛生管理者を選任すべき事業場）第1項①。

2．正しい：「常時200人を超え500人以下の労働者を使用する事業場」に該当するため、2人以上の衛生管理者を選任しなければならない。安衛則第7条（衛生管理者の選任）第1項④。

3．正しい：運送業において衛生管理者は、第一種衛生管理者免許、衛生工学衛生管理者免許を有する者又は労働衛生コンサルタント、医師、歯科医師から選任するので、全て第一種衛生管理者免許を有する者から選任することができる。安衛則第7条（衛生管理者の選任）第1項③。

4．**誤り**：専任の衛生管理者を要するのは、「常時500人を超える労働者を使用」し、「有害業務に常時30人以上の労働者が従事」している事業場である。設問は、低温物体を取り扱う業務に50人が従事しているが、労働者の総数は250人なので該当しない。安衛則第7条（衛生管理者の専任）第1項⑤。

5．正しい：2人以上の衛生管理者を選任する場合において、当該衛生管理者の中に労働衛生コンサルタントがいるときは、当該者のうち1人については専属でない者を選任することができる。安衛則第7条（衛生管理者の選任）第1項②。

【5】解答　5

1．正しい：「常時500人を超え1,000人以下の労働者を使用する事業場」に該当するため、3人の衛生管理者を選任しなければならない。安衛則第7条（衛生管理者の選任）第1項④。

2．正しい：衛生管理者は、その事業場に専属の者を選任しなければならない。しかし、2人以上の衛生管理者を選任する場合で、当該衛生管理者の中に労働衛生コンサルタントがいるときは、当該者のうち1人については専属の者でなくてもよい。安衛則第7条（衛生管理者の選任）第1項②。

3．正しい：「常時500人を超える労働者を使用する事業場」で、「鉛、水銀、クロム及び一酸化炭素の粉じん、蒸気又はガスを発散する場所における業務に常時30人以上の労働者を従事させるもの」に該当するため、衛生管理者のうち1人を衛生工学衛生管理者免許を有する者から選任しなければならない。安衛則第7条（衛生管理者の選任）第1項⑥。

4．正しい：「常時500人を超える労働者を使用する事業場」で、「鉛、水銀、クロム及び一酸化炭素の粉じん、蒸気又はガスを発散する場所における業務に常時30人以上の労働者を従事させるもの」に該当するため、衛生管理者のうち少なくとも1人を専任の衛生管理者としなければならない。安衛則第7条（衛生管理者の選任）第1項⑤。

5．**誤り**：「専属の産業医を選任しなければならない」規定は「常時1,000人以上の労働者を使用する事業場」又は「深夜業を含む業務、鉛、水銀、クロム及び一酸化炭素の粉じん、蒸気又はガスを発散する場所における業務に常時500人以上の労働者を従事させる場合」に適用される。設問は「常時使用する労働者が800人」、「深夜業を含む業務に300人」、「鉛、水銀、クロム及び一酸化炭素の粉じん、蒸気又はガスを発散する場所における業務に30人」のため、専属の産業医を選任しなくてもよい。安衛則第13条（産業医の選任）第1項③。

【6】解答　1

1．**正しい**：「深夜業を含む業務に常時500人以上の労働者を従事させる事業場」に該当するため、専属の産業医を選任しなければならないので違反である。安衛則第13条（産業医の選任）第1項③。

2．誤り：「常時500人を超え1,000人以下の労働者を使用する事業場」に該当するため、3人の衛生管理者を選任しなければならない。従って衛生管理者の選任数についての違反はない。安衛則第7条（衛生管理者の選任）第1項④。

3．誤り：衛生管理者は、その事業場に専属の者を選任しなければならない。しかし、2人以上の衛生管理者を選任する場合で、当該衛生管理者の中に労働衛生コンサルタントがいるときは、当該者のうち1人については専属の者でなくてもよいので、違反はない。安衛則第7条（衛生管理者の選任）第1項②。

4．誤り：「衛生管理者のうち1人を衛生工学衛生管理者免許を有する者から選任しなければならない」規定は「著しく暑熱な場所における業務などに常時30人以上の労働者を従事させるもの」に適用されるが、設問は「20人」のため違反はない。安衛則第7条（衛生管理者の選任）第1項⑥。

5．誤り：「衛生管理者のうち1人を専任とする」規定は、「常時500人を超える労働者を使用する事業場」、「著しく暑熱な場所における業務などに常時30人以上の労働者を従事させるもの」に適用されるが、設問は「20人」のため、違反はない。安衛則第7条（衛生管理者の選任）第1項⑤。

【7】解答　4

1．正しい：医療業の事業場において衛生管理者は、第一種衛生管理者免許、衛生工学衛生管理者免許を有する者、又は労働衛生コンサルタント、医師、歯科医師から選任することができる。安衛則第7条（衛生管理者の選任）第1項③。

2．正しい：2人以上の衛生管理者を選任する場合において、当該衛生管理者の中に労働衛生コンサルタントがいるときは、当該者のうち1人については専属の者でなくてもよい。安衛則第7条（衛生管理者の選任）第1項②。

3．正しい：「深夜業を含む業務に常時500人以上の労働者を従事させる事業場」では、その事業場に専属の産業医を選任すること。安衛則第13条（産業医の選任）第1項③。

4．**誤り**：「衛生管理者のうち1人を衛生工学衛生管理者免許を有する者から選任しなければならない」という規定は「常時500人を超える労働者を使用」し、「著しく暑熱な場所における業務などに常時30人以上の労働者を従事させるもの」に適用される。設問は「多量の低温物体を取り扱う業務」のため該当しない。安衛則第7条（衛生管理者の選任）第1項⑥。

5．正しい：「常時3,000人を超える労働者を使用する事業場」では、2人以上の産業医を選任すること。安衛則第13条（産業医の選任）第1項④。

【8】解答　4

1．定めあり：「常時500人を超える労働者を使用する事業場」で、「多量の高熱物体を取り扱う業務などに常時30人以上の労働者を従事させる事業場」では、衛生管理者のうち少なくとも1人を専任の衛生管理者とすること。安衛則第7条（衛生管理者の選任）第1項⑤。

2．定めあり：「深夜業を含む業務に常時500人以上の労働者を従事させる事業場」では、その事業場に専属の産業医を選任すること。安衛則第13条（産業医の選任）第1項③。

3．定めあり：「常時3,000人を超える労働者を使用する事業場」では、2人以上の産業医を選任すること。安衛則第13条（産業医の選任）第1項④。

4．**定めなし**：「衛生管理者のうち1人を衛生工学衛生管理者免許を有する者から選任しなければならない」規定は「常時500人を超える労働者を使用」し、「著しく暑熱な場所における業務」などの所定の業務に「常時30人以上の労働者を従事させるもの」に適用されるが、設問は「多量の低温物体を取り扱う業務」のため該当しない。安衛則第7条（衛生管理者の選任）第1項⑥。

5．定めあり：2人以上の衛生管理者を選任する場合において、当該衛生管理者の中に労働衛生コンサルタントがいるときは、当該者のうち1人については専属の者でなくてもよい。安衛則第7条（衛生管理者の選任）第1項②。

2 作業主任者の選任

■ **作業主任者**［安衛法第14条・安衛令第6条］

1. 事業者は、高圧室内作業その他の労働災害を防止するための管理を必要とする作業で、次に掲げるものについては、都道府県労働局長の免許を受けた者又は都道府県労働局長の登録を受けた者が行う**技能講習を修了した者**のうちから、次に掲げる作業区分に応じて、**作業主任者を選任**し、その者に当該作業に従事する労働者の指揮その他を行わせなければならない。

《作業主任者を選任すべき作業と資格要件まとめ》

作業区分	作業主任者	
	名称	資格
①高圧室内作業（潜函工法その他の圧気工法により、大気圧を超える気圧下の作業室、又はシャフトの内部において行う作業に限る）	高圧室内作業主任者	免許
⑤エックス線の使用等の業務	エックス線作業主任者	免許
⑤の2　ガンマ線照射装置を用いて行う透過写真の撮影の作業	ガンマ線透過写真撮影作業主任者	免許
⑱別表第3（72ページ）の**特定化学物質**を製造し、又は取り扱う作業（**試験研究のため取り扱う作業を除く**）	特定化学物質作業主任者	技能講習修了者
⑲別表第4（49ページ）の①〜⑩に掲げる**鉛業務**（遠隔操作によって行う隔離室におけるものを除く）に係る作業	鉛作業主任者	技能講習修了者
⑳四アルキル鉛等業務（遠隔操作によって行う隔離室におけるものを除く）に係る作業	四アルキル鉛等作業主任者	技能講習修了者
㉑別表第6（79ページ）に掲げる**酸素欠乏危険場所**における作業	酸素欠乏危険作業主任者	技能講習修了者
㉒屋内作業場又はタンク、船倉、坑の内部において**有機溶剤**を製造し、又は取り扱う業務（**試験研究のため取り扱う作業を除く**）	有機溶剤作業主任者	技能講習修了者
㉓石綿若しくは石綿を含有する製材を取り扱う作業（試験研究のため取り扱う作業を除く）	石綿作業主任者	技能講習修了者

★潜水士 （潜水作業）	厚生労働大臣指定試験機関が実施する**免許**試験により取得できる。 ※作業主任者を選任すべき作業に該当しない

◎**潜函工法**とは、土木建築の基礎工事を行う際、地上で鉄筋コンクリート箱型の基礎を造り、底部の土砂を掘削・排出して、所定の位置に沈めていく工法。箱の中に圧縮空気を送り地下水の湧出を防ぎながら、その中で作業する。

◎**圧気工法**とは、立坑内又はトンネル内に圧縮空気を送り込み、湧水を排除しながら掘削する工法。

◎**ホッパー**とは、セメント・砂利・石炭などを一時貯蔵する漏斗状の装置。

✓Check　作業主任者の選任が必要ない作業（過去問より）

- セメント製造工程においてセメントを袋詰めする作業
- 水深10m以上の場所での潜水作業、又は潜水器を用いて行う潜水作業
- 強烈な騒音を発生する場所における作業
- 試験研究業務として特定化学物質を取り扱う作業
- 試験研究業務として有機溶剤を取り扱う作業
- レーザー光線による金属加工の作業
- 自然換気が不十分な場所におけるはんだ付けの作業
- 溶融した鉛を用いて行なう金属の焼入れの業務の作業

▶▶▶ 過去問題 ◀◀◀

※令和3年4月に「溶接ヒューム」が「特定化学物質第二類」に加わる法令が改正されたため、令和4年4月から、「アーク溶接の作業」を行うときは「特定化学物質作業主任者の選任」が義務付けられます。そのため問題文を一部変更しています。

【1】次の免許のうち、労働安全衛生法令に定められていないものはどれか。
［R5.10］

☐　1．潜水士免許
　　2．高圧室内作業主任者免許
　　3．エックス線作業主任者免許
　　4．石綿作業主任者免許
　　5．ガンマ線透過写真撮影作業主任者免許

【2】次のAからDの作業について、法令上、作業主任者の選任が義務付けられているものの組合せは1〜5のうちどれか。［R5.4/R3.10］

    A．水深10m以上の場所における潜水の作業

    B．セメント製造工程においてセメントを袋詰めする作業

    C．製造工程において硫酸を用いて行う洗浄の作業

    D．石炭を入れてあるホッパーの内部における作業

☑ 1．A，B　　2．A，C　　3．A，D

   4．B，C　　5．C，D

【3】次のAからDの作業について、法令上、作業主任者の選任が義務付けられているものの組合せは1〜5のうちどれか。［R4.4］

    A．乾性油を入れてあるタンクの内部における作業

    B．セメント製造工程においてセメントを袋詰めする作業

    C．溶融した鉛を用いて行う金属の焼入れの業務に係る作業

    D．圧気工法により、大気圧を超える気圧下の作業室の内部において行う作業

☑ 1．A，B　　2．A，C　　3．A，D

   4．B，C　　5．C，D

【4】次のAからDの作業について、法令上、作業主任者の選任が義務付けられているものの組合せは1〜5のうちどれか。［R1.10改］

    A　自然換気が不十分な場所におけるはんだ付けの作業

    B　試験研究業務としてベンゼンを取り扱う作業

    C　屋内作業場においてトルエンを用いて行う洗浄の作業

    D　圧気工法により、大気圧を超える気圧下の作業室において行う作業

☑ 1．A，B　　2．A，C　　3．B，C

   4．A，D　　5．C，D

【5】次の作業のうち、法令上、作業主任者を選任しなければならないものは
どれか。［R3.4］

☑ 1. 製造工程において硝酸を用いて行う洗浄の作業

2. 強烈な騒音を発する場所における作業

3. レーザー光線による金属加工の作業

4. セメント製造工程においてセメントを袋詰めする作業

5. 潜水器からの給気を受けて行う潜水の作業

【6】次の作業を行うとき、法令上、作業主任者の選任が義務付けられている
ものはどれか。［R2.10改／編集部作成］

☑ 1. 屋内作業場において第二種有機溶剤等を用いる試験の業務

2. 製造工程において硝酸を用いて行う洗浄の作業

3. レーザー光線による金属加工の作業

4. 試験研究業務として塩素を取り扱う作業

5. 潜水器を用いボンベからの給気を受けて行う潜水作業

【7】次の作業のうち、法令上、作業主任者を選任しなければならないものは
どれか。［R2.4改／H31.4改／編集部作成］

☑ 1. 鉛蓄電池を解体する工程において人力で鉛等を運搬する業務に係る作
業

2. 自然換気が不十分な場所におけるはんだ付けの作業

3. レーザー光線による金属加工の作業

4. 試験研究業務として塩素を取り扱う作業

5. 潜水器からの給気を受けて行う潜水の作業

▶▶解答＆解説 ……………………………………………………………………………
◎安衛法第14条（作業主任者）第1項。

【1】解答 **4**

1～3＆5. 定めあり。

4. **定めなし**：石綿作業主任者は技能講習を修了した者で、労働安全衛生法令に定めら
れた免許には該当しない。

【2】解答　5

A＆B．該当しない：作業主任者の選任の義務がない作業である。

C．**該当する**：硫酸は特定化学物質（第三種）のため、特定化学物質作業主任者を選任
しなければならない。安衛令第6条（作業主任者を選任すべき作業）第1項⑱、安衛
令　別表第3（特定化学物質）③（72ページ）。

D．**該当する**：酸素欠乏危険場所における作業のため、酸素欠乏危険作業主任者を選任
しなければならない。安衛令第6条（作業主任者を選任すべき作業）第1項㉑、安衛
令　別表第6（酸素欠乏危険場所）⑤（79ページ）。

従って、CとDが正しいものの組み合わせとなる。

【3】解答　3

A．**該当する**：酸素欠乏危険場所における作業のため、酸素欠乏危険作業主任者を選任
しなければならない。安衛令第6条（作業主任者を選任すべき作業）第1項㉑、安衛
令　別表第6（酸素欠乏危険場所）⑤（79ページ）。

B．該当しない：作業主任者の選任の義務がない作業である。

C．該当しない：鉛業務作業であるが、作業主任者を選任する作業には該当しない。安
衛令第6条（作業主任者を選任すべき作業）第1項⑲、安衛令　別表第4（鉛業務）⑯。

D．**該当する**：高圧室内作業のため、高圧室内作業主任者を選任しなければならない。
安衛令第6条（作業主任者を選任すべき作業）第1項①。

従って、AとDが正しいものの組み合わせとなる。

【4】解答　5

A．該当しない：鉛業務作業であるが、作業主任者を選任する作業には該当しない。安
衛令第6条（作業主任者を選任すべき作業）第1項⑲、安衛令　別表第4（鉛業務）
⑬（49ページ）。

B．該当しない：ベンゼンは特定化学物質（第二類）であるが、試験研究の業務の場合、
作業主任者の選任は除外される。

C．**該当する**：トルエンは有機溶剤（第二種）のため、有機溶剤作業主任者を選任しな
ければならない。安衛令第6条（作業主任者を選任すべき作業）第1項㉒、安衛令
別表第6の2（有機溶剤）㊲（62ページ）。

D．**該当する**：高圧室内作業のため、高圧室内作業主任者を選任しなければならない。
安衛令第6条（作業主任者を選任すべき作業）第1項①。

従って、CとDが正しいものの組み合わせとなる。

【5】解答　1

1．**該当する**：硝酸は特定化学物質（第三類）のため、特定化学物質作業主任者を選任
しなければならない。安衛令第6条（作業主任者を選任すべき作業）第1項⑱、安衛
令　別表第3（特定化学物質）③（72ページ）。

2～4．該当しない：作業主任者を選任する作業に該当しない。

5．該当しない：潜水作業は高圧室内作業ではないため、作業主任者を選任する作業に
該当しない。

【6】解答　2

1．該当しない：屋内作業場で有機溶剤を用いる作業は、有機溶剤作業主任者の選任の義務があるが、試験研究の業務の場合、作業主任者の選任は除外される。

2．**該当する**：硝酸は特定化学物質（第三類）のため、特定化学物質作業主任者を選任しなければならない。安衛令第6条（作業主任者を選任すべき作業）第1項⑱、安衛令　別表第3（特定化学物質）③（72ページ）。

3．該当しない：作業主任者の選任の義務がない作業である。

4．該当しない：塩素は特定化学物質（第二類）であるが、試験研究の業務に使う場合、作業主任者の選任は除外される。

5．該当しない：潜水作業は高圧室内作業ではないため、作業主任者の選任の義務がない。

【7】解答　1

1．**該当する**：鉛業務のため、鉛作業主任者を選任しなければならない。安衛令第6条（作業主任者を選任すべき作業）第1項⑲、安衛令　別表第4（鉛業務）③（49ページ）。

2．該当しない：鉛業務作業であるが、作業主任者を選任する作業には該当しない。安衛令第6条（作業主任者を選任すべき作業）第1項⑲、安衛令　別表第4（鉛業務）⑬。

3．該当しない：作業主任者を選任する作業に該当しない。

4．該当しない：塩素は特定化学物質（第二類）であるが、試験研究の業務に使う場合、作業主任者の選任は除外される。

5．該当しない：潜水作業は高圧室内作業ではないため、作業主任者を選任する作業に該当しない。

3 機械等の安全性能

■ 機械等の譲渡等の制限 ［安衛法第42条他］

1. 機械等で、危険若しくは有害な作業を必要とするもの、危険な場所において使用するもの、又は危険若しくは健康障害を防止するため使用するもののうち、次に定めるものは、厚生労働大臣が定める規格又は安全装置を具備しなければ、譲渡し、貸与し、又は設置してはならない。

《厚生労働大臣が定める規格又は安全装置を具備すべき機械等》

防じんマスク（ろ過材又は面体を有していないものを除く）
防毒マスク ◎ハロゲンガス用　　◎有機ガス用　　◎一酸化炭素用 ◎アンモニア用　　◎亜硫酸ガス用
再圧室（潜水作業などで減圧症などの高気圧障害の症状が出た場合に、再圧治療を行うための円筒形の設備）
潜水器（ダイバーの身体に装着又は携行する装備品の総称）
エックス線装置
ガンマ線照射装置
チェーンソー（排気量40cm³以上の内燃機関を内蔵するものに限る）
電動ファン付き呼吸用保護具

✓Check　譲渡等に厚生労働大臣が定める規格の制限が`ない`装置（過去問より）

▪送気マスク	▪酸性ガス用防毒マスク	▪空気呼吸器
▪聴覚保護具	▪防振手袋	▪保護めがね
▪放射線防護服	▪一酸化炭素検定器（検知管方式）	▪化学防護服
▪放射線測定器	▪放射線装置室	

※「防音保護具」の名称が「聴覚保護具」に変更されたため、問題文を一部変更しています。

【1】次のAからDの機械等について、法令上、厚生労働大臣が定める規格を具備しなければ、譲渡し、貸与し、又は設置してはならないものの組合せは1～5のうちどれか。［R3.10改］

 A．放射線測定器   B．聴覚保護具

 C．ハロゲンガス用防毒マスク D．電動ファン付き呼吸用保護具

 1．A、B 2．A、C 3．A、D

 4．B、D 5．C、D

【2】厚生労働大臣が定める規格を具備しなければ、譲渡し、貸与し、又は設置してはならない機械等に該当するものは、次のうちどれか。［R4.10］

 1．聴覚保護具   2．防振手袋

 3．化学防護服   4．放射線装置室

 5．排気量40cm³以上の内燃機関を内蔵するチェーンソー

【3】厚生労働大臣が定める規格を具備しなければ、譲渡し、貸与し、又は設置してはならない機械等に該当するものは、次のうちどれか。［R4.4］

 1．酸性ガス用防毒マスク 2．防振手袋

 3．化学防護服   4．放射線装置室

 5．排気量40cm³以上の内燃機関を内蔵するチェーンソー

【4】厚生労働大臣が定める規格を具備しなければ、譲渡し、貸与し、又は設置してはならない機械等に該当しないものは、次のうちどれか。［R3.4］

 1．潜水器

 2．一酸化炭素用防毒マスク

 3．ろ過材及び面体を有する防じんマスク

 4．放射性物質による汚染を防止するための防護服

 5．特定エックス線装置

【5】厚生労働大臣が定める規格を具備しなければ、譲渡し、貸与し、又は設置してはならない機械等に該当するものは、次のうちどれか。［R1.10改］

☑ 1．送気マスク　　2．聴覚保護具　　3．ハロゲンガス用防毒マスク

　　4．化学防護服　　5．空気呼吸器

【6】厚生労働大臣が定める規格を具備しなければ、譲渡し、貸与し、又は設置してはならない機械等に該当するものは次のうちどれか。［編集部作成］

☑ 1．送気マスク　　2．化学防護服　　3．保護めがね

　　4．アンモニア用防毒マスク

　　5．検知管方式による一酸化炭素検定器

▶▶解答＆解説 ……………………………………………………………………

◎安衛法第42条（機械等の譲渡等の制限）第1項。

【1】解答　5

A＆B．放射線測定器、聴覚保護具は該当しない。

C．**該当する**：ハロゲンガス用防毒マスク。

D．**該当する**：電動ファン付き呼吸用保護具。

従って、CとDが正しいものの組み合わせとなる。

【2】解答　5

1～4．聴覚保護具、防振手袋、化学防護服、放射線装置室は該当しない。

5．**該当する**：排気量40cm³以上の内燃機関を内蔵するチェーンソー。

【3】解答　5

1～4．酸性ガス用防毒マスク、防振手袋、化学防護服、放射線装置室は該当しない。

5．**該当する**：排気量40cm³以上の内燃機関を内蔵するチェーンソー。

【4】解答　4

1～3＆5．潜水器、一酸化炭素用防毒マスク、防じんマスク、特定エックス線装置は該当する。

4．**該当しない**：放射性物質による汚染を防止するための防護服。

【5】解答　3

1～2＆4～5．送気マスク、聴覚保護具、化学防護服、空気呼吸器は該当しない。

3．**該当する**：ハロゲンガス用防毒マスク。

【6】解答　4

1～3＆5．送気マスク、化学防護服、保護めがね、検知管方式による一酸化炭素検定器は該当しない。

4．**該当する**：アンモニア用防毒マスク。

4 定期自主検査

■ 定期自主検査［安衛法第45条他］

1．事業者は、次に定める機械等について、定期に自主検査を行い、その結果を3年間記録しておかなければならない。

《定期に自主検査を行うべき機械等と検査期間》

自主検査の対象機械等	検査期間※1
◎局所排気装置　◎プッシュプル型換気装置　◎除じん装置 ◎排ガス処理装置及び排液処理装置（厚生労働省令で定めるもの※2）	1年以内ごとに1回
特定化学設備及びその附属設備	2年以内ごとに1回

※1：検査期間については、粉じん則等の個々の厚生労働省令で定められているが、ここにまとめて掲載した。

※2：定期自主検査を行わなければならない排ガス処理装置及び排液処理装置とは、特化則第10条第1項及び第11条第1項でそれぞれ定める処理装置とする。

■ 局所排気装置等の定期自主検査［粉じん則第17条］

1．定期に自主検査を行わなければならない局所排気装置、プッシュプル型換気装置及び除じん装置（粉じん作業に係るものに限る）とは、次に掲げる特定粉じん作業に、粉じんの発散を防止するため使用するものとする。

坑内の鉱物等を動力により掘削する箇所
屋内の、セメント、フライアッシュ又は粉状の鉱石、炭素原料、炭素製品、アルミニウム若しくは酸化チタンを袋詰めする箇所
屋内の、粉状の鉱石、炭素原料又はこれらを含む物を混合し、混入し、又は散布する箇所

◇フライアッシュとは、石炭を燃焼する際に生じる灰の一種で、コンクリートと相性が良く、骨材に利用される。

■ 局所排気装置及びプッシュプル型換気装置の定期自主検査
［有機則第20条・20条の2］

1．定期に自主検査を行わなければならない局所排気装置、プッシュプル型換気装置とは、屋内作業場等において、第一種・第二種有機溶剤※（アセトン、酢酸エチル、トルエン、二硫化炭素、メタノールなど）業務に労働者を従事させるときに使用する局所排気装置、プッシュプル型換気装置とする。

※有機溶剤は62ページ参照。

■ 局所排気装置等の要件［特化則第7条・29条・30条他］

1．特定化学物質の第一類物質及び**第二類物質**（コールタール、**シアン化カリウム、ベンゼンなど**）のガス、蒸気若しくは粉じんの発散源を密閉するため、事業者が設ける局所排気装置又はプッシュプル型換気装置は、フードやダクトなど厚生労働大臣が定める性能を有するものであること。

■ 特定化学設備［安衛令第9条の3・特化則第31条］

2．特定化学設備とは、**特定化学物質**※第二類のうち**塩化ビニル、塩素、シアン化水素、ベンゼン、ホルムアルデヒド**など、及び**第三類（アンモニア、塩化水素、硝酸、フェノール、硫酸**など）の物質を製造し、又は取り扱う設備で、移動式以外のものをいう。

※特定化学物質は72ページ参照。

✓Check 定期自主検査の実施義務が規定されていないもの（過去問より）

> ・全体換気装置
> ・木材加工用丸のこ盤を使用する作業場所に設けた局所排気装置
> ・特定化学物質第三類（アンモニア、塩酸（塩化水素の水溶液））を使用する作業場所に設けた局所排気装置、プッシュプル型換気装置

▶▶▶ 過去問題 ◀◀◀

【1】次の装置のうち、法令上、定期自主検査の実施義務が規定されているものはどれか。［R5.4］

☐　1．塩化水素を重量の20％含有する塩酸を使用する屋内の作業場所に設けた局所排気装置

　　2．アーク溶接を行う屋内の作業場所に設けた全体換気装置

　　3．エタノールを使用する作業場所に設けた局所排気装置

　　4．アンモニアを使用する屋内の作業場所に設けたプッシュプル型換気装置

　　5．トルエンを重量の10％含有する塗料を用いて塗装する屋内の作業場所に設けた局所排気装置

【2】次の装置のうち、法令上、定期自主検査の実施義務が規定されているものはどれか。［R3.10］

☑ 1．木工用丸のこ盤を使用する屋内の作業場所に設けた局所排気装置

2．塩酸を使用する屋内の作業場所に設けた局所排気装置

3．アーク溶接を行う屋内の作業場所に設けた全体換気装置

4．フェノールを取り扱う特定化学設備

5．アンモニアを使用する屋内の作業場所に設けたプッシュプル型換気装置

▶▶解答＆解説 ……………………………………………………………………………

◎安衛法第45条他（定期自主検査）第1項。

【1】**解答　5**

1．該当しない：塩酸は特定化学物質第三類に分類され、局所排気装置は定期自主検査の対象とならない。特化則第7条他（局所排気装置等の要件）。

2．該当しない：全体換気装置は、定期自主検査の対象とならない。安衛法第45条他（定期自主検査）第1項。

3．該当しない：エタノールを使用する作業場所の局所排気装置は、定期自主検査の対象とならない。エタノールはアルコールと呼ばれ、揮発性で特異な芳香と味をもつ無色の液体である。有機則第20条・20条の2（局所排気装置及びプッシュプル型換気装置の定期自主検査）。

4．該当しない：アンモニアは特定化学物質第三類に分類され、プッシュプル型換気装置は定期自主検査の対象とならない。特化則第7条他（局所排気装置等の要件）。

5．**該当する**：トルエンは第二種有機溶剤に分類され、屋内の作業場所に設けられた局所排気装置は1年以内に1回、定期に自主検査を行わなければならない。有機則第20条（局所排気装置の定期自主検査）。

【2】**解答　4**

1．該当しない：木工用丸のこ盤を使用する作業場所の局所排気装置は、定期自主検査の対象とならない。粉じん則第17条（局所排気装置等の定期自主検査）第1項。

2．該当しない：塩酸は特定化学物質第三類に分類され、局所排気装置は定期自主検査の対象とならない。特化則第7条他（局所排気装置等の要件）。

3．該当しない：全体換気装置は、定期自主検査の対象とならない。安衛法第45条他（定期自主検査）第1項。

4．**該当する**：フェノールは特定化学物質第三類に分類され、取り扱う特定化学設備は2年以内に1回、定期に自主検査を行わなければならない。特化則第31条他（定期自主検査）。

5．該当しない：アンモニアは特定化学物質第三類に分類され、プッシュプル型換気装置は定期自主検査の対象とならない。特化則第7条他（局所排気装置等の要件）。

5 製造の禁止と許可

■ 製造等の禁止 ［安衛法第55条・安衛令第16条］

1. 労働者に重度の健康障害を生ずる物で、次に定めるものは、製造し、輸入し、譲渡し、提供し、又は使用してはならない。

①黄りんマッチ	②ベンジジン及びその塩
③4-アミノジフェニル及びその塩	④石綿
⑤4-ニトロジフェニル及びその塩	⑥ビス（クロロメチル）エーテル
⑦ベータ-ナフチルアミン及びその塩	
⑧ベンゼンを含有するゴムのりで、その含有するベンゼンの容量が当該ゴムのりの溶剤（希釈剤を含む）の5％を超えるもの	

※いずれも発がん性が認められ、②、④、⑥、⑦に関しては健康管理手帳の交付対象となる。「**9** 健康管理手帳」（53ページ）参照。

■ 製造の許可 ［安衛法第56条・安衛令第17条 別表第3］

1. 労働者に重度の健康障害を生ずるおそれのある物で、次に定めるものを製造しようとする者は、あらかじめ、**厚生労働大臣の許可**を受けなければならない。

①ジクロロベンジジン及びその塩	②アルファ-ナフチルアミン及びその塩
③塩素化ビフェニル（別名PCB）	④オルト-トリジン及びその塩
⑤ジアニシジン及びその塩	⑥ベリリウム及びその化合物
⑦ベンゾトリクロリド	

◎これらの物質は、特定化学物質の第一類である。「**12** 特定化学物質障害予防規則」（72ページ）参照。

✓Check **製造の許可が必要ない物質**（過去問より）

・インジウム化合物	・エチレンイミン
・エチレンオキシド	・オルト-トルイジン
・オルト-フタロジニトリル	・クロロメチルメチルエーテル
・パラ-ニトロクロロベンゼン	・ベータ-プロピオラクトン

【1】次の特定化学物質を製造しようとするとき、労働安全衛生法に基づく厚生労働大臣の許可を必要としないものはどれか。[R5.10]

☑ 1．アルファ−ナフチルアミン　　　2．塩素化ビフェニル（別名PCB）

　　3．オルト−トリジン　　　　　　　4．オルト−トルイジン

　　5．ベンゾトリクロリド

【2】次の特定化学物質を製造しようとするとき、労働安全衛生法に基づく厚生労働大臣の許可を必要としないものはどれか。[R4.10]

☑ 1．オルト−トリジン　　　　　　　2．エチレンオキシド

　　3．ジアニシジン　　　　　　　　　4．ベリリウム

　　5．アルファ−ナフチルアミン

【3】次の特定化学物質を製造しようとするとき、労働安全衛生法に基づく厚生労働大臣の許可を必要としないものはどれか。[R4.4]

☑ 1．インジウム化合物　　　　　　　2．ベンゾトリクロリド

　　3．ジアニシジン及びその塩　　　　4．ベリリウム及びその化合物

　　5．アルファ−ナフチルアミン及びその塩

【4】次の特定化学物質を製造しようとするとき、労働安全衛生法に基づく厚生労働大臣の許可を必要としないものはどれか。[R3.10/R1.10/H31.4]

☑ 1．ベンゾトリクロリド　　　　　　2．ベリリウム

　　3．オルト−フタロジニトリル　　　4．ジアニシジン

　　5．アルファ−ナフチルアミン

【5】次の化学物質のうち、これを製造しようとする者が、あらかじめ、厚生労働大臣の許可を受けなければならないものはどれか。[R2.4]

☑ 1．クロロメチルメチルエーテル　　2．ベータ−プロピオラクトン

　　3．エチレンイミン　　　　　　　　4．パラ−ニトロクロロベンゼン

　　5．ジアニシジン

▶▶解答＆解説 ⋯⋯⋯⋯⋯⋯⋯⋯⋯⋯⋯⋯⋯⋯⋯⋯⋯⋯⋯⋯⋯⋯⋯⋯⋯⋯⋯⋯⋯

◎安衛法第56条・安衛令第17条（製造の許可）第1項。

【1】解答　4

1～3＆5．許可が必要：安衛令　別表第3、順に②、③、④、⑦。

4．**不要**：オルト‐トルイジンの製造許可は必要ない。

【2】解答　2

1＆3～5．許可が必要：安衛令　別表第3、順に④、⑤、⑥、②。

2．**不要**：エチレンオキシドの製造許可は必要ない。

【3】解答　1

1．**不要**：インジウム化合物の製造許可は必要ない。

2～5．許可が必要：安衛令　別表第3、順に⑦、⑤、⑥、②。

【4】解答　3

1～2＆4～5．許可が必要：安衛令　別表第3、順に⑦、⑥、⑤、②。

3．**不要**：オルト‐フタロジニトリルの製造許可は必要ない。

【5】解答　5

1～4．不要：いずれも製造許可は必要ない。

5．**許可が必要**：安衛令　別表第3⑤ジアニシジン。

6　安全衛生教育

■ 安全衛生教育［安衛法第59条］

3．事業者は、危険又は有害な業務で、安衛則第36条で定めるものに労働者を就かせるときは、当該業務に関する安全又は衛生のための**特別の教育**を行わなければならない。

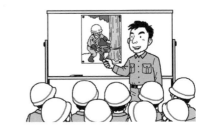

■ 特別教育を必要とする業務［安衛則第36条］

1．安全又は衛生のための特別教育を必要とする危険又は有害な業務は、次のとおりとする。

⑧**チェーンソーを用いて行う**立木の伐木、かかり木の処理又は**造材の業務**
㉑高圧室内作業に係る作業室への送気の調節を行うためのバルブ又はコックを操作する業務
㉓**潜水作業者への送気の調節を行うためのバルブ又はコックを操作する業務**
㉔再圧室を操作する業務
㉔の2　高圧室内作業に係る業務
㉖酸素欠乏危険場所（79ページ参照）における作業に係る業務
㉘**エックス線装置又はガンマ線照射装置を用いて行う透過写真の撮影の業務**
㉙特定粉じん作業（86ページ参照）に係る業務
㊱**廃棄物焼却施設**に設置された廃棄物焼却炉、集じん機等の設備の解体等の業務及びこれに伴うばいじん及び**焼却灰その他の燃え殻を取り扱う業務**
㊲**石綿**等が使用されている**建築物**、工作物又は船舶の**解体等の作業**、及び石綿等の封じ込め又は囲い込みの作業に係る業務

【1】次の業務に労働者を就かせるとき、法令に基づく安全又は衛生のための特別の教育を行わなければならないものはどれか。［R5.10］

☑ 1．赤外線又は紫外線にさらされる業務

2．有機溶剤等を用いて行う接着の業務

3．塩酸を用いて行う分析の業務

4．エックス線回折装置を用いて行う分析の業務

5．廃棄物の焼却施設において焼却灰を取り扱う業務

【2】次の業務に労働者を就かせるとき、法令に基づく安全又は衛生のための特別の教育を行わなければならないものに該当しないものはどれか。

［R5.4］

☑ 1．石綿等が使用されている建築物の解体等の作業に係る業務

2．高圧室内作業に係る業務

3．有機溶剤等を用いて行う接着の業務

4．廃棄物の焼却施設において焼却灰を取り扱う業務

5．エックス線装置を用いて行う透過写真の撮影の業務

【3】次の業務に労働者を就かせるとき、法令に基づく安全又は衛生のための特別の教育を行わなければならないものに該当しないものはどれか。

［R4.10］

☑ 1．石綿等が使用されている建築物の解体等の作業に係る業務

2．潜水作業者への送気の調節を行うためのバルブ又はコックを操作する業務

3．廃棄物の焼却施設において焼却灰を取り扱う業務

4．特定化学物質のうち第二類物質を取り扱う作業に係る業務

5．エックス線装置を用いて行う透過写真の撮影の業務

【4】次の業務のうち、労働者を就かせるとき、法令に基づく安全又は衛生のための特別の教育を行わなければならないものはどれか。〔R3.4/R2.10〕

☑ 1．チェーンソーを用いて行う造材の業務

　　2．エックス線回折装置を用いて行う分析の業務

　　3．特定化学物質を用いて行う分析の業務

　　4．有機溶剤等を入れたことがあるタンクの内部における業務

　　5．削岩機、チッピングハンマー等チェーンソー以外の振動工具を取り扱う業務

【5】次の業務に労働者を就かせるとき、法令に基づく安全又は衛生のための特別の教育を行わなければならないものはどれか。〔H31.4〕

☑ 1．有機溶剤等を入れたことがあるタンクの内部における業務

　　2．強烈な騒音を発する場所における作業に係る業務

　　3．人力により重量物を取り扱う業務

　　4．ガンマ線照射装置を用いて行う透過写真の撮影の業務

　　5．削岩機、チッピングハンマー等チェーンソー以外の振動工具を取り扱う業務

【6】次の業務に労働者を就かせるとき、法令に基づく安全又は衛生のための特別の教育を行わなければならないものに該当しないものははどれか。

〔編集部作成〕

☑ 1．廃棄物の焼却施設において焼却灰を取り扱う業務

　　2．チェーンソーを用いて行う造材の業務

　　3．酒類を入れたことのある醸造槽の内部における作業に係る業務

　　4．エックス線回折装置を用いて行う分析の業務

　　5．潜水作業者への送気の調節を行うためのバルブ又はコックを操作する業務

▶▶解答＆解説 ···

◎安衛則第36条（特別教育を必要とする業務）第1項。

【1】解答　5

1～4．該当しない：いずれも特別教育を行う必要はない。

5．**該当する**：廃棄物の焼却施設において焼却灰を取り扱う業務は、特別の教育を必要とする。第1項㊱。

【2】解答　3

1～2＆4～5．**該当する**：いずれも特別の教育を必要とする。第1項、順に㊲、㉔の2、㊱、㉘。

3．**該当しない**：有機溶剤等を用いて行う業務は、特別教育を行う必要はない。

【3】解答　4

1～3＆5．**該当する**：いずれも特別の教育を必要とする。第1項、順に㊲、㉓、㊱、㉘。

4．**該当しない**：特定化学物質（第二類）を扱う業務は、特別教育を行う必要はない。

【4】解答　1

1．**該当する**：チェーンソーを用いて行う造材の業務は、特別の教育を必要とする。第1項⑧。

2～5．**該当しない**：いずれも特別教育を行う必要はない。

【5】解答　4

1～3＆5．**該当しない**：いずれも特別教育を行う必要はない。

4．**該当する**：ガンマ線照射装置を用いて行う透過写真撮影の業務は、特別の教育を必要とする。第1項㉘。

【6】解答　4

1～3＆5．**該当する**：いずれも特別の教育を必要とする。第1項、順に㊱、⑧、㉖、㉓。

4．**該当しない**：エックス線解析装置を用いて行う分析の業務は、特別教育を行う必要はない。

7 作業環境測定

■ 作業環境測定 ［安衛法第65条］

1. 事業者は、有害な業務を行う屋内作業場その他の作業場で、安衛令第21条他で定めるところにより、必要な作業環境測定を行い、及びその結果を記録しておかなければならない。

■ 作業環境測定を行うべき作業場等 ［安衛令第21条他］

1. 作業環境測定を行うべき作業場、作業環境測定の内容、測定結果の記録、作業環境測定士による測定については、次のとおりとする。

①土石、岩石、鉱物、金属又は炭素の粉じんを著しく発散する屋内作業場で、**常時特定粉じん作業が行われているところ**
　　◎測定の内容：空気中の粉じんの濃度を**6か月以内ごとに1回**
　　◎結果の記録：**7年間保存**
　　◎作業環境測定士による測定

②**暑熱、寒冷又は多湿**の屋内作業場で、安衛則第587条で定めるもの
　　◎測定の内容：**気温及び湿度及びふく射熱**（安衛則第587条①～⑧の屋内作業場に限る）を**半月以内ごとに1回**
　　◎結果の記録：**3年間保存**

③著しい騒音を発する屋内作業場で、安衛則第588条で定めるもの
　　◎測定の内容：**等価騒音レベル**を**6か月以内ごとに1回**
　　◎結果の記録：**3年間保存**

④坑内の作業場で、厚生労働省令で定める次のもの
　イ．炭酸ガスが停滞し、又は停滞するおそれのあるところ
　　◎測定の内容：炭酸ガス濃度を**1か月以内ごとに1回**
　ロ．**通気設備のある作業場**
　　◎測定の内容：通気量の測定を**半月以内ごとに1回**
　ハ．気温が28℃を超える作業場
　　◎測定の内容：気温の測定を**半月以内ごとに1回**

◎結果の記録：
　　3年間保存

⑥放射線業務を行う**放射線業務作業場**
　　◎測定の内容：**空気中の放射性物質の濃度**を**1か月以内ごとに1回**
　　◎結果の記録：**5年間保存**
　　◎作業環境測定士による測定

⑦特定化学物質の第一類若しくは第二類を製造し、若しくは取り扱う屋内作業場
　◎測定の内容：空気中の特定化学物質の濃度を６か月以内ごとに１回
　◎結果の記録：３年間保存（**特別管理物質**（塩素化ビフェニルを除く第一類及び一部の第二類物質）については**30年間**）
　◎作業環境測定士による測定

⑧鉛業務（安衛令 別表第４（49ページ）①〜⑧・⑩・⑯）を行う屋内作業場
　◎測定の内容：空気中の鉛濃度を１年以内ごとに１回
　◎結果の記録：３年間保存
　◎作業環境測定士による測定

⑨酸素欠乏危険場所（安衛令 別表第６（79ページ））において行う作業
　◎測定の内容：第一種酸素欠乏危険作業：空気中の酸素の濃度、第二種酸素欠乏危険作業：酸素及び硫化水素の濃度を作業開始前
　◎結果の記録：３年間保存
　◎作業主任者による測定

⑩第一種及び第二種有機溶剤を製造し、又は取り扱う屋内作業場
　◎測定の内容：空気中の有機溶剤の濃度を６か月以内ごとに１回
　◎結果の記録：３年間保存
　◎作業環境測定士による測定

2．事業者は、**指定作業場**（①、⑥〜⑧、⑩）について作業環境測定を行うときは、厚生労働省令で定めるところにより、その使用する**作業環境測定士**にこれを実施させなければならない。

■ 作業環境測定を行うべき暑熱、寒冷又は多湿な作業場等［安衛則第587条］

1．作業環境測定を行うべき暑熱、寒冷又は多湿な作業場は、次のとおりとする。

①溶鉱炉、平炉、転炉又は電気炉により鉱物又は金属を製錬し、又は精錬する業務を行う屋内作業場

②キュポラ、るつぼ等により鉱物、金属又はガラスを溶解する業務を行う屋内作業場

④陶磁器、レンガ等を焼成する業務を行う屋内作業場

⑧溶融ガラスからガラス製品を成型する業務を行う屋内作業場

⑨加硫がまによりゴムを加硫する業務を行う屋内作業場

⑪多量の液体空気、**ドライアイス等**を取り扱う業務を行う屋内作業場

⑫冷蔵庫、製氷庫、貯氷庫又は冷凍庫等で、労働者がその内部で作業を行うもの

⑬多量の蒸気を使用する染色槽により染色する業務を行う屋内作業場

■ 著しい騒音を発する屋内作業場 ［安衛則第588条］

1．著しい騒音を発する屋内作業場は、次のとおりとする。

①鋲打ち機、はつり機、鋳物の型込機等圧縮空気により駆動される機械又は器具を取り扱う業務を行う屋内作業場

②ロール機、圧延機等による金属の圧延、伸線、ひずみ取り又は板曲げの業務を行う屋内作業場

③動力により駆動されるハンマーを用いる金属の鍛造又は成型の業務を行う屋内作業場

④タンブラーによる金属製品の研磨又は砂落しの業務を行う屋内作業場

⑤動力によりチェーン等を用いてドラムかんを洗浄する業務を行う屋内作業場

⑥ドラムバーカーにより、木材を削皮する業務を行う屋内作業場

⑦チッパーによりチップする業務を行う屋内作業場

⑧多筒抄紙機により紙を抄く業務を行う屋内作業場

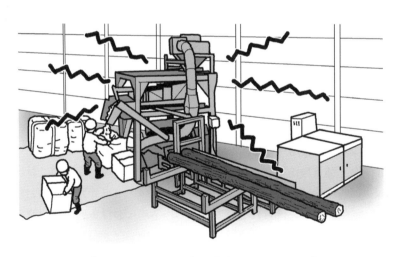

【チッパーによりチップする業務を行う屋内作業場】

■ ダイオキシン類の濃度及び含有率の測定 ［安衛則第592条の２］

1．事業者は、廃棄物焼却炉を有する**廃棄物の焼却施設**においてばいじん及び焼却灰その他の燃え殻を取り扱う業務及び保守点検等業務を行う作業場について、6か月以内ごとに1回、定期に、当該作業場における空気中の**ダイオキシン類の濃度**を測定しなければならない。

【1】法令に基づき定期に行う作業環境測定とその測定頻度との組合せとして、誤っているものは次のうちどれか。［R5.10］

☐ 1．溶融ガラスからガラス製品を成型する業務を行う屋内作業場の気温、湿度及びふく射熱の測定……………………………… 半月以内ごとに1回

2．通気設備が設けられている坑内の作業場における通気量の測定
……………………………………………… 半月以内ごとに1回

3．非密封の放射性物質を取り扱う作業室における空気中の放射性物質の濃度の測定……………………………… 1か月以内ごとに1回

4．鉛ライニングの業務を行う屋内作業場における空気中の鉛濃度の測定………………………………………… 6か月以内ごとに1回

5．常時特定粉じん作業を行う屋内作業場における空気中の粉じん濃度の測定…………………………………… 6か月以内ごとに1回

【2】法令に基づき定期に行う作業環境測定とその測定頻度との組合せとして、誤っているものは次のうちどれか。［R5.4］

☐ 1．鉛ライニングの業務を行う屋内作業場における空気中の鉛濃度の測定
……………………………………………… 6か月以内ごとに1回

2．動力により駆動されるハンマーを用いる金属の成型の業務を行う屋内作業場における等価騒音レベルの測定………… 6か月以内ごとに1回

3．第二種有機溶剤等を用いて塗装の業務を行う屋内作業場における空気中の有機溶剤の濃度の測定……………… 6か月以内ごとに1回

4．通気設備が設けられている坑内の作業場における通気量の測定
………………………………………………半月以内ごとに1回

5．溶融ガラスからガラス製品を成型する業務を行う屋内作業場の気温、湿度及びふく射熱の測定……………………半月以内ごとに1回

【3】法令に基づき定期に行う作業環境測定とその測定頻度との組合せとして、誤っているものは次のうちどれか。［R4.10］

☐ 1．非密封の放射性物質を取り扱う作業室における空気中の放射性物質の濃度の測定……………………………… 1か月以内ごとに1回

2．チッパーによりチップする業務を行う屋内作業場における等価騒音レベルの測定………………………………… 6か月以内ごとに1回

3．通気設備が設けられている坑内の作業場における通気量の測定
　　　……………………………………………… 1か月以内ごとに1回

4．鉛蓄電池を製造する工程において鉛等を加工する業務を行う屋内作業場における空気中の鉛の濃度の測定………… 1年以内ごとに1回

5．第二種有機溶剤等を用いて洗浄の作業を行う屋内作業場における空気中の有機溶剤濃度の測定………………………… 6か月以内ごとに1回

【4】法令に基づき定期に行う作業環境測定とその測定頻度との組合せとして、誤っているものは次のうちどれか。［R3.4］

☑ 1．非密封の放射性物質を取り扱う作業室における空気中の放射性物質の濃度の測定……………………………………… 1か月以内ごとに1回

2．チッパーによりチップする業務を行う屋内作業場における等価騒音レベルの測定………………………………… 6か月以内ごとに1回

3．通気設備が設けられている坑内の作業場における通気量の測定
　　　………………………………………………………半月以内ごとに1回

4．鉛ライニングの業務を行う屋内作業場における空気中の鉛の濃度の測定………………………………………………… 1年以内ごとに1回

5．多量のドライアイスを取り扱う業務を行う屋内作業場における気温及び湿度の測定………………………………… 1か月以内ごとに1回

【5】有害業務を行う作業場等について、法令に基づき定期に行う作業環境測定とその測定頻度との組合せとして、誤っているものは次のうちどれか。
［R2.10］

☑ 1．放射性物質取扱作業室における空気中の放射性物質の濃度の測定
　　　……………………………………………… 1か月以内ごとに1回

2．多量のドライアイスを取り扱う業務を行う屋内作業場における気温及び湿度の測定………………………………… 2か月以内ごとに1回

3．通気設備が設けられている坑内の作業場における通気量の測定
　　　………………………………………………………半月以内ごとに1回

4．特定粉じん作業を常時行う屋内作業場における空気中の粉じんの濃度の測定………………………………………… 6か月以内ごとに1回

5．鉛ライニングの業務を行う屋内作業場における空気中の鉛の濃度の測定………………………………………………… 1年以内ごとに1回

【6】次の法定の作業環境測定を行うとき、作業環境測定士に測定を実施させなければならないものはどれか。［R2.4］

☑ 1. チッパーによりチップする業務を行い著しい騒音を発する屋内作業場における等価騒音レベルの測定

2. パルプ液を入れてある槽の内部における空気中の酸素及び硫化水素の濃度の測定

3. 有機溶剤等を製造する工程で有機溶剤等の混合の業務を行う屋内作業場における空気中のトルエン濃度の測定

4. 溶融ガラスからガラス製品を成型する業務を行う屋内作業場における気温、湿度及びふく射熱の測定

5. 通気設備が設けられている坑内の作業場における通気量の測定

【7】有害業務を行う作業場について、定期に行う作業環境測定の内容との組み合わせとして不適切なものは次のうちどれか。［編集部作成］

☑ 1. 加硫がまによりゴムを加硫する業務を行う屋内作業場
   ……………………………… 気温及び湿度の測定

2. 非密封の放射性物質を取り扱う作業室
   ……………………………… 空気中の放射性物質の濃度の測定

3. ドラムバーカーにより、木材を削皮する業務を行う屋内作業場
   ……………………………… 等価騒音レベルの測定

4. チッパーによりチップする業務を行う屋内作業場
   ……………………………… 空気中の粉じん濃度の測定

5. 廃棄物の焼却施設において焼却灰を取り扱う業務
   ……………………………… ダイオキシン類の濃度の測定

▶▶解答＆解説 ………………………………………………………………………………

【1】解答　4

1. 正しい：安衛令第21条他（作業環境測定を行うべき作業場等）第1項②、安衛則第587条（作業環境測定を行うべき暑熱、寒冷又は多湿な作業場等）⑧。

2. 正しい：安衛令第21条他（作業環境測定を行うべき作業場等）第1項④ロ。

3. 正しい：安衛令第21条他（作業環境測定を行うべき作業場等）第1項⑥。

4. 誤り：「6か月以内ごとに1回」⇒「1年以内ごとに1回」。安衛令 別表第4（鉛業務）⑦（49ページ）に該当する。安衛令第21条他（作業環境測定を行うべき作業場等）第1項⑧。

5. 正しい：安衛令第21条他（作業環境測定を行うべき作業場等）第1項①。

【2】解答　1

1. **誤り**:「6か月以内ごとに1回」⇒「1年以内ごとに1回」。安衛令 別表第4（鉛業務）
　⑦（49ページ）に該当する。安衛令第21条他（作業環境測定を行うべき作業場等）
　第1項⑧。

2. **正しい**: 安衛令第21条他（作業環境測定を行うべき作業場等）第1項③、安衛則
　第588条（著しい騒音を発する屋内作業場）第1項③。

3. **正しい**: 安衛令第21条他（作業環境測定を行うべき作業場等）第1項⑩。

4. **正しい**: 安衛令第21条他（作業環境測定を行うべき作業場等）第1項④ロ。

5. **正しい**: 安衛令第21条他（作業環境測定を行うべき作業場等）第1項②、安衛則
　第587条（作業環境測定を行うべき暑熱、寒冷又は多湿な作業場等）第1項⑧。

【3】解答　3

1. **正しい**: 安衛令第21条他（作業環境測定を行うべき作業場等）第1項⑥。

2. **正しい**: 安衛則第588条（著しい騒音を発する屋内作業場）第1項⑦に該当する。
　安衛令第21条他（作業環境測定を行うべき作業場等）第1項③。

3. **誤り**:「1か月以内ごとに1回」⇒「半月以内ごとに1回」。安衛令第21条他（作
　業環境測定を行うべき作業場等）第1項④ロ。

4. **正しい**: 安衛令 別表第4（鉛業務）③（49ページ）に該当する。安衛令第21
　条他（作業環境測定を行うべき作業場等）第1項⑧。

5. **正しい**: 安衛令第21条他（作業環境測定を行うべき作業場等）第1項⑩。

【4】解答　5

1. **正しい**: 安衛令第21条他（作業環境測定を行うべき作業場等）第1項⑥。

2. **正しい**: 安衛則第588条（著しい騒音を発する屋内作業場）第1項⑦に該当する。
　安衛令第21条他（作業環境測定を行うべき作業場等）第1項③。

3. **正しい**: 安衛令第21条他（作業環境測定を行うべき作業場等）第1項④ロ。

4. **正しい**: 安衛令 別表第4（鉛業務）⑦（49ページ）に該当する。安衛令第21
　条他（作業環境測定を行うべき作業場等）第1項⑧。

5. **誤り**:「1か月以内ごとに1回」⇒「半月以内ごとに1回」。安衛則第587条（暑熱、
　寒冷又は多湿な作業場等）第1項⑪に該当する。安衛令第21条他（作業環境測定を
　行うべき作業場等）第1項②。

【5】解答　2

1 & 3〜4. **正しい**: 安衛令第21条他（作業環境測定を行うべき作業場等）第1項、
　順に⑥、④ロ、①。

2. **誤り**:「2か月以内ごとに1回」⇒「半月以内ごとに1回」。安衛則第587条（暑熱、
　寒冷又は多湿な作業場等）第1項⑪に該当する。安衛令第21条他（作業環境測定を
　行うべき作業場等）第1項②。

5. **正しい**: 安衛令 別表第4（鉛業務）⑦（49ページ）に該当する。安衛令第21
　条他（作業環境測定を行うべき作業場等）第1項⑧。

【6】**解答　3**

1．該当しない：安衛令第21条他（作業環境測定を行うべき作業場等）第1項③。

2．該当しない：安衛令 別表第6（酸素欠乏危険場所）⑨（79ページ）に該当するため、作業主任者が測定を実施する。安衛令第21条他（作業環境測定を行うべき作業場等）第1項⑨。

3．**該当する**：安衛令 別表第6の2（有機溶剤）㊲（62ページ）に該当するため、作業環境測定士が測定を実施しなければならない指定作業場である。安衛令第21条他（作業環境測定を行うべき作業場等）第1項⑩。

4．該当しない：安衛則第587条（暑熱、寒冷又は多湿な作業場等）第1項⑧に該当する。安衛令第21条他（作業環境測定を行うべき作業場等）第1項②。

5．該当しない：安衛令第21条他（作業環境測定を行うべき作業場等）第1項④ロ。

【7】**解答　4**

1．適切：安衛則第587条（暑熱、寒冷又は多湿な作業場等）第1項⑨に該当する。安衛令第21条他（作業環境測定を行うべき作業場等）第1項②。

2．適切：安衛令第21条他（作業環境測定を行うべき作業場等）第1項⑥。

3．適切：安衛則第588条（著しい騒音を発する屋内作業場）第1項⑥に該当する。安衛令第21条他（作業環境測定を行うべき作業場等）第1項③。

4．**不適切**：安衛則第588条（著しい騒音を発する屋内作業場）第1項⑦に該当するため、等価騒音レベルを測定しなければならない。安衛令第21条他（作業環境測定を行うべき作業場等）第1項③。

5．適切：安衛則第592条の2（ダイオキシン類の濃度及び含有率の測定）第1項。

8 有害業務の特別な健康診断

■ 鉛業務［安衛令　別表第４］

(一部省略)

①鉛の製錬又は精錬を行なう**工程**における焙焼、焼結、溶鉱等の取扱いの業務
③鉛蓄電池又は鉛蓄電池の部品を**製造**し、修理し、又は**解体**する工程において鉛等の溶融、鋳造、粉砕、混合、ふるい分け、練粉、充てん、切断若しくは**運搬をする業務**
⑥鉛化合物を製造する**工程**において鉛等の**溶融**、鋳造、粉砕、混合、空冷のための撹拌、ふるい分け、か焼、焼成、乾燥若しくは運搬をする業務
⑦鉛ライニングの業務（仕上げの業務を含む）
⑬自然換気が不十分な場所におけるはんだ付けの業務
⑯溶融した鉛を用いて行なう金属の焼入れ若しくは焼戻し又は当該焼入れ若しくは焼戻しをした金属のサンドバスの業務

■ 鉛業務従事者の健康診断項目［鉛則第53条］

①業務の経歴の調査
②作業条件の簡易な調査
③鉛による自覚症状及び他覚症状の既往歴の有無の検査等
④鉛による自覚症状又は他覚症状と通常認められる症状の有無の検査
⑤血液中の鉛の量の検査
⑥尿中のデルタアミノレブリン酸の量の検査

《上記の項目のほか医師が必要と認める場合に実施する検査》

①作業条件の調査
②貧血検査
③赤血球中のプロトポルフィリンの量の検査
④神経学的検査

■ 放射線業務従事者の健康診断項目［電離則第56条］

①被ばく歴の有無の調査及びその評価
②白血球数及び白血球百分率の検査
③赤血球数の検査及び血色素量又はヘマトクリット値の検査
④白内障に関する眼の検査
⑤皮膚の検査

■ 有機溶剤業務従事者の健康診断項目 ［有機則第29条］

①業務の経歴の調査
②作業条件の簡易な調査
③有機溶剤による健康障害の既往歴並びに自覚症状及び他覚症状の既往歴の有無の検査、尿中の有機溶剤の代謝物の量（一定の有機溶剤に限る）についての既往の検査結果の調査等
④有機溶剤による自覚症状又は他覚症状と通常認められる症状の有無の検査

■ 特定化学物質（特別有機溶剤：スチレン）を製造または取り扱う業務従事者の健康診断項目 ［特化則第39条・別表第3］

①業務の経歴の調査
②作業条件の簡易な調査
③特別有機溶剤による他覚症状又は自覚症状の既往歴の有無の検査
④他覚症状又は自覚症状の有無の検査
⑤尿中のマンデル酸及びフェニルグリオキシル酸の総量の測定

■ 高圧室内業務・潜水業務従事者の健康診断項目 ［高圧則第38条］

①既往歴及び高気圧業務歴の調査
②関節、腰、下肢の痛み、耳鳴り等の自覚症状又は他覚症状の有無の検査
③四肢の運動機能の検査
④鼓膜及び聴力の検査
⑤血圧の測定並びに尿中の糖及び蛋白の有無の検査
⑥肺活量の測定

■ 健康診断の結果の記録 ［安衛法第66条の3・じん肺法第17条］

◎有機溶剤等健康診断の結果…**有機溶剤等健康診断個人票を作成**	**5年間**
◎鉛健康診断の結果…**鉛健康診断個人票を作成**	**5年間**
◎特定化学物質健康診断の結果…**特定化学物質健康診断個人票を作成**	5年間
※特別管理物質については…………………………………………………	30年間
◎高気圧業務健康診断の結果…**高気圧業務健康診断個人票を作成**	**5年間**
◎電離放射線健康診断の結果…**電離放射線健康診断個人票を作成**	**30年間**
◎石綿健康診断の結果…石綿健康診断個人票を作成	
当該労働者が当該事業場において、常時当該業務に従事しないこととなった日から	40年間
◎じん肺健康診断を行った場合…記録の作成とエックス線写真の保存	**7年間**

【1】有害業務とそれに常時従事する労働者に対して特別の項目について行う健康診断の項目の一部との組合せとして、法令上、正しいものは次のうちどれか。[R4.4]

☑ 1．有機溶剤業務……………… 尿中のデルタアミノレブリン酸の量の検査
　 2．放射線業務……………… 尿中の潜血の有無の検査
　 3．鉛業務……………… 尿中のマンデル酸の量の検査
　 4．石綿等を取り扱う業務… 尿中又は血液中の石綿の量の検査
　 5．潜水業務……………… 四肢の運動機能の検査

【2】有害業務に従事する労働者に対して行う健康診断の、健康診断個人票等の作成と保存期間の組合せのうち、誤っているものはどれか。[編集部]

☑ 1．有機溶剤等健康診断個人票 ……… 5年
　 2．じん肺健康診断記録 ……………… 7年
　 3．鉛健康診断個人票 ……………… 7年
　 4．電離放射線健康診断個人票 ……… 30年（ただし、当該記録を5年間保存した後に、厚生労働大臣が指定する機関に引き渡す場合を除く）
　 5．高気圧業務健康診断個人票 ……… 5年

▶▶解答&解説 ……………………………………………………………………………………
【1】解答　5
1．誤り：尿中のデルタアミノレブリン酸の量の検査は、鉛業務従事者の健康診断項目である。鉛則第53条（健康診断）第1項⑥。
2．誤り：放射線業務従事者の場合は、血液中の赤血球数、白血球数の検査などである。尿中の潜血の有無の検査は、テトラクロロエチレン（特別有機溶剤）の健康診断項目である。電離則第56条（健康診断）第1項②、③。
3．誤り：尿中のマンデル酸の量の検査は、スチレン（特別有機溶剤）の健康診断項目である。特化則第39条（健康診断）第1項①、別表第3。
4．誤り：石綿等を取り扱う業務従事者に対する特別な健康診断の項目は、胸部のエックス線直接撮影による検査などである。石綿則第40条（健康診断）第1項（92ページ）。
5．**正しい**：高圧則第38条（健康診断）第1項③。

【2】解答　3

安衛法第66条の3（健康診断の結果の記録）第1項。

1．正しい：有機則第30条（健康診断の結果）第1項。

2．正しい：じん肺法第17条（記録の作成及び保存等）第2項。

3．**誤り**：「7年」⇒「5年」。鉛則第54条（健康診断の結果）第1項。

4．正しい：電離則第57条（健康診断の結果の記録）第1項。

5．正しい：高圧則第39条（健康診断の結果）第1項。

9 健康管理手帳

■ **健康管理手帳** ［安衛法第67条・安衛令第23条他］

1. 都道府県労働局長は、がんその他の重度の健康障害を生ずるおそれのある
   業務で、次の表に掲げる業務に従事し、その要件に該当する者に対して、**離
   職の際に又は離職の後に**、当該業務に係る**健康管理手帳を交付**するものとす
   る。ただし、現に当該業務に係る健康管理手帳を所持している者については、
   この限りでない。

《健康管理手帳の交付対象となる業務と要件》

①ベンジジン及びその塩を製造し、又は取り扱う業務
②ベータ-ナフチルアミン及びその塩を製造し、又は取り扱う業務
⑫ジアニシジン及びその塩（これらをその重量の１％を超えて含有する製剤その他の物を含む。）を製造し、又は取り扱う業務 ◎要件：**３か月以上従事した者**
⑦ビス（クロロメチル）エーテル（これをその重量の１％を超えて含有する製剤その他の物を含む。）を製造し、又は取り扱う業務 ◎要件：**３年以上従事した者**
⑩塩化ビニルを重合する業務 ◎要件：**４年以上従事した者**
⑥コークス又は製鉄用発生炉ガスを製造する業務 ◎要件：**５年以上従事した者**
③**粉じん作業に係る業務** ◎要件：じん肺管理区分が管理二又は管理「**17** じん肺法」（95ページ）参照
⑧ベリリウム及びその化合物を製造し、又は取り扱う業務 ◎要件：両肺野にベリリウムによるび慢性の結節性陰影がある者
⑪石綿等の製造又は取扱いに伴い石綿の粉じんを発散する場所における業務 ◎要件：１．両肺野に石綿による不整形陰影があり、又は石綿による胸膜肥厚があること ２．石綿等の製造作業、石綿等が使用されている保温材、耐火被覆材等の張付け、補修若しくは除去の作業、石綿等の吹付けの作業又は**石綿等が吹き付けられた建築物等の解体、破砕等の作業**（吹き付けられた石綿等の除去の作業を含む。）に**１年以上従事**し、かつ、初めて石綿等の粉じんにばく露した日から**10年以上**を経過していること ３．２．の作業以外の石綿を取り扱う作業に10年以上従事した者

▶▶▶ 過去問題 ◀◀◀

【1】次の有害業務に従事した者のうち、離職の際に又は離職の後に、法令に基づく健康管理手帳の交付対象となるものはどれか。［R1.10］

☑ 1．ビス（クロロメチル）エーテルを取り扱う業務に3年以上従事した者
2．硝酸を取り扱う業務に5年以上従事した者
3．鉛化合物を製造する業務に7年以上従事した者
4．ベンゼンを取り扱う業務に10年以上従事した者
5．粉じん作業に従事した者で、じん肺管理区分が管理一の者

【2】次の有害業務に従事した者のうち、離職の際に又は離職の後に、法令に基づく健康管理手帳の交付対象となるものはどれか。［H31.4］

☑ 1．ビス（クロロメチル）エーテルを取り扱う業務に3年以上従事した者
2．硝酸を取り扱う業務に5年以上従事した者
3．鉛化合物を製造する業務に7年以上従事した者
4．メタノールを取り扱う業務に10年以上従事した者
5．粉じん作業に従事した者で、じん肺管理区分が管理一の者

▶▶解答＆解説 ……………………………………………………………
◎安衛法第67条・安衛令第23条（健康管理手帳）第1項。
【1】＆【2】解答　1
1．**対象**：安衛令第23条第1項⑦ビス（クロロメチル）エーテル。
2〜4．対象外：いずれも健康管理手帳の交付対象とならない。
5．対象外：粉じん作業に従事した者で健康管理手帳の交付対象となるのは、じん肺管理区分が管理二又は管理三の者である。

10 衛生基準に関する措置

■ 内燃機関の使用禁止［安衛則第578条］

1. 事業者は、坑、井筒、潜函、タンク又は船倉の内部その他の場所で、自然換気が不十分なところにおいては、内燃機関を有する機械を使用してはならない。ただし、当該内燃機関の排気ガスによる健康障害を防止するため当該場所を換気するときは、この限りでない。

■ 病原体の処理［安衛則第581条］

1. 事業者は、病原体により汚染された排気、排液又は廃棄物については、消毒、殺菌等適切な処理をした後に、排出し、又は廃棄しなければならない。

■ 騒音の伝ぱの防止［安衛則第584条］

1. 事業者は、強烈な騒音を発する屋内作業場においては、その伝ぱを防ぐため、隔壁を設ける等必要な措置を講じなければならない。

■ 立入禁止等［安衛則第585条］

1. 事業者は、次の場所には、関係者以外の者が立ち入ることを禁止し、かつ、その旨を見やすい箇所に表示しなければならない。

①多量の高熱物体を取り扱う場所又は著しく暑熱な場所
②多量の低温物体を取り扱う場所又は著しく寒冷な場所
③有害な光線又は超音波にさらされる場所
④炭酸ガス濃度が 1.5％を超える場所、酸素濃度が 18％に満たない場所又は硫化水素濃度が 100 万分の 10（10ppm）を超える場所
⑤ガス、蒸気又は粉じんを発散する有害な場所
⑥有害物を取り扱う場所
⑦病原体による汚染のおそれの著しい場所

関係者以外の
立入禁止
炭酸ガス濃度 **1.5**％超

■ 表示等［安衛則第586条］

1. 事業者は、有害物若しくは病原体又はこれらによって汚染された物を、一定の場所に集積し、かつ、その旨を見やすい箇所に表示しなければならない。

■ **騒音の測定等**［安衛則第590条］

1．事業者は、著しい騒音を発する屋内作業場について、6か月以内ごとに1回、定期に、**等価騒音レベル**を測定しなければならない。

■ **ダイオキシン類の濃度及び含有率の測定**［安衛則第592条の2］

1．事業者は、廃棄物焼却炉を有する**廃棄物の焼却施設**においてばいじん及び焼却灰その他の燃え殻を取り扱う業務及び保守点検等業務を行う作業場について、6か月以内ごとに1回、定期に、当該作業場における空気中のダイオキシン類の濃度を測定しなければならない。

■ **ふく射熱からの保護**［安衛則第608条］

1．事業者は、屋内作業場に多量の熱を放散する溶融炉等があるときは、**加熱された空気を直接屋外に排出**し、又はその放射するふく射熱から労働者を保護する措置を講じなければならない。

■ **坑内の気温**［安衛則第611条］

1．事業者は、坑内における気温を**37℃以下**としなければならない。ただし、高温による健康障害を防止するため必要な措置を講じて人命救助又は危害防止に関する作業をさせるときは、この限りでない。

■ **有害作業場の休憩設備**［安衛則第614条］

1．事業者は、著しく暑熱、寒冷又は**多湿の作業場**、有害なガス、蒸気又は粉じんを発散する作業場その他有害な作業場においては、**作業場外に休憩の設備**を設けなければならない。ただし、坑内等特殊な作業場でこれによることができないやむを得ない事由があるときは、この限りでない。

▶▶▶ 過去問題 ◀◀◀

【1】労働安全衛生規則の衛生基準について、誤っているものは次のうちどれか。〔R5.10〕

1. 炭酸ガス（二酸化炭素）濃度が0.15％を超える場所には、関係者以外の者が立ち入ることを禁止し、かつ、その旨を見やすい箇所に表示しなければならない。

2. 強烈な騒音を発する屋内作業場においては、その伝ぱを防ぐため、隔壁を設ける等必要な措置を講じなければならない。

3. 多筒抄紙機により紙を抄く業務を行う屋内作業場については、6か月以内ごとに1回、定期に、等価騒音レベルを測定しなければならない。

4. 著しく暑熱又は多湿の作業場においては、坑内等特殊な作業場でやむを得ない事由がある場合を除き、休憩の設備を作業場外に設けなければならない。

5. 屋内作業場に多量の熱を放散する溶融炉があるときは、加熱された空気を直接屋外に排出し、又はその放射するふく射熱から労働者を保護する措置を講じなければならない。

【2】労働安全衛生規則の衛生基準について、誤っているものは次のうちどれか。〔R5.4〕

1. 硫化水素濃度が5ppmを超える場所には、関係者以外の者が立ち入ることを禁止し、かつ、その旨を見やすい箇所に表示しなければならない。

2. 強烈な騒音を発する屋内作業場においては、その伝ぱを防ぐため、隔壁を設ける等必要な措置を講じなければならない。

3. 屋内作業場に多量の熱を放散する溶融炉があるときは、加熱された空気を直接屋外に排出し、又はその放射するふく射熱から労働者を保護する措置を講じなければならない。

4. 病原体により汚染された排気、排液又は廃棄物については、消毒、殺菌等適切な処理をした後に、排出し、又は廃棄しなければならない。

5. 著しく暑熱又は多湿の作業場においては、坑内等特殊な作業場でやむを得ない事由がある場合を除き、休憩の設備を作業場外に設けなければならない。

【3】労働安全衛生規則の衛生基準について、誤っているものは次のうちどれか。［R4.4］

☑ 1. 坑内における気温は、原則として、37℃以下にしなければならない。

2. 屋内作業場に多量の熱を放散する溶融炉があるときは、加熱された空気を直接屋外に排出し、又はその放射するふく射熱から労働者を保護する措置を講じなければならない。

3. 炭酸ガス（二酸化炭素）濃度が0.15％を超える場所には、関係者以外の者が立ち入ることを禁止し、かつ、その旨を見やすい箇所に表示しなければならない。

4. 著しく暑熱又は多湿の作業場においては、坑内等特殊な作業場でやむを得ない事由がある場合を除き、休憩の設備を作業場外に設けなければならない。

5. 廃棄物の焼却施設において焼却灰を取り扱う業務（設備の解体等に伴うものを除く。）を行う作業場については、6か月以内ごとに1回、定期に、当該作業場における空気中のダイオキシン類の濃度を測定しなければならない。

【4】労働安全衛生規則の衛生基準について、定められていないものは次のうちどれか。［R2.10］

☑ 1. 炭酸ガス（二酸化炭素）濃度が0.15％を超える場所には、関係者以外の者が立ち入ることを禁止し、かつ、その旨を見やすい箇所に表示しなければならない。

2. 廃棄物の焼却施設において焼却灰を取り扱う業務（設備の解体等に伴うものを除く。）を行う作業場については、6か月以内ごとに1回、定期に、当該作業場における空気中のダイオキシン類の濃度を測定しなければならない。

3. 屋内作業場に多量の熱を放散する溶融炉があるときは、加熱された空気を直接屋外に排出し、又はその放射するふく射熱から労働者を保護する措置を講じなければならない。

4. 多量の低温物体を取り扱う場所には、関係者以外の者が立ち入ることを禁止し、かつ、その旨を見やすい箇所に表示しなければならない。

5．著しく暑熱又は多湿の作業場においては、坑内等特殊な作業場でやむを得ない事由がある場合を除き、休憩の設備を作業場外に設けなければならない。

【5】労働安全衛生規則の衛生基準について、定められていないものは次のうちどれか。［編集部作成］

☑ 1．坑内における気温を37℃以下としなければならない。

2．炭酸ガス（二酸化炭素）濃度が0.5％を超える場所には、関係者以外の者が立ち入ることを禁止し、かつ、その旨を見やすい箇所に表示しなければならない。

3．屋内作業場に多量の熱を放散する溶融炉があるときは、加熱された空気を直接屋外に排出し、又はその放射するふく射熱から労働者を保護する措置を講じなければならない。

4．タンクの内部で、自然換気が不十分なところにおいては、内燃機関を有する機械を使用してはならない。

5．著しく暑熱又は多湿の作業場においては、坑内等特殊な作業場でやむを得ない事由がある場合を除き、休憩の設備を作業場外に設けなければならない。

【6】労働安全衛生規則に基づき、関係者以外の者が立ち入ることを禁止しなければならない場所に該当しないものは、次のうちどれか。［R1.10］

☑ 1．ボイラー製造等強烈な騒音を発する場所

2．著しく寒冷な場所

3．病原体による汚染のおそれの著しい場所

4．多量の高熱物体を取り扱う場所

5．炭酸ガス（二酸化炭素）濃度が1.5％を超える場所

▶▶解答＆解説 ···

【1】解答　1

1．**誤り**：炭酸ガス濃度が1.5％を超える場所は立入禁止であるが、濃度が0.15％の
ため定められていない。安衛則第585条（立入禁止等）1項④。

2．**正しい**：安衛則第584条（騒音の伝ぱの防止）第1項。

3．**正しい**：安衛法第65条（作業環境測定）第1項、安衛令第21条（作業環境測定
を行うべき作業場）第1項③、安衛則第588条（著しい騒音を発する屋内作業場）
第1項⑧「7．作業環境測定」（41ページ）、第590条（騒音の測定等）第1項。

4．**正しい**：安衛則第614条（有害作業場の休憩設備）第1項。

5．**正しい**：安衛則第608条（ふく射熱からの保護）第1項。

【2】解答　1

1．**誤り**：「5ppm」⇒「10ppm」。安衛則第585条（立入禁止等）1項④。

2．**正しい**：安衛則第584条（騒音の伝ぱの防止）第1項。

3．**正しい**：安衛則第608条（ふく射熱からの保護）第1項。

4．**正しい**：安衛則第581条（病原体の処理）第1項。

5．**正しい**：安衛則第614条（有害作業場の休憩設備）第1項。

【3】解答　3

1．**正しい**：安衛則第611条（坑内の気温）第1項。

2．**正しい**：安衛則第608条（ふく射熱からの保護）第1項。

3．**誤り**：「0.15％」⇒「1.5％」。安衛則第585条（立入禁止等）第1項④。

4．**正しい**：安衛則第614条（有害作業場の休憩設備）第1項。

5．**正しい**：安衛則第592条の2（ダイオキシン類の濃度及び含有率の測定）第1項。

【4】解答　1

1．**誤り**：「0.15％」⇒「1.5％」。安衛則第585条（立入禁止等）1項④。

2．**正しい**：安衛則第592条の2（ダイオキシン類の濃度及び含有率の測定）第1項。

3．**正しい**：安衛則第608条（ふく射熱からの保護）第1項。

4．**正しい**：安衛則第585条（立入禁止等）第1項②。

5．**正しい**：安衛則第614条（有害作業場の休憩設備）第1項。

【5】解答　2

1．**正しい**：安衛則第611条（坑内の気温）第1項。

2．**誤り**：「0.5％」⇒「1.5％」。安衛則第585条（立入禁止等）1項④。

3．**正しい**：安衛則第608条（ふく射熱からの保護）第1項。

4．**正しい**：安衛則第578条（内燃機関の使用禁止）第1項。

5．**正しい**：安衛則第614条（有害作業場の休憩設備）第1項。

【6】解答　1

1．**該当しない**：強烈な騒音を発する場所であるが、立入禁止に該当しない。

2～5．**該当する**：安衛則第585条（立入禁止等）第1項、順に②、⑦、①、④。

11 有機溶剤中毒予防規則

■ 定義等［有機則第1条］

1．この省令において、次の各号に掲げる用語の意義は、それぞれ当該各号に定めるところによる。

①有機溶剤…労働安全衛生法施行令（以下「令」という）別表第6の2に掲げる有機溶剤をいう

②有機溶剤等…有機溶剤又は**有機溶剤含有物**（有機溶剤と有機溶剤以外の物との混合物で、有機溶剤を当該混合物の重量の**5％を超えて含有**するもの）をいう

③**第一種有機溶剤等**…有機溶剤等のうち次に掲げる物をいう
　イ　令別表第6の2《第一種》に掲げる物
　ロ　イに掲げる物のみから成る混合物
　ハ　イに掲げる物と当該物以外の物との混合物で、イに掲げる物を当該混合物の重量の5％を超えて含有するもの

④**第二種有機溶剤等**…有機溶剤等のうち次に掲げる物をいう
　イ　令別表第6の2《第二種》に掲げる物
　ロ　イに掲げる物のみから成る混合物
　ハ　イに掲げる物と当該物以外の物との混合物で、イに掲げる物又は前号イに掲げる物を当該混合物の重量の**5％を超えて含有**するもの（前号ハに掲げる物を除く）

⑤第三種有機溶剤等…有機溶剤等のうち第一種有機溶剤等及び第二種有機溶剤等以外の物（令別表第6の2《第三種》）をいう

☑Check　第一種・第二種のみきわめ

第一種有機溶剤	第二種有機溶剤	有機溶剤の区分	
5％超	5％以下	第一種有機溶剤等	
5％以下	5％超	第二種有機溶剤等	
5％以下	5％以下	合計5％超	第二種有機溶剤等
		合計5％以下	－

■ 有機溶剤［安衛令 別表第6の2／有機則第1条］

《第一種》

㉘ 1·2-ジクロロエチレン	㊳二硫化炭素

《第二種》

①**アセトン** ②イソブチルアルコール ③イソプロピルアルコール ④イソペンチルアルコール ⑤エチルエーテル ⑥エチレングリコールモノエチルエーテル ⑦エチレングリコールモノエチルエーテルアセテート ⑧エチレングリコールモノ-ノルマル-ブチルエーテル ⑨エチレングリコールモノメチルエーテル ⑩オルト-ジクロロベンゼン ⑪**キシレン** ⑫クレゾール ⑬クロロベンゼン ⑮酢酸イソブチル ⑯酢酸イソプロピル ⑰酢酸イソペンチル ⑱**酢酸エチル**	⑲酢酸ノルマル-ブチル ⑳酢酸ノルマル-プロピル ㉑酢酸ノルマル-ペンチル ㉒酢酸メチル ㉔シクロヘキサノール ㉕シクロヘキサノン ㉚N·N-ジメチルホルムアミド ㉞テトラヒドロフラン ㉟ 1·1·1-トリクロロエタン ㊲**トルエン** ㊴ノルマルヘキサン ㊵ 1-ブタノール ㊶ 2-ブタノール ㊷**メタノール** ㊹メチルエチルケトン ㊺メチルシクロヘキサノール ㊻メチルシクロヘキサノン ㊼メチル-ノルマル-ブチルケトン

《第三種》

㊽ガソリン ㊾コールタールナフサ ㊿石油エーテル (51)石油ナフサ	(52)石油ベンジン (53)テレビン油 (54)ミネラルスピリット

■ 第一種有機溶剤等又は第二種有機溶剤等に係る設備［有機則第5条］

1. 事業者は、屋内作業場等において、第一種有機溶剤等又は第二種有機溶剤等に係る有機溶剤業務に労働者を従事させるときは、当該有機溶剤業務を行う作業場所に、有機溶剤の蒸気の**発散源を密閉する設備、局所排気装置又はプッシュプル型換気装置**を設けなければならない。

※これらの設備は排気効果が高いのでマスクを使用せずに作業ができる。

■ 第三種有機溶剤等に係る設備 ［有機則第6条］

1．事業者は、タンク等の内部において、第三種有機溶剤等に係る有機溶剤業務に労働者を従事させるときは、当該有機溶剤業務を行う作業場所に、有機溶剤の蒸気の発散源を密閉する設備、局所排気装置、プッシュプル型換気装置又は全体換気装置を設けなければならない。

2．事業者は、タンク等の内部において、吹付けによる第三種有機溶剤等に係る有機溶剤業務に労働者を従事させるときは、当該有機溶剤業務を行う作業場所に、有機溶剤の蒸気の発散源を密閉する設備、局所排気装置又はプッシュプル型換気装置を設けなければならない。

■ 排気口 ［有機則第15条の2］

1．事業者は、局所排気装置、プッシュプル型換気装置又は全体換気装置の排気管等の排気口を直接外気に向かって開放しなければならない。

2．事業者は、空気清浄装置を設けていない局所排気装置又はプッシュプル型換気装置の排気管等の排気口の高さを屋根から1.5m以上としなければならない。ただし、当該排気口から排出される有機溶剤の濃度が厚生労働大臣が定める濃度に満たない場合は、この限りでない。

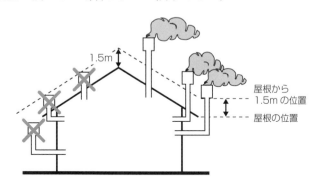

■ 局所排気装置の性能 ［有機則第16条］

1．局所排気装置は、次の表のフードの型式に応じて、制御風速を出し得る能力を有するものでなければならない

型式		制御風速（m/s）
囲い式フード		0.4
外付け式フード	側方吸引型・下方吸引型	0.5
	上方吸引型	1.0

◇**制御風速**とは、有害物質を捕捉点で捉えて、完全にフードに吸い込むために必要な気流の速度。

■ 換気装置の稼働 ［有機則第18条］

1．事業者は、局所排気装置を設けたときは、労働者が有機溶剤業務に従事する間、当該局所排気装置を第16条第1項の表に掲げる型式に応じて、制御風速以上の制御風速で稼働させなければならない。

■ 有機溶剤作業主任者の選任 ［有機則第19条］

2．事業者は、屋内作業場又はタンク、船倉若しくは坑の内部において有機溶剤を製造し、又は取り扱う業務に係る作業について、**有機溶剤作業主任者技能講習を修了した者**のうちから、**有機溶剤作業主任者を選任**しなければならない。

✓*Check* 　作業主任者の選任の除外

> ▪ **試験又は研究の業務**を行う場合は、有機溶剤作業主任者の選任は**必要ない**

■ 定期自主検査 ［有機則第20条・20条の2］

2．事業者は、局所排気装置及びプッシュプル型換気装置については、**1年以内ごとに1回**、定期に自主検査を行わなければならない。ただし、1年を超える期間使用しない同項の装置の、当該使用しない期間においては、この限りでない。

■ 記　録 ［有機則第21条］

1．事業者は、定期自主検査を行ったときは、次の事項を記録して、これを**3年間保存**しなければならない。

①検査年月日	②検査方法	③検査箇所
④検査の結果	⑤検査を実施した者の氏名	
⑥検査の結果に基づいて補修等の措置を講じたときは、その内容		

■ 掲　示 ［有機則第24条］

1．事業者は、屋内作業場等において有機溶剤業務に労働者を従事させるときは、次の事項を、見やすい場所に掲示しなければならない。

①有機溶剤により生ずるおそれのある疾病の種類及びその症状
②有機溶剤等の取扱い上の注意事項
③有機溶剤による中毒が発生したときの応急処置

■ 有機溶剤等の区分の表示 ［有機則第25条］

1．事業者は、屋内作業場等において有機溶剤業務に労働者を従事させるときは、当該有機溶剤業務に係る有機溶剤等の区分を、作業中の労働者が容易に知ることができるよう、色分け及び色分け以外の方法により、見やすい場所に表示しなければならない。

2．第1項の色分けによる表示は、次に掲げる有機溶剤等の区分に応じ、それぞれ当該各号に定める色によらなければならない。

①第一種有機溶剤等	②第二種有機溶剤等	③第三種有機溶剤等
赤	黄	青

■ 測　定 ［有機則第28条］

2．第一種有機溶剤および第二種有機溶剤に係る有機溶剤業務を行う屋内作業場については、6か月以内ごとに1回、空気中の有機溶剤の濃度を定期的に測定しなければならない。

3．事業者は、前項の規定により測定を行ったときは、そのつど次の事項を記録して、これを3年間保存しなければならない。

①測定日時	②測定方法	③測定箇所
④測定条件	⑤測定結果	⑥測定を実施した者の氏名
⑦測定結果に基づいて当該有機溶剤による労働者の健康障害の予防措置を講じたときは、当該措置の概要		

✓Check　有機溶剤業務の作業環境測定

- 有機溶剤業務を行う屋内作業場（指定作業場）の作業環境測定を行うのは、
  ×「有機溶剤作業主任者」ではなく、
  ○「作業環境測定士」である（参照：安衛令第21条他（41ページ））。
- 第三種有機溶剤を用いて行う屋内作業場については、空気中の有機溶剤の濃度の測定は定められていない。

■ 健康診断［有機則第29条］

2．事業者は、屋内作業場等における有機溶剤業務（第三種有機溶剤等にあっては、タンク等の内部に限る。）に常時従事する労働者に対し、雇入れの際、当該業務への配置替えの際及びその後6か月以内ごとに1回、定期に、医師による健康診断を行わなければならない。

✓Check　有機溶剤等健康診断の対象

> ▪ 有機溶剤等健康診断を行わなければならない労働者は、
> ✕「屋外作業場において有機溶剤含有物を用いて行う業務」ではなく、
> 〇「屋内作業場において有機溶剤含有物を用いて行う業務」である。

■ 健康診断の結果［有機則第30条］

1．事業者は、健康診断の結果に基づき、有機溶剤等健康診断個人票を作成し、これを5年間保存しなければならない。

■ 健康診断結果報告［有機則第30条の3］

1．事業者は、有機溶剤健康診断（定期のものに限る）を行ったときは、遅滞なく、有機溶剤等健康診断結果報告書を所轄労働基準監督署長に提出しなければならない。

■ 緊急診断［有機則第30条の4］

1．事業者は、労働者が有機溶剤により著しく汚染され、又はこれを多量に吸入したときは、速やかに、当該労働者に医師による診察又は処置を受けさせなければならない。

■ 送気マスク又は有機ガス用防毒マスクの使用［有機則第33条］

1．次の業務に労働者を従事させる場合は、送気マスク又は有機ガス用防毒マスク等を使用させなければならない。

①全体換気装置を設けて第三種有機溶剤等に係る有機溶剤業務を行うタンク等の内部における業務
②密閉設備、局所排気装置及びプッシュプル型換気装置を設けないで臨時に有機溶剤業務を行うタンク等の内部における業務
③密閉設備及び局所排気装置を設けないで短時間吹付けによる有機溶剤業務を行う屋内作業場等のうちタンク等の内部以外の場所における業務
⑥プッシュプル型換気装置を設け、ブース内の気流を乱すおそれのある形状を有するものについて有機溶剤業務を行う屋内作業場等における業務

■ 空容器の処理 [有機則第36条]

1. 事業者は、有機溶剤等を入れてあった空容器で有機溶剤の蒸気が発散する
おそれのあるものについては、**当該容器を密閉**するか、又は当該容器を屋外
の一定の場所に集積しておかなければならない。

▶▶▶ 過去問題 ◀◀◀

【1】有機溶剤等を取り扱う場合の措置について、有機溶剤中毒予防規則に違
反しているものは次のうちどれか。ただし、同規則に定める適用除外及び
設備の特例はないものとする。[R5.10]

☑ 1. 地下室の内部で第一種有機溶剤等を用いて作業を行わせるとき、その
作業場所に局所排気装置を設け、有効に稼働させているが、作業者に送
気マスクも有機ガス用防毒マスクも使用させていない。

2. 屋内作業場で、第二種有機溶剤等が付着している物の乾燥の業務に労
働者を従事させるとき、その作業場所に最大0.4m/sの制御風速を出し
得る能力を有する側方吸引型外付け式フードの局所排気装置を設け、か
つ、作業に従事する労働者に有機ガス用防毒マスクを使用させている。

3. 屋内作業場に設けた空気清浄装置のない局所排気装置の排気口で、厚
生労働大臣が定める濃度以上の有機溶剤を排出するものの高さを、屋根
から1.5mとしている。

4. 屋外作業場において有機溶剤含有物を用いて行う塗装の業務に常時従
事する労働者に対し、1年以内ごとに1回、定期に、有機溶剤等健康診
断を行っている。

5. 有機溶剤等を入れてあった空容器で有機溶剤の蒸気が発散するおそれ
のあるものを、密閉して屋内の一定の場所に集積している。

【2】有機溶剤等を取り扱う場合の措置について、有機溶剤中毒予防規則に違反しているものは次のうちどれか。ただし、同規則に定める適用除外及び設備の特例はないものとする。［R4.10/R4.4］

☑ 1．屋内作業場で、第二種有機溶剤等が付着している物の乾燥の業務に労働者を従事させるとき、その作業場所の空気清浄装置を設けていない局所排気装置の排気口で、厚生労働大臣が定める濃度以上の有機溶剤を排出するものの高さを、屋根から2mとしている。

2．第三種有機溶剤等を用いて払しょくの業務を行う屋内作業場について、定期に、当該有機溶剤の濃度を測定していない。

3．屋内作業場で、第二種有機溶剤等が付着している物の乾燥の業務に労働者を従事させるとき、その作業場所に最大0.4m/sの制御風速を出し得る能力を有する側方吸引型外付け式フードの局所排気装置を設け、かつ、作業に従事する労働者に有機ガス用防毒マスクを使用させている。

4．屋内作業場で、第二種有機溶剤等を用いる試験の業務に労働者を従事させるとき、有機溶剤作業主任者を選任していない。

5．有機溶剤等を入れてあった空容器で有機溶剤の蒸気が発散するおそれのあるものを、屋外の一定の場所に集積している。

【3】屋内作業場において、第二種有機溶剤等を使用して常時洗浄作業を行う場合の措置として、法令上、誤っているものは次のうちどれか。ただし、有機溶剤中毒予防規則に定める適用除外及び設備の特例はないものとする。［R5.4］

☑ 1．作業場所に設けた局所排気装置について、囲い式フードの場合は0.4m/sの制御風速を出し得る能力を有するものにする。

2．有機溶剤等の区分の色分けによる表示を黄色で行う。

3．作業中の労働者が見やすい場所に、有機溶剤の人体に及ぼす作用、有機溶剤等の取扱い上の注意事項及び有機溶剤による中毒が発生したときの応急処置を掲示する。

4．作業に常時従事する労働者に対し、6か月以内ごとに1回、定期に、特別の項目について医師による健康診断を行い、その結果に基づき作成した有機溶剤等健康診断個人票を3年間保存する。

5．労働者が有機溶剤を多量に吸入したときは、速やかに、当該労働者に医師による診察又は処置を受けさせる。

【4】屋内作業場において、第二種有機溶剤等を使用して常時洗浄作業を行う場合の措置として、有機溶剤中毒予防規則上、正しいものは次のうちどれか。ただし、同規則に定める適用除外及び設備の特例はないものとする。

[R3.10]

☐ 1．作業場所に設ける局所排気装置について、外付け式フードの場合は最大で0.4m/sの制御風速を出し得る能力を有するものにする。

2．作業中の労働者が有機溶剤等の区分を容易に知ることができるよう、容器に青色の表示をする。

3．有機溶剤作業主任者に、有機溶剤業務を行う屋内作業場について、作業環境測定を実施させる。

4．作業場所に設けたプッシュプル型換気装置について、1年を超える期間使用しない場合を除き、1年以内ごとに1回、定期に、自主検査を行う。

5．作業に常時従事する労働者に対し、1年以内ごとに1回、定期に、有機溶剤等健康診断を行う。

【5】屋内作業場において、第二種有機溶剤等を使用して常時洗浄作業を行う場合の措置として、法令上、誤っているものは次のうちどれか。ただし、有機溶剤中毒予防規則に定める適用除外及び設備の特例はないものとする。

[R3.4]

☐ 1．作業場所に設ける局所排気装置について、外付け式フードの場合は0.4m/sの制御風速を出し得る能力を有するものにする。

2．有機溶剤等の区分の色分けによる表示を黄色で行う。

3．作業場における空気中の有機溶剤の濃度を、6か月以内ごとに1回、定期に測定し、その測定結果等の記録を3年間保存する。

4．作業に常時従事する労働者に対し、6か月以内ごとに1回、定期に、特別の項目について医師による健康診断を行い、その結果に基づき作成した有機溶剤等健康診断個人票を5年間保存する。

5．作業場所に設けたプッシュプル型換気装置について、原則として、1年以内ごとに1回、定期に、自主検査を行い、その検査の結果等の記録を3年間保存する。

▶▶解答＆解説 ‥‥‥‥‥‥‥‥‥‥‥‥‥‥‥‥‥‥‥‥‥‥‥‥‥‥‥‥‥‥‥‥‥‥

【1】**解答　2**

1．違反なし：有機則第5条（第1種有機溶剤等又は第2種有機溶剤等に係る設備）第1項、有機則第18条（換気装置の稼働）第1項。

2．**違反あり**：側方吸引型外付け式フードは、最大0.5m/sの制御風速を出し得る能力を有するものを設けなければならない。有機則第16条（局所排気装置の性能）第1項。

3．違反なし：有機則第15条の2（排気口）第2項。

4．違反なし：有機則第29条（健康診断）第2項。

5．違反なし：有機則第36条（空容器の処理）第1項。

【2】**解答　3**

1．違反なし：有機則第15条の2（排気口）第2項。

2．違反なし：第三種有機溶剤を使用する屋内作業場の濃度測定は、法令で規定されていない。

3．**違反あり**：「0.4m/s」⇒「0.5m/s」。有機則第16条（局所排気装置の性能）第1項。

4．違反なし：試験の業務の場合は、有機溶剤作業主任者の選任は必要ない。選任が必要なのは、屋内作業場又はタンク、船倉若しくは坑の内部において有機溶剤を製造し、又は取り扱う業務に係る作業に労働者を従事させるときである。有機則第19条（有機溶剤作業主任者の選任）第2項。

5．違反なし：有機則第36条（空容器の処理）第1項。

【3】**解答　4**

1．正しい：有機則第16条（局所排気装置の性能）第1項。

2．正しい：有機則第25条（有機溶剤等の区分の表示）第2項②。

3．正しい：有機則第24条（掲示）第1項①〜③。

4．**誤り**：6か月以内ごとに1回、定期に、特別の項目について医師による健康診断を行い、その結果に基づき作成した有機溶剤等健康診断個人票は5年間保存する。有機則第29条（健康診断）第2項、有機則第30条（健康診断の結果）第1項。

5．正しい：有機則第30条の4（緊急診断）第1項。

【4】**解答　4**

1．誤り：外付け式フードの場合、側方吸引型・下方吸引型は0.5m/s、上方吸引型は1.0m/sの制御風速を出し得る能力を有すること。0.4m/sの制御風速の能力を有するものは囲い式フードの場合である。有機則第16条（局所排気装置の性能）第1項。

2．誤り：「青色」⇒「黄色」。有機則第25条（有機溶剤等の区分の表示）第2項②。

3．誤り：「有機溶剤作業主任者」⇒「作業環境測定士」。安衛令第21条他（作業環境測定を行うべき作業場等）第1項⑩、第2項「7．作業環境測定」（41ページ）。

4．**正しい**：有機則第20条・20条の2（定期自主検査）第2項。

5．誤り：「1年以内ごとに1回」⇒「6か月以内ごとに1回」。有機則第29条（健康診断）第2項。

【5】**解答　1**

1．**誤り**：「0.4m/s」⇒「0.5m/s」。有機則第16条（局所排気装置の性能）第1項。

2．正しい：有機則第25条（有機溶剤等の区分の表示）第2項②。

3．正しい：有機則第28条（測定）第2項・第3項。

4．正しい：有機則第29条（健康診断）第2項、第30条（健康診断の結果）第1項。

5．正しい：有機則第20条・20条の2（定期自主検査）第2項、有機則第21条（記録）第1項。

12 特定化学物質障害予防規則

■ 製造の許可［安衛法第56条］

1. 特定化学物質の第一類物質（ジクロロベンジジンなど）その他の労働者に重度の健康障害を生ずるおそれのある物を製造しようとする者は、厚生労働省令で定めるところにより、あらかじめ、**厚生労働大臣の許可**を受けなければならない。「**5** 製造の禁止と許可」（34ページ）参照。

■ 製造の許可［特化則第48条］

1. 安衛法第56条第1項の製造の許可は、安衛令別表第3第1号に掲げる物ごとに、かつ、当該物を製造するプラントごとに行うものとする。

■ 特定化学物質［安衛令 別表第3］

①第一類物質

1 ジクロロベンジジン及びその塩	5 ジアニシジン及びその塩
2 アルファ-ナフチルアミン及びその塩	6 **ベリリウム及びその化合物**
3 塩素化ビフェニル（別名PCB）	7 **ベンゾトリクロリド**
4 オルト-トリジン及びその塩	

②第二類物質

1 アクリルアミド	15 酸化プロピレン
2 アクリロニトリル	15の2 三酸化二アンチモン
3 アルキル水銀化合物	16 **シアン化カリウム**
3の2 インジウム化合物	17 **シアン化水素**
3の3 エチルベンゼン	18 **シアン化ナトリウム**
4 エチレンイミン	18の2 四塩化炭素※
5 エチレンオキシド	18の3 1・4-ジオキサン※
6 **塩化ビニル**	18の4 1・2-ジクロロエタン※
7 **塩素**	19 3・3'-ジクロロ-4・4'-ジアミノジフェニルメタン
8 オーラミン	
8の2 オルト-トルイジン	19の2 1・2-ジクロロプロパン
9 **オルト-フタロジニトリル**	19の3 ジクロロメタン※
10 カドミウム及びその化合物	19の4 ジメチル-2・2-ジクロロビニルホスフェイト（別名DDVP）
11 **クロム酸及びその塩**	
11の2 **クロロホルム**※	19の5 1・1-ジメチルヒドラジン
12 クロロメチルメチルエーテル	20 臭化メチル
13 五酸化バナジウム	21 重クロム酸及びその塩
14 **コールタール**	22 水銀及びその無機化合物

22の2　スチレン※	29　ベータ-プロピオラクトン
22の3　1・1・2・2-テトラクロロ 　　　エタン※	30　ベンゼン
	31　ペンタクロロフェノール及びそのナ 　　　トリウム塩
22の4　テトラクロロエチレン※	
22の5　トリクロロエチレン※	31の2　ホルムアルデヒド
23　トリレンジイソシアネート	32　マゼンタ
23の2　ナフタレン	33　マンガン及びその化合物
23の3　ニッケル化合物	33の2　メチルイソブチルケトン※
24　ニッケルカルボニル	34　沃化メチル
25　ニトログリコール	34の2　溶接ヒューム
26　パラ-ジメチルアミノアゾベンゼン	34の3　リフラクトリーセラミックファ 　　　イバー
27　パラ-ニトロクロロベンゼン	
27の2　砒素及びその化合物	35　硫化水素
28　弗化水素	36　硫酸ジメチル

※印の物質は、法改正により、有機溶剤から移行した特別有機溶剤。

③第三類物質

1　アンモニア	5　二酸化硫黄
2　一酸化炭素	6　フェノール
3　塩化水素	7　ホスゲン
4　硝酸	8　硫酸

■ 測定及びその記録［特化則第36条］

1. コークス炉上、コークス炉に接してコークス製造の作業を行う場合の作業場を含む**第一類物質及び第二類物質**である特定化学物質を製造し、又は**取り扱う屋内作業場**については、**6か月以内ごとに1回**、定期に、特定化学物質の空気中における**濃度の測定**を実施し、所定の事項について記録し、これを**3年間**、又は一定の物質については**30年間保存**しなければならない。

■ 測定結果の評価［特化則第36条の2］

1. 第一類物質及び第二類物質のうち、一定の物に係る**屋内作業場**について、**作業環境測定**を行ったときは、その都度、速やかに作業環境評価基準に従って、作業環境の管理状態に応じ、第一管理区分、第二管理区分又は第三管理区分に区分することにより当該測定の結果の評価を行い、所定の事項を記録し、3年間、又は一定の物質については**30年間保存**しなければならない。「第2章　**11** 作業環境測定」（164ページ）参照。

■ 健康診断の結果の記録［特化則第40条］

1. 特定化学物質第一類又は第二類物質の製造又は取扱いの作業及び製造禁止物質を試験研究のため製造又は使用する業務に常時従事する労働者に対し、雇い入れ時、配置替えして就業させる際及びその後定期に行う健康診断の結果に基づき、特定化学物質健康診断個人票を作成し、これを**5年間保存**しなければならない。

2. 特定化学物質健康診断個人票のうち、**特別管理物質**※（塩素化ビフェニルを除く第一類物質及び一部の第二類物質）を製造し、又は取り扱う業務に**常時従事し、又は従事した労働者に係る特定化学物質健康診断個人票**については、これを**30年間保存**するものとする。

   ※**特別管理物質**とは、第一類物質又は第二類物質のうち発がん性物質又はその疑いのある物質で、測定結果、作業の記録及び健康診断の記録を30年間保存及び有害性の掲示を講ずべき物質。

■ 健康診断結果報告［特化則第41条］

1. 事業者は、特定化学物質健康診断（定期のものに限る）を行ったときは、遅滞なく、特定化学物質健康診断結果報告書を**所轄労働基準監督署長に提出**しなければならない。

■ 報告関係［特化則第53条］

1. **特別管理物質**を製造し、又は取り扱う事業者は、**事業を廃止しようとする**ときは、特別管理物質等関係記録等報告書（第11号様式）に次の記録及び**特定化学物質健康診断個人票**又はこれらの写しを添えて、所轄労働基準監督署長に提出するものとする。

①特別管理物質を製造し、若しくは取り扱う屋内作業場の**作業環境測定の記録**
②特別管理物質を製造する作業場において、労働者が常時従事した**作業の概要**及び当該作業に**従事した期間**等
③特別管理物質を製造し、又は取り扱う業務に常時従事し、又は従事した労働者に対し行った特定化学物質健康診断の結果に基づく特定化学物質**健康診断個人票**

【1】特定化学物質障害予防規則による特別管理物質を製造する事業者が事業を廃止しようとするとき、次のAからEまでの記録等について、法令に基づき、特別管理物質等関係記録等報告書に添えて、所轄労働基準監督署長に提出することが義務付けられているものの組合せは1～5のうちどれか。

[編集部作成]

A　特別管理物質を製造する作業場所に設けられた局所排気装置の定期自主検査の記録又はその写し

B　特別管理物質の粉じんを含有する気体を排出する製造設備の排気筒に設けられた除じん装置の定期自主検査の記録又はその写し

C　特別管理物質を製造する作業場において常時作業に従事した労働者の氏名、作業の概要及び当該作業に従事した期間等の記録又はその写し

D　特別管理物質を製造する屋内作業場について行った作業環境測定の記録又はその写し

E　特別管理物質を製造する業務に常時従事する労働者に対し行った特定化学物質健康診断の結果に基づく特定化学物質健康診断個人票又はその写し

☑　1．A，B，D
　　2．A，B，E
　　3．A，C，E
　　4．B，C，D
　　5．C，D，E

▶▶解答&解説 ···

【1】解答　5

◎特化則第53条（報告関係）第1項。

A & B.　義務なし：局所排気装置、除じん装置を含め、定期自主検査についての記録又はその写しは、提出の義務はない。

C.　**義務あり**：特化則第53条（報告関係）第1項②。

D.　**義務あり**：特化則第53条（報告関係）第1項①。

E.　**義務あり**：特化則第53条（報告関係）第1項③。

従って、CとDとEが正しいものの組み合わせとなる。

13 電離放射線障害防止規則

■ 放射線業務 ［安衛令　別表第２］

(一部省略)

①エックス線装置の使用又はエックス線の発生を伴う当該装置の検査の業務
②サイクロトロン、ベータトロンその他の荷電粒子を加速する装置の使用又は電離放射線の発生を伴う当該装置の検査の業務
④放射性物質を装備している機器の取扱い業務
⑤放射性物質又はこれによって汚染された物の取扱いの業務
⑥原子炉の運転の業務

● 管理区域の明示等 ［電離則第３条］

1. 放射線業務を行う事業の事業者は、次の各号のいずれかに該当する区域（以下「**管理区域**」という。）を標識によって明示しなければならない。

①外部放射線による実効線量と空気中の放射性物質による実効線量との合計が3か月間につき1.3mSvを超えるおそれのある区域
②放射性物質の表面密度が法令に定める表面汚染に関する限度の10分の1を超えるおそれのある区域

2. 第1項①に規定する外部放射線による実効線量の算定は、1cm線量当量によって行うものとする。

■ 放射線業務従事者の被ばく限度 ［電離則第４条］

1. 事業者は、管理区域内において放射線業務に従事する労働者（以下「放射線業務従事者」という。）の受ける実効線量が5年間につき100mSvを超えず、かつ、1年間につき50mSvを超えないようにしなければならない。

■ 緊急作業時における被ばく限度 ［電離則第７条］

1. 事業者は、緊急作業に従事する男性及び妊娠する可能性がないと診断された女性の放射線業務従事者については、実効線量の限度、等価線量の限度を超えて放射線業務を行わせることができる。

【1】 管理区域内において放射線業務に従事する労働者の被ばく限度に関する次の文中の（　）内に入れるAからDの語句又は数値の組合せとして、法令上、正しいものは1～5のうちどれか。［R5.10/編集部作成］

「男性又は妊娠する可能性がないと診断された女性が受ける実効線量の限度は、緊急作業に従事する場合を除き、（A）間につき（B）、かつ、（C）間につき（D）である。」

	A	B	C	D
☑ 1.	1年	50mSv	1か月	5 mSv
2.	3年	100mSv	3か月	10mSv
3.	3年	100mSv	1年	50mSv
4.	5年	100mSv	1年	50mSv
5.	5年	250mSv	1年	100mSv

【2】 電離放射線障害防止規則に基づく管理区域に関する次の①及び②の文中の（　）内に入れるAからCの語句又は数値の組合せとして、正しいものは1～5のうちどれか。［R4.4/R2.4］

①管理区域とは、外部放射線による実効線量と空気中の放射性物質による実効線量との合計が（A）間につき（B）を超えるおそれのある区域又は放射性物質の表面密度が法令に定める表面汚染に関する限度の10分の1を超えるおそれのある区域をいう。

②①の外部放射線による実効線量の算定は、（C）線量当量によって行う。

	A	B	C
☑ 1.	1か月	1.3mSv	70μm
2.	1か月	5 mSv	1 cm
3.	3か月	1.3mSv	70μm
4.	3か月	1.3mSv	1 cm
5.	3か月	5 mSv	70μm

▶▶解答＆解説 ‥‥‥‥‥‥‥‥‥‥‥‥‥‥‥‥‥‥‥‥‥‥‥‥‥‥‥‥‥‥‥‥‥‥‥

【1】解答　4

「男性又は妊娠する可能性がないと診断された女性が受ける実効線量の限度は、緊急作業に従事する場合を除き、（A：**5年**）間につき（B：**100mSv**）、かつ、（C：**1年**）間につき（D：**50mSv**）である。電離則第4条（放射線業務従事者の被ばく限度）第1項、第7条（緊急作業時における被ばく限度）第1項。

【2】解答　4

①管理区域とは、外部放射線による実効線量と空気中の放射性物質による実効線量との合計が（A：**3か月**）間につき（B：**1.3mSv**）を超えるおそれのある区域又は放射性物質の表面密度が法令に定める表面汚染に関する限度の10分の1を超えるおそれのある区域をいう。

②①の外部放射線による実効線量の算定は、（C：**1cm**）線量当量によって行う。

電離則第3条（管理区域の明示等）第1項、第2項。

14 酸素欠乏症等防止規則

■ 定 義 ［酸欠則第2条］

1. 次に掲げる用語の意義は、それぞれに定めるところによる。

①**酸素欠乏**とは、空気中の酸素濃度が**18%未満**である状態をいう
④**硫化水素中毒**とは、硫化水素の濃度が**100万分の10を超える**空気を吸入することにより生ずる症状が認められる状態をいう
⑥**酸素欠乏危険作業**とは、安衛令 別表第6（酸素欠乏危険場所）における作業をいう
⑦**第一種酸素欠乏危険作業**とは、酸素欠乏危険作業のうち、第二種酸素欠乏危険作業以外の作業をいう
⑧**第二種酸素欠乏危険作業**とは、酸素欠乏危険場所のうち、安衛令 別表第6（酸素欠乏危険場所）③の3、⑨に掲げる場所にあって、酸素欠乏症のほか、硫化水素中毒にかかるおそれのある場所における作業をいう

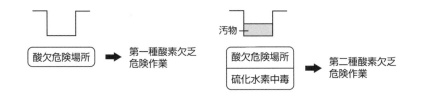

■ 酸素欠乏危険場所 ［安衛令 別表第6］

（一部省略）

①**第一鉄塩類**を含有している地層、腐泥層等、特殊な地層に接し、又は通ずる井戸等（井戸、井筒、**たて坑**、ずい道、潜函、ピット）の内部 <div align="right">第一種酸素欠乏危険場所</div>
③の2 雨水、河川の流水又は湧水が**滞留**しており、又は滞留したことのある槽、暗きょ、マンホール又は**ピット**の内部 <div align="right">第一種酸素欠乏危険場所</div>
③の3 海水が滞留しており、若しくは滞留したことのある熱交換器、**ピット等**の内部 <div align="right">第二種酸素欠乏危険場所</div>
④相当期間密閉されていた**鋼製**のボイラー、**タンク**、反応塔、船倉その他その内壁が酸化されやすい施設の内部 <div align="right">第一種酸素欠乏危険場所</div>
⑤**石炭**、亜炭、硫化鉱、鋼材、くず鉄、原木、チップ、**乾性油**、魚油その他空気中の酸素を吸収する物質を入れてある**タンク**、船倉、**ホッパー**その他の**貯蔵施設の内部** <div align="right">第一種酸素欠乏危険場所</div>

⑦穀類もしくは飼料の貯蔵、果菜（果物と野菜）の熟成、種子の発芽又はきのこ類の栽培のために使用しているサイロ、むろ、倉庫、船倉又はピットの内部

第一種酸素欠乏危険場所

⑧しょうゆ、酒類、もろみ、酵母その他発酵するものを入れてあり、又は入れたことのあるタンク、むろ又は醸造槽の内部

第一種酸素欠乏危険場所

⑨し尿、腐泥、汚水、パルプ液その他腐敗し、又は分解しやすい物質を入れてあり、又は入れたことのあるタンク、船倉、槽、管、暗きょ、マンホール、溝又はピットの内部

第二種酸素欠乏危険場所

⑩ドライアイスを使用して冷蔵、冷凍又は水セメントのあく抜きを行っている冷蔵庫、冷凍庫、保冷貨車、保冷貨物自動車、船倉又は冷凍コンテナーの内部

第一種酸素欠乏危険場所

⑪ヘリウム、アルゴン、窒素、フロン、炭酸ガスその他不活性の気体を入れてあり、又は入れたことのあるボイラー、タンク、反応塔、船倉その他の施設の内部

第一種酸素欠乏危険場所

✓Check　第二種酸素欠乏危険作業（過去問より）

- 海水が滞留したことのあるピットの内部における作業
- 汚水その他腐敗しやすい物質を入れたことのある暗きょの内部における作業

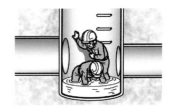

■ 作業環境測定等［酸欠則第3条］

1. 事業者は、第一種酸素欠乏危険作業に係る作業場について、その日の作業を開始する前に、当該作業場における空気中の酸素の濃度を測定しなければならない。また、第二種酸素欠乏危険作業に係る作業場にあっては、酸素及び硫化水素の濃度を測定しなければならない。

■ 換　気［酸欠則第5条］

1. 事業者は、酸素欠乏危険作業に労働者を従事させる場合は、当該作業を行う場所の空気中の酸素の濃度を18％以上（第二種酸素欠乏危険作業に係る場所にあっては、空気中の酸素の濃度を18％以上、かつ、硫化水素の濃度を100万分の10以下）に保つように換気しなければならない。ただし、爆発、酸化等を防止するため換気することができない場合又は作業の性質上換気することが著しく困難な場合は、この限りでない。

2．事業者は、第１項の規定により酸素欠乏危険作業を行う作業場の換気をするときは、純酸素を使用してはならない。

■ 保護具の使用等［酸欠則第５条の２］

1．事業者は、第５条第１項ただし書の場合においては、同時に就業する労働者の人数と同数以上の空気呼吸器、酸素呼吸器又は送気マスクを備え、労働者にこれを使用させなければならない。

■ 作業主任者［酸欠則第11条］

1．事業者は、酸素欠乏危険作業については、次のとおり酸素欠乏危険作業主任者（22ページ）を選任しなければならない。

| 第一種酸素欠乏危険作業 | ・酸素欠乏危険作業主任者技能講習修了者
・酸素欠乏・硫化水素危険作業主任者技能講習修了者 |
| 第二種酸素欠乏危険作業 | ・酸素欠乏・硫化水素危険作業主任者技能講習修了者 |

■ 特別の教育［酸欠則第12条］

1．事業者は、第一種酸素欠乏危険作業に係る業務に労働者を就かせるときは、当該労働者に対し、特別の教育を行わなければならない。

2．第１項の規定は、第二種酸素欠乏危険作業に係る業務について準用する。

■ 監視人等［酸欠則第13条］

1．事業者は、酸素欠乏危険作業に労働者を従事させるときは、常時作業の状況を監視し、異常があったときに直ちにその旨を酸素欠乏危険作業主任者及びその他の関係者に通報する者を置く等異常を早期に把握するために必要な措置を講じなければならない。

■ 地下室等に係る措置［酸欠則第25条］

1．事業者は、第一鉄塩類又は第一マンガン塩類を含有している地層に接し、又は当該地層に通ずる井戸若しくは配管が設けられている地下室、ピット等の内部における作業に労働者を従事させるときは、酸素欠乏の空気が漏出するおそれのある箇所を閉そくし、酸素欠乏の空気を直接外部へ放出することができる設備を設ける等酸素欠乏の空気が作業を行なう場所に流入することを防止するための措置を講じなければならない。

■ 設備の改造等の作業［酸欠則第25条の2］

1. 事業者は、し尿、腐泥、汚水、パルプ液その他腐敗し、若しくは分解しやすい物質を入れてあり、若しくは入れたことのある**ポンプ**若しくは配管等又はこれらに附属する設備の改造、修理、清掃等を行う場合において、これらの設備を**分解する**作業に労働者を従事させるときは、次の措置を講じなければならない。

> ②硫化水素中毒の防止について必要な知識を有する者のうちから**指揮者を選任**し、その者に当該作業を指揮させること。

▶▶▶ 過去問題 ◀◀◀

【1】酸素欠乏症等防止規則に関する次の記述のうち、誤っているものはどれか。［R5.4］

☐ 1. 酸素欠乏とは、空気中の酸素の濃度が18％未満である状態をいう。

2. 海水が滞留したことのあるピットの内部における作業については、酸素欠乏危険作業主任者技能講習を修了した者のうちから、酸素欠乏危険作業主任者を選任しなければならない。

3. 第一種酸素欠乏危険作業を行う作業場については、その日の作業を開始する前に、当該作業場における空気中の酸素の濃度を測定しなければならない。

4. 酸素又は硫化水素の濃度が法定の基準を満たすようにするために酸素欠乏危険作業を行う場所を換気するときは、純酸素を使用してはならない。

5. し尿を入れたことのあるポンプを修理する場合で、これを分解する作業に労働者を従事させるときは、指揮者を選任し、作業を指揮させなければならない。

【2】酸素欠乏症等防止規則等に基づく措置に関する次の記述のうち、誤っているものはどれか。［R4.10］

☐ 1. 汚水を入れたことのあるポンプを修理する場合で、これを分解する作業に労働者を従事させるときは、硫化水素中毒の防止について必要な知識を有する者のうちから指揮者を選任し、作業を指揮させなければならない。

2．酒類を入れたことのある醸造槽の内部における清掃作業の業務に労働者を就かせるときは、酸素欠乏危険作業に係る特別の教育を行わなければならない。

3．酸素欠乏危険作業を行う場所において、爆発、酸化等を防止するため換気を行うことができない場合には、送気マスク又は防毒マスクを備え、労働者に使用させなければならない。

4．酸素欠乏危険作業に労働者を従事させるときは、常時作業の状況を監視し、異常があったときに直ちに酸素欠乏危険作業主任者及びその他の関係者に通報する者を置く等異常を早期に把握するために必要な措置を講じなければならない。

5．第一鉄塩類を含有している地層に接する地下室の内部における作業に労働者を従事させるときは、酸素欠乏の空気が漏出するおそれのある箇所を閉そくし、酸素欠乏の空気を直接外部へ放出することができる設備を設ける等酸素欠乏の空気の流入を防止するための措置を講じなければならない。

【3】酸素欠乏症等防止規則に関する次の記述のうち、法令上、誤っているものはどれか。［R2.4］

☐　1．第一種酸素欠乏危険作業を行う作業場については、その日の作業を開始する前に、当該作業場における空気中の酸素の濃度を測定しなければならない。

2．第二種酸素欠乏危険作業を行う作業場については、その日の作業を開始する前に、当該作業場における空気中の酸素及び硫化水素の濃度を測定しなければならない。

3．海水が滞留したことのあるピットの内部における作業については、酸素欠乏危険作業主任者技能講習を修了した者のうちから、酸素欠乏危険作業主任者を選任しなければならない。

4．酸素又は硫化水素の濃度が法定の基準を満たすようにするため、酸素欠乏危険作業を行う場所の換気を行うときは、純酸素を使用してはならない。

5．爆発、酸化等を防止するため、酸素欠乏危険作業を行う場所の換気を行うことができない場合には、空気呼吸器、酸素呼吸器又は送気マスクを備え、労働者に使用させなければならない

【4】酸素欠乏症等防止規則に関する次の記述のうち、誤っているものはどれか。［R2.10/R1.10］

☑ 1．し尿を入れたことのあるポンプを修理する場合で、これを分解する作業に労働者を従事させるときは、指揮者を選任し、作業を指揮させなければならない。

2．汚水を入れたことのあるピットの内部における清掃作業の業務に労働者を就かせるときは、第一種酸素欠乏危険作業に係る特別の教育を行わなければならない。

3．爆発、酸化等を防止するため、酸素欠乏危険作業を行う場所の換気を行うことができない場合には、空気呼吸器、酸素呼吸器又は送気マスクを備え、労働者に使用させなければならない。

4．タンクの内部その他通風が不十分な場所において、アルゴン等を使用して行う溶接の作業に労働者を従事させるときは、作業を行う場所の空気中の酸素の濃度を18％以上に保つように換気し、又は労働者に空気呼吸器、酸素呼吸器若しくは送気マスクを使用させなければならない。

5．第一種酸素欠乏危険作業を行う作業場については、その日の作業を開始する前に、当該作業場における空気中の酸素濃度を測定しなければならない。

【5】次の作業のうち、法令上、第二種酸素欠乏危険作業に該当するものはどれか。［R3.4］

☑ 1．雨水が滞留したことのあるピットの内部における作業

2．ヘリウム、アルゴン等の不活性の気体を入れたことのあるタンクの内部における作業

3．果菜の熟成のために使用している倉庫の内部における作業

4．酒類を入れたことのある醸造槽の内部における作業

5．汚水その他腐敗しやすい物質を入れたことのある暗きょの内部における作業

▶▶解答＆解説 ⋯⋯⋯⋯⋯⋯⋯⋯⋯⋯⋯⋯⋯⋯⋯⋯⋯⋯⋯⋯⋯⋯⋯⋯⋯⋯

【1】解答 2

1．正しい：酸欠則第2条（定義）第1項①。

2．**誤り**：海水が滞留したことのあるピットの内部における作業は、第二種酸素欠乏危険場所（安衛令 別表第6③の3）に該当するため、酸素欠乏・硫化水素危険作業主任者技能講習を修了した者のうちから作業主任者を選任しなければならない。酸欠則第11条（作業主任者）第1項。

3．**正しい**：酸欠則第3条（作業環境測定等）第1項。

4．**正しい**：酸欠則第5条（換気）第2項。

5．**正しい**：酸欠則25条の2（設備の改造等の作業）第1項②。

【2】**解答　3**

1．**正しい**：酸欠則第25条の2（設備の改造等の作業）第1項②。

2．**正しい**：酒類を入れたことのある醸造槽の内部における清掃作業の業務は、第一種酸素欠乏危険場所（安衛令 別表第6⑧）に該当する。酸欠則第12条（特別の教育）第1項。

3．**誤り**：爆発、酸化等を防止するため換気を行うことができない場合は、空気呼吸器、酸素呼吸器又は送気マスクを使用させなければならない。防毒マスクは使用できない。酸欠則第5条の2（保護具の使用等）第1項。

4．**正しい**：酸欠則第13条（監視人等）第1項。

5．**正しい**：酸欠則第25条（地下室等に係る措置）第1項。

【3】**解答　3**

1＆2．**正しい**：酸欠則第3条（作業環境測定等）第1項。

3．**誤り**：海水が滞留したことのあるピットの内部における作業は、第二種酸素欠乏危険場所（安衛令 別表第6③の3）に該当するため、酸素欠乏・硫化水素危険作業主任者技能講習を修了した者のうちから作業主任者を選任しなければならない。酸欠則第11条（作業主任者）第1項。

4．**正しい**：酸欠則第5条（換気）第2項。

5．**正しい**：酸欠則第5条の2（保護具の使用等）第1項。

【4】**解答　2**

1．**正しい**：酸欠則第25条の2（設備の改造等の作業）第1項②。

2．**誤り**：汚水を入れたことのあるピットの内部における清掃作業の業務は、第二種酸素欠乏危険場所（安衛令 別表第6⑨）に該当するため、第二種酸素欠乏危険作業に係る特別の教育を行わなければならない。酸欠則第12条（特別の教育）第1項、第2項。

3．**正しい**：酸欠則第5条の2（保護具の使用等）第1項。

4．**正しい**：タンクの内部その他通風が不十分な場所において、アルゴン等を使用して行う溶接の作業は、第一種酸素欠乏危険場所（安衛令 別表第6⑪）の作業にあたる。酸欠則第5条（換気）第1項、酸欠則第5条の2（保護具の使用等）第1項。

5．**正しい**：酸欠則第3条（作業環境測定等）第1項。

【5】**解答　5**

1～4．いずれも第一種酸素欠乏危険作業に該当する。安衛令 別表第6（酸素欠乏危険場所）、順に③の2、⑪、⑦、⑧。

5．**該当**：第二種酸素欠乏危険作業。安衛令 別表第6（酸素欠乏危険場所）⑨。

15 粉じん障害防止規則

■ 定義等 ［粉じん則第2条］

①**粉じん作業**　別表第1に掲げる作業のいずれかに該当するものをいう。

③**特定粉じん作業**　粉じん作業のうち、その粉じん発生源が特定粉じん発生源（別表第2）であるものをいう。

■ 粉じん作業 ［粉じん則　別表第1］　（一部省略）

①鉱物等を掘削する場所における作業

③坑内の、鉱物等を破砕し、粉砕し、ふるい分け、積み込み、又は積み卸す場所における作業

⑥岩石又は鉱物を裁断し、彫り、又は仕上げする場所における作業

⑦研磨材の吹き付けにより研磨し、又は**研磨材を用いて動力により**、岩石、鉱物若しくは**金属を研磨**し、若しくははばり取りし、若しくは金属を裁断する場所における作業

⑧鉱物等、炭素原料又はアルミニウムはくを動力により破砕し、粉砕し、又はふるい分ける場所における作業

⑨セメント、フライアッシュ又は粉状の鉱石、炭素原料若しくは炭素製品を乾燥し、袋詰めし、積み込み、又は積み卸す場所における作業

⑫**ガラス**又はほうろうを製造する工程において、原料を混合する場所における作業又は原料若しくは調合物を**溶解炉に投げ入れる作業**

⑲耐火物を用いてかま、炉等を築造し、若しくは修理し、又は**耐火物を用いたかま、炉等を解体**し、若しくは破砕する作業

⑳屋内、坑内又は**タンク等の内部**において、金属を溶断し、**アーク溶接**し、又はアークを用いてガウジングする作業

㉑金属を溶射する場所における作業

■ 特定粉じん発生源 ［粉じん則　別表第2］　（一部省略）

①坑内の、鉱物等を動力により掘削する箇所

②坑内の、鉱物等を動力（手持式動力工具によるものを除く）により破砕し、粉砕し、又はふるい分ける箇所

⑤屋内の、岩石又は鉱物を動力（**手持式又は可搬式動力工具**によるものを除く）により裁断し、彫り、又は仕上げする箇所

⑦屋内の、研磨材を用いて動力（**手持式又は可搬式動力工具によるものを除く**）により、岩石、鉱物若しくは金属を研磨し、若しくはばり取りし、又は金属を裁断する箇所

⑧屋内の、鉱物等、炭素原料又はアルミニウムはくを動力（手持式動力工具によるものを除く）により破砕し、粉砕し、又はふるい分ける箇所

⑨**屋内の、セメント、フライアッシュ**又は**粉状の鉱石**、炭素原料、**炭素製品、アルミニウム**若しくは酸化チタンを**袋詰めする箇所**

⑪ガラス、ほうろう、陶磁器、耐火物、けいそう土製品、研磨材又は炭素製品を製造する工程において、屋内の、原料を混合する箇所

⑫耐火レンガ又はタイルを製造する工程において、屋内の、原料（湿潤なものを除く）を動力により成形する箇所

⑭屋内の、型ばらし装置を用いて砂型をこわし、若しくは砂落としし、又は動力（手持式動力工具によるものを除く）により砂を再生し、砂を混練し、若しくは鋳ばり等を削り取る箇所

⑮屋内の、手持式溶射機を用いないで金属を溶射する箇所

■ 特定粉じん発生源に係る措置［粉じん則第４条］

１．事業者は、**特定粉じん発生源**における粉じんの発散を防止するため、特定粉じん発生源の区分に応じて、それぞれ密閉する設備、**局所排気装置、プッシュプル型換気装置**若しくは湿潤な状態に保つための設備の設置又はこれらと同等以上の措置を講じなければならない。

■ 換気の実施等［粉じん則第５条］

１．事業者は、**特定粉じん作業以外**の粉じん作業を行う屋内作業場については、当該粉じん作業に係る粉じんを減少させるため、**全体換気装置**による換気の実施又はこれと同等以上の措置を講じなければならない。

■ 局所排気装置等の要件［粉じん則第11条］

１．局所排気装置については、次の要件に適合するものとしなければならない。

③除じん装置を付設する局所排気装置の排風機は、**除じんをした後の空気が通る位置に設けられていること。**ただし、吸引された粉じんによる爆発のおそれがなく、かつ、ファンの腐食又は摩耗のおそれがないときは、この限りでない。

■ 除じん［粉じん則第13条］

1. 事業者は、法令の規定により設ける**除じん装置**については、次に掲げる粉じんの種類に応じ、それぞれいずれかの除じん方式又はこれらと同等以上の性能を有する除じん方式による除じん装置としなければならない。

粉じんの種類	除じん方式
ヒューム	ろ過除じん方式、電気除じん方式
ヒューム以外の粉じん	**サイクロンによる除じん方式**、スクラバによる除じん方式、ろ過除じん方式、電気除じん方式

◇ヒュームとは、気体（金属の蒸気など）が空気中で凝固、化学変化を起こして固体の微粒子となり空気中に浮遊しているもの。「第2章 **1** 空気中の有害物質」（108ページ）参照。

■ 清掃の実施［粉じん則第24条］

1. 事業者は、粉じん作業を行う屋内の作業場所については、**毎日1回以上、**清掃を行わなければならない。

■ 粉じん濃度の測定等［粉じん則第26条］

1. 事業者は、常時特定粉じん作業が行われる屋内作業場について、**6か月以内ごとに1回**、定期に、当該作業場における空気中の粉じんの濃度を測定しなければならない。

8. 事業者は、規定による測定を行ったときは、その都度、記録して、これを**7年間保存**しなければならない。

▶▶▶ 過去問題 ◀◀◀

【1】粉じん作業に係る次の粉じん発生源のうち、法令上、特定粉じん発生源に該当するものはどれか。［R3.4/H31.4］

1. 屋内の、ガラスを製造する工程において、原料を溶解炉に投げ入れる箇所
2. 屋内の、耐火物を用いた炉を解体する箇所
3. 屋内の、研磨材を用いて手持式動力工具により金属を研磨する箇所
4. 屋内の、粉状のアルミニウムを袋詰めする箇所
5. 屋内の、金属をアーク溶接する箇所

【2】次のAからEの粉じん発生源について、法令上、特定粉じん発生源に該当するものの組合せは1～5のうちどれか。［R5.10］

    A　屋内において、耐火物を用いた炉を解体する箇所

    B　屋内の、ガラスを製造する工程において、原料を溶解炉に投げ入れる箇所

    C　屋内において、研磨材を用いて手持式動力工具により金属を研磨する箇所

    D　屋内において、粉状の炭素製品を袋詰めする箇所

    E　屋内において、固定の溶射機により金属を溶射する箇所

☐ 1．A，B　　　2．A，E　　　3．B，C

    4．C，D　　　5．D，E

【3】粉じん障害防止規則に基づく措置に関する次の記述のうち、誤っているものはどれか。ただし、同規則に定める適用除外及び特例はないものとする。［R3.10］

☐ 1．屋内の特定粉じん発生源については、その区分に応じて密閉する設備、局所排気装置、プッシュプル型換気装置若しくは湿潤な状態に保つための設備の設置又はこれらと同等以上の措置を講じなければならない。

    2．常時特定粉じん作業を行う屋内作業場については、6か月以内ごとに1回、定期に、空気中の粉じんの濃度の測定を行い、その測定結果等を記録して、これを7年間保存しなければならない。

    3．特定粉じん発生源に係る局所排気装置に、法令に基づき設ける除じん装置は、粉じんの種類がヒュームである場合には、サイクロンによる除じん方式のものでなければならない。

    4．特定粉じん作業以外の粉じん作業を行う屋内作業場については、全体換気装置による換気の実施又はこれと同等以上の措置を講じなければならない。

    5．粉じん作業を行う屋内の作業場所については、毎日1回以上、清掃を行わなければならない。

▶▶解答＆解説 ···

【1】解答　4

1．該当しない：粉じん則 別表第1（粉じん作業）⑫。

2．該当しない：粉じん則 別表第1（粉じん作業）⑲。

3．該当しない：屋内において、研磨材を用いて金属を研磨する箇所の作業は特定粉じ
ん作業になるが、手持式動力工具によるものは、特定粉じん作業に含まれない。粉じ
ん則 別表第2（特定粉じん発生源）⑦。

4．**該当する**：粉じん則 別表第2（特定粉じん発生源）⑨。

5．該当しない：粉じん則 別表第1（粉じん作業）⑳。

【2】**解答　5**

◎粉じん則第2条（定義）別表第2（特定粉じん作業）。

A：該当しない：粉じん則 別表第1（粉じん作業）⑲。

B：該当しない：粉じん則 別表第1（粉じん作業）⑫。

C：該当しない：屋内において、研磨材を用いて金属を研磨する箇所の作業は特定粉じ
ん作業になるが、手持式動力工具によるものは、特定粉じん作業に含まれない。粉じ
ん則 別表第2（特定粉じん発生源）⑦。

D：**該当する**：別表第2（特定粉じん作業）⑨。

E：**該当する**：別表第2（特定粉じん作業）⑮。

従って、DとEが正しいものの組み合わせとなる。

【3】**解答　3**

1．正しい：粉じん則第4条（特定粉じん発生源に係る措置）第1項。

2．正しい：粉じん則第26条（粉じん濃度の測定等）第1項、第8項。

3．**誤り**：サイクロンによる除じん方式は、粉じんの種類がヒューム以外の場合である。
ヒュームである場合は、ろ過除じん方式、電気除じん方式のものでなければならな
い。粉じん則第13条（除じん）第1項。

4．正しい：粉じん則第5条（換気の実施等）第1項。

5．正しい：粉じん則第24条（清掃の実施）第1項。

16 石綿障害予防規則

■ 各種装置の定期自主検査 ［石綿則第22条］

1. 事業者は、厚生労働省令で定める局所排気装置、プッシュプル型換気装置及び除じん装置（石綿等に係るものに限る。）については、1年以内ごとに1回、定期に、自主検査を行わなければならない。

■ 定期自主検査の記録 ［石綿則第23条］

1. 事業者は、前条の自主検査を行ったときは、検査の結果等を記録し、これを3年間保存しなければならない。

■ 掃除の実施 ［石綿則第30条］

1. 事業者は、石綿等を常時取り扱う作業場及び休憩室の床等については、水洗する等粉じんの飛散しない方法によって、毎日1回以上、掃除を行わなければならない。

■ 喫煙等の禁止 ［石綿則第33条］

1. 事業者は、石綿等を取り扱い、若しくは試験研究のため製造する作業場又は石綿分析用試料等を製造する作業場で労働者が喫煙し、又は飲食することを禁止し、かつ、その旨を当該作業場の見やすい箇所に表示しなければならない。

■ 労働者の作業の記録 ［石綿則第35条］

1. 事業者は、石綿等の取扱い又は試験研究のための製造に伴い石綿の粉じんを発散する場所において常時作業に従事する労働者について、1か月を超えない期間ごとに次の事項を記録し、これを当該労働者が当該事業場において常時当該作業に従事しないこととなった日から40年間保存するものとする。

①労働者の氏名
②従事した作業の概要及び当該作業に従事した期間
③周辺作業従事者にあっては、当該場所において他の労働者が従事した石綿等を取り扱い、又は試験研究のため製造する作業の概要及び当該周辺作業従事者が周辺作業に従事した期間
④石綿等の粉じんにより著しく汚染される事態が生じたときは、その概要及び事業者が講じた応急の措置の概要

■ 石綿濃度の測定及びその記録 [石綿則第36条]

1. 事業者は、石綿等を取り扱う屋内作業場について、6か月以内ごとに1回、定期に、石綿の空気中における濃度を測定しなければならない。

2. 事業者は、前項の規定による測定を行ったときは、そのつど次の事項を記録し、これを40年間保存しなければならない。

①測定日時	②測定方法	③測定箇所	④測定条件
⑤測定結果	⑥測定を実施した者の氏名		
⑦測定結果に基づいて当該石綿による労働者の健康障害の予防措置を講じたときは、当該措置の概要			

■ 健康診断 [石綿則第40条]

1. 事業者は、石綿等の取扱い、又は試験研究のための製造に伴い石綿の粉じんを発散する場所における業務に常時従事する労働者に対し、雇入れの際、当該業務への配置替えの際及びその後6か月以内ごとに1回、定期に、医師による健康診断を行わなければならない。

①業務の経歴の調査
②石綿によるせき、たん、息切れ、胸痛等の他覚症状又は自覚症状の既往歴の有無の検査
③せき、たん、息切れ、胸痛等の他覚症状又は自覚症状の有無の検査
④胸部のエックス線直接撮影による検査

■ 健康診断の結果の記録 [石綿則第41条]

1. 事業者は、石綿則第40条の健康診断の結果に基づき、石綿健康診断個人票を作成し、これを当該労働者が当該事業場において常時当該業務に従事しないこととなった日から40年間保存しなければならない。

■ 報告関係 [石綿則第49条]

1. 石綿等を取り扱い、又は試験研究のため製造する事業者は、事業を廃止しようとするときは、石綿関係記録等報告書に労働者の作業の記録、石綿濃度の測定の記録及び石綿健康診断個人票又はこれらの写しを添えて、所轄労働基準監督署長に提出するものとする。

【1】石綿障害予防規則に基づく措置に関する次の記述のうち、誤っているものはどれか。［R4.10/R4.4］

☑ 1．石綿等を取り扱う屋内作業場については、6か月以内ごとに1回、定期に、空気中の石綿の濃度を測定するとともに、測定結果等を記録し、これを40年間保存しなければならない。

2．石綿等の粉じんが発散する屋内作業場に設けられた局所排気装置については、原則として、1年以内ごとに1回、定期に、自主検査を行うとともに、検査の結果等を記録し、これを3年間保存しなければならない。

3．石綿等の取扱いに伴い石綿の粉じんを発散する場所における業務に常時従事する労働者に対し、雇入れ又は当該業務への配置替えの際及びその後6か月以内ごとに1回、定期に、特別の項目について医師による健康診断を行い、その結果に基づき、石綿健康診断個人票を作成し、これを当該労働者が当該事業場において常時当該業務に従事しないこととなった日から40年間保存しなければならない。

4．石綿等の取扱いに伴い石綿の粉じんを発散する場所において、常時石綿等を取り扱う作業に従事する労働者については、1か月を超えない期間ごとに、作業の概要、従事した期間等を記録し、これを当該労働者が当該事業場において常時当該作業に従事しないこととなった日から40年間保存するものとする。

5．石綿等を取り扱う事業者が事業を廃止しようとするときは、石綿関係記録等報告書に、石綿等に係る作業の記録及び局所排気装置、除じん装置等の定期自主検査の記録を添えて所轄労働基準監督署長に提出しなければならない。

【2】石綿障害予防規則に基づく措置に関する次の記述のうち、誤っているものはどれか。［R1.10］

☑ 1．石綿等を取り扱う屋内作業場については、6か月以内ごとに1回、定期に、空気中の石綿の濃度を測定するとともに、測定結果等を記録し、これを40年間保存しなければならない。

2．石綿等の粉じんが発散する屋内作業場に設けられた局所排気装置については、原則として、1年以内ごとに1回、定期に、自主検査を行うとともに、検査の結果等を記録し、これを3年間保存しなければならない。

3．石綿等の取扱いに伴い石綿の粉じんを発散する場所において、常時石綿等を取り扱う作業に従事した労働者については、1か月を超えない期間ごとに、作業の概要、従事した期間等を記録し、これを当該労働者が常時当該作業に従事しないこととなった日から40年間保存するものとする。

4．石綿等を常時取り扱う作業場の床等については、水洗する等粉じんの飛散しない方法によって、毎週1回以上、掃除を行わなければならない。

5．石綿等を試験研究のため製造する作業場で労働者が喫煙し、又は飲食することを禁止し、かつ、その旨を当該作業場の見やすい箇所に表示しなければならない。

▶▶解答＆解説 ……………………………………………………………………………

【1】解答　5

1．正しい：石綿則第36条（石綿濃度の測定及びその記録）第1項、第2項。

2．正しい：石綿則第22条（各種装置の定期自主検査）第1項、石綿則第23条（定期自主検査の記録）第1項。

3．正しい：石綿則第40条（健康診断）第1項、石綿則第41条（健康診断の結果の記録）第1項。

4．正しい：石綿則第35条（労働者の作業の記録）第1項②。

5．誤り：石綿等を取り扱う事業者が事業を廃止しようとするときは、石綿関係記録等報告書に、作業の記録、石綿濃度の測定の記録及び石綿健康診断個人票を添えて所轄労働基準監督署長に提出しなければならない。石綿則第49条（報告関係）1項。

【2】解答　4

1．正しい：石綿則第36条（石綿濃度の測定及びその記録）第1項、第2項。

2．正しい：石綿則第22条（各種装置の定期自主検査）第1項、石綿則第23条（定期自主検査の記録）第1項。

3．正しい：石綿則第35条（労働者の作業の記録）第1項②。

4．誤り：「毎週1回以上」⇒「毎日1回以上」。石綿則第30条（掃除の実施）第1項。

5．正しい：石綿則第33条（喫煙等の禁止）第1項。

17 じん肺法

■ エックス線写真の像及びじん肺管理区分［じん肺法第4条］

1. じん肺のエックス線写真の像は、次のとおり区分するものとする。

①第一型…両肺野にじん肺による粒状影又は不整形陰影が少数あり、かつ、大陰影がないと認められるもの
②第二型…両肺野にじん肺による粒状影又は不整形陰影が多数あり、かつ、大陰影がないと認められるもの
③第三型…両肺野にじん肺による粒状影又は不整形陰影が極めて多数あり、かつ、大陰影がないと認められるもの
④第四型…大陰影があると認められるもの

2. じん肺健康診断の結果に基づき、次のとおり区分し、健康管理を行うものとする。

管理区分		じん肺健康診断の結果	著しい肺機能の障害
管理一		じん肺の所見なし	無し
管理二		第一型	
管理三	イ	第二型	
	ロ	第三型又は第四型	
管理四		第四型	無し又は有り
		第一型～第四型	有り

■ 定期健康診断［じん肺法第8条］

《定期健康診断の期間》

	粉じん作業従事状況	じん肺管理区分	定期健康診断の期間
①	現在、粉じん作業に就いている	管理一	3年以内ごとに1回
②		管理二・三	1年以内ごとに1回
③	現在、粉じん作業に就いていない	管理二	3年以内ごとに1回
④		管理三	1年以内ごとに1回

■ じん肺管理区分の決定手続等［じん肺法第13条］

２．都道府県労働局長は、事業者等からエックス線写真及びじん肺健康診断の
結果を証明する書面等が提出されたときは、これらを基礎として、地方じん
肺診査医の診断又は審査により、当該労働者についてじん肺管理区分の決定
をするものとする。

■ 記録の作成及び保存等［じん肺法第17条］

２．事業者は、厚生労働省令で定めるところにより、じん肺健康診断の記録及
びじん肺健康診断に係るエックス線写真を７年間保存しなければならない。

■ 療　養［じん肺法第23条］

１．じん肺管理区分が**管理四**と決定された者及びじん肺管理区分が管理二又は
管理三で合併症にかかっていると認められる者は、**療養を要する**ものとする。

▶▶▶ 過去問題 ◀◀◀

【１】じん肺法に関する次の記述のうち、法令上、誤っているものはどれか。

[R5.4]

☐　１．じん肺管理区分の管理一は、じん肺健康診断の結果、じん肺の所見が
ないと認められるものをいう。

２．じん肺管理区分の管理二は、じん肺健康診断の結果、エックス線写真
の像が第一型でじん肺による著しい肺機能の障害がないと認められる
ものをいう。

３．常時粉じん作業に従事する労働者でじん肺管理区分が管理二であるも
のに対しては、１年以内ごとに１回、定期的に、じん肺健康診断を行わ
なければならない。

４．都道府県労働局長は、事業者から、法令に基づいて、じん肺の所見が
あると診断された労働者についてのエックス線写真等が提出された
ときは、これらを基礎として、地方じん肺診査医の診断又は審査により、
当該労働者についてじん肺管理区分の決定をするものとする。

５．じん肺管理区分が管理三と決定された者及び合併症にかかっていると
認められる者は、療養を要するものとする。

【2】じん肺法に関する次の記述のうち、法令上、誤っているものはどれか。

［R4.10/編集部作成］

☑　1．都道府県労働局長は、事業者等からじん肺健康診断の結果を証明する書面等が提出された労働者について、地方じん肺診査医の診断又は審査によりじん肺管理区分を決定する。

　　2．事業者は、常時粉じん作業に従事する労働者で、じん肺管理区分が管理一であるものについては、3年以内ごとに1回、定期的に、じん肺健康診断を行わなければならない。

　　3．事業者は、常時粉じん作業に従事する労働者で、じん肺管理区分が管理二又は管理三であるものについては、1年以内ごとに1回、定期的に、じん肺健康診断を行わなければならない。

　　4．じん肺管理区分が管理四と決定された者は、療養を要する。

　　5．事業者は、じん肺健康診断に関する記録及びエックス線写真を5年間保存しなければならない。

▶▶解答＆解説 ………………………………………………………………

【1】解答　5

1＆2．正しい：じん肺法第4条（エックス線写真の像及びじん肺管理区分）第2項。

3．正しい：じん肺法第8条（定期健康診断）第1項②。

4．正しい：じん肺法第13条（じん肺管理区分の決定手続等）第2項。

5．**誤り**：じん肺管理区分が管理四と決定された者及びじん肺管理区分が管理二又は管理三で合併症にかかっていると認められた者が療養を要する。じん肺法第23条（療養）第1項。

【2】解答　5

1．正しい：じん肺法第13条（じん肺管理区分の決定手続等）第2項。

2．正しい：じん肺法第8条（定期健康診断）第1項①。

3．正しい：じん肺法第8条（定期健康診断）第1項②。

4．正しい：じん肺法第23条（療養）第1項。

5．**誤り**：「5年間」⇒「7年間」。じん肺法第17条（記録の作成及び保存等）第2項。

18 報告

■ 所轄労働基準監督署長への報告義務

1. 事業者は、次に掲げる措置を行った場合、その結果について、当該事業場の所在地を管轄する労働基準監督署長（**所轄労働基準監督署長**）に**報告**しなければならない。

《選任の報告》

種　類	提出期限・提出物
総括安全衛生管理者	◎選任すべき事由が発生した日から14日以内に ◎選任後遅滞なく選任報告書を提出
衛生管理者	
産業医	

《健康診断等の報告》

種　類	提出期限・提出物
定期健康診断 （※雇入時は不要）	◎常時50人以上の労働者を使用する事業者 ◎実施後遅滞なく定期健康診断結果報告書を提出
心理的な負担の程度を把握するための検査（ストレスチェック）	◎常時50人以上の労働者を使用する事業者 ◎実施後遅滞なくストレスチェック検査結果等報告書を提出
有機溶剤等健康診断	◎**定期のものに限り**、実施後遅滞なく健康診断結果報告書を提出
特定化学物質健康診断	
石綿健康診断	

《事業廃止時の報告》

種　類	提出期限・提出物
特別管理物質等の取扱い事業者	◎事業を廃止しようとする時、その時点の関係記録報告書を提出
石綿等の取扱い事業者	

✓Check　結果の報告が義務付けられて**いないもの**（過去問より）

- 作業主任者の選任
- 雇入時の健康診断
- 定期自主検査の結果
- 作業環境測定

▶▶▶ **過去問題** ◀◀◀

【1】事業者が、法令に基づく次の措置を行ったとき、その結果について所轄労働基準監督署長に報告することが義務付けられているものはどれか。

[R3.10/R3.4/ 編集部作成]

☑ 1．雇入時の有機溶剤等健康診断

2．定期に行う特定化学物質健康診断

3．特定化学設備についての定期自主検査

4．高圧室内作業主任者の選任

5．鉛業務を行う屋内作業場についての作業環境測定

▶▶解答&解説 ……………………………………………………………………………………

【1】**解答　2**

1&3〜5．報告の義務はない。

2．**義務あり**：定期の特定化学物質健康診断を行った場合は、遅滞なく健康診断結果報告書を所轄労働基準監督署長に提出しなければならない。特化則第41条（健康診断結果報告）第1項（74ページ）。

19 労働基準法（Ⅰ）

■ 労働時間延長の制限業務［労基則第18条］

1. 労基法第36条第6項第1号の規定により、労働時間の延長が1日について2時間を超えてはならない健康上特に有害な業務は、次のものとする。

| ①多量の高熱物体を取り扱う業務及び著しく暑熱な場所における業務 |
| ②多量の低温物体を取り扱う業務及び著しく寒冷な場所における業務 |
| ③ラジウム放射線、エックス線その他の有害放射線にさらされる業務 |
| ④土石、獣毛等のじんあい又は粉末を著しく飛散する場所における業務 |
| ⑤異常気圧下における業務 |
| ⑥削岩機、鋲打機等の使用によって身体に著しい振動を与える業務 |
| ⑦重量物の取扱い等重激なる業務 |
| ⑧ボイラー製造等強烈な騒音を発する場所における業務 |
| ⑨鉛、水銀、クロム、砒素、黄りん、弗素、塩素、塩酸、硝酸、亜硫酸、硫酸、一酸化炭素、二硫化炭素、青酸、ベンゼン、アニリン、その他これに準ずる有害物の粉じん、蒸気又はガスを発散する場所における業務 |

▶▶▶ 過去問題 ◀◀◀

【1】次のAからDの業務について、労働基準法に基づく時間外労働に関する協定を締結し、これを所轄労働基準監督署長に届け出た場合においても、労働時間の延長が1日2時間を超えてはならないものの組合せは1〜5のうちどれか。［R3.4］

    A　病原体によって汚染された物を取り扱う業務

    B　腰部に負担のかかる立ち作業の業務

    C　多量の低温物体を取り扱う業務

    D　鉛の粉じんを発散する場所における業務

  1．A，B　　2．A，C　　3．B，C

  4．B，D　　5．C，D

【2】労働基準法に基づく時間外労働に関する協定を締結し、これを所轄労働基準監督署長に届け出る場合においても、労働時間の延長が1日2時間を超えてはならない業務は次のうちどれか。［R1.10］

☑ 1．異常気圧下における業務
　　 2．多湿な場所における業務
　　 3．腰部に負担のかかる立ち作業の業務
　　 4．病原体によって汚染された物を取り扱う業務
　　 5．鋼材やくず鉄を入れてある船倉の内部における業務

▶▶解答＆解説 ………………………………………………………………………

【1】解答　5

A．年少者に対する危険有害業務の就業制限となるが、労働時間延長の制限業務には該当しない。労基法第62条他（年少者に対する危険有害業務の就業制限）第2項㊶（102ページ）。

B．労働時間延長の制限業務に該当しない。

C．**該当する**：労基則第18条（労働時間延長の制限業務）第1項②。

D．**該当する**：労基則第18条（労働時間延長の制限業務）第1項⑨。

従って、CとDが正しいものの組み合わせとなる。

【2】解答　1

1．**該当する**：労基則第18条（労働時間延長の制限業務）第1項⑤。

2～3＆5．労働時間延長の制限業務に該当しない。

4．年少者に対する危険有害業務の就業制限となるが、労働時間延長の制限業務には該当しない。労基法第62条他（年少者に対する危険有害業務の就業制限）第2項㊶（102ページ）。

20 労働基準法（Ⅱ）

■ 年少者に対する危険有害業務の就業制限

[労基法第62条・年少則第7条・8条]

1. 使用者は、満18歳に満たない者に、運転中の機械若しくは動力伝導装置の危険な部分の掃除等、厚生労働省令で定める危険な業務に就かせ、又は次に掲げる重量以上の重量物を取り扱う業務に就かせてはならない。

年齢	重量（単位　kg）			
	断続作業の場合		継続作業の場合	
	女	男	女	男
満16歳未満	12	15	8	10
満16歳以上満18歳未満	25	30	15	20

2. 使用者は、満18歳に満たない者を、次に掲げる安全、衛生又は福祉に有害な場所における業務に就かせてはならない。

㉝水銀、砒素、黄りん、弗化水素酸、塩酸、硝酸、シアン化水素、水酸化ナトリウム、水酸化カリウム、石炭酸等の有害物を取り扱う業務
㉞土石、獣毛等のじんあい又は粉末を著しく飛散する場所における業務
㉟ラジウム放射線、エックス線その他の有害放射線にさらされる業務
㊱多量の高熱物体を取り扱う業務及び著しく暑熱な場所における業務
㊲多量の低温物体を取り扱う業務及び著しく寒冷な場所における業務
㊳異常気圧下における業務
㊴さく岩機、鋲打機等身体に著しい振動を与える機械器具を用いて行う業務
㊵強烈な騒音を発する場所における業務
㊶病原体によって著しく汚染のおそれのある業務

◇じんあい（塵埃）とは、ちりとほこりのこと。

✓Check　満18歳に満たない者を就かせてはならない業務に該当しない業務
（過去問より）

- 10kgの重量物を断続的に取り扱う業務
- 多量の低温物体を取り扱う業務
- 超音波にさらされる業務

■ 女性に対する危険有害業務の就業制限

[労基法第64条の3・女性則第2条・3条]

1. 使用者は、妊娠中の女性を、次に掲げる有害な業務（抜粋）に就かせてはならない。

①表に掲げる年齢の区分に応じ、それぞれに掲げる重量以上の重量物を取り扱う業務

年齢	重量（単位、kg）	
	断続作業の場合	継続作業の場合
満16歳未満	12	8
満16歳以上満18歳未満	25	15
満18歳以上	30	20

⑱有害物質（鉛・水銀等）のガス・蒸気又は粉じんを発する場所における業務	
⑲多量の高熱物体を取り扱う業務	⑳著しく暑熱な場所における業務
㉑多量の低温物体を取り扱う業務	㉒著しく寒冷な場所における業務
㉓異常気圧下における業務	
㉔さく岩機、鋲打機等身体に著しい振動を与える機械器具を用いて行う業務	

2. 使用者は、産後1年を経過しない女性を、有害な業務に就かせてはならない。ただし、⑲〜㉓までに掲げる業務については、産後1年を経過しない女性が当該業務に従事しない旨を使用者に申し出た場合に限る。

3. 使用者は、全ての女性を、重量物業務及び鉛・水銀等の有害物業務に掲げる業務に就かせてはならない。

✓Check　女性に対する就業制限業務のまとめ

就業制限業務		妊婦	産後1年	左記以外
重量物	断続　30kg	×	×	×
	継続　20kg	×	×	×
有害物取扱 ・屋内作業場第三管理区分 ・呼吸用保護具使用場所		×	×	×
振動機械器具取扱		×	×	○
高熱・低温物体取扱、暑熱 ・寒冷な場所、異常気圧下		×	△ （申出あり：×）	○

※上記表 ▨ は全ての女性が就業禁止

▶▶▶ 過去問題 ◀◀◀

【1】労働基準法に基づく有害業務への就業制限に関する次の記述のうち、誤っているものはどれか。［R5.4］

☑ 1．満18歳未満の者は、多量の低温物体を取り扱う業務に就かせてはならない。

2．妊娠中の女性は、異常気圧下における業務に就かせてはならない。

3．満18歳以上で産後8週間を経過したが1年を経過しない女性から、著しく暑熱な場所における業務に従事しない旨の申出があった場合には、当該業務に就かせてはならない。

4．満18歳以上で産後8週間を経過したが1年を経過しない女性から、さく岩機、鋲打機等身体に著しい振動を与える機械器具を用いて行う業務に従事したい旨の申出があった場合には、当該業務に就かせることができる。

5．満18歳以上で産後1年を経過した女性は、多量の低温物体を取り扱う業務に就かせることができる。

【2】労働基準法に基づき、満18歳に満たない者を就かせてはならない業務に該当しないものは次のうちどれか。［R5.10］

☑ 1．さく岩機、鋲打機等身体に著しい振動を与える機械器具を用いて行う業務

2．著しく寒冷な場所における業務

3．20kgの重量物を継続的に取り扱う業務

4．超音波にさらされる業務

5．強烈な騒音を発する場所における業務

【3】労働基準法に基づき、満18歳に満たない者を就かせてはならない業務に該当しないものは次のうちどれか。［R4.4］

☑ 1．病原体によって著しく汚染のおそれのある業務

2．超音波にさらされる業務

3．多量の高熱物体を取り扱う業務

4．著しく寒冷な場所における業務

5．強烈な騒音を発する場所における業務

【4】労働基準法に基づき、満17歳の女性を就かせてはならない業務に該当しないものは次のうちどれか。［R4.10］

☑ 1．異常気圧下における業務

2．20kgの重量物を断続的に取り扱う業務

3．多量の高熱物体を取り扱う業務

4．著しく寒冷な場所における業務

5．土石、獣毛等のじんあい又は粉末を著しく飛散する場所における業務

【5】労働基準法に基づき、全ての女性労働者について、就業が禁止されている業務は次のうちどれか。［R2.10］

☑ 1．異常気圧下における業務

2．多量の高熱物体を取り扱う業務

3．20kgの重量物を継続作業として取り扱う業務

4．さく岩機、鋲打機等身体に著しい振動を与える機械器具を用いて行う業務

5．病原体によって著しく汚染のおそれのある業務

【6】女性については、労働基準法により下の表の左欄の年齢に応じ右欄の重量以上の重量物を取り扱う業務に就かせてはならないとされているが、同表に入れるAからCの数値の組合せとして正しいものは1〜5のうちどれか。［R3.10／編集部作成］

年齢	重量（単位、kg）	
	断続作業の場合	継続作業の場合
満16歳未満	（A）	8
満16歳以上満18歳未満	（B）	15
満18歳以上	30	（C）

	A	B	C
☑ 1．	10	20	20
2．	10	20	25
3．	10	25	20
4．	12	20	25
5．	12	25	20

▶▶解答＆解説

【1】解答　4

1．正しい：労基法第62条他（危険有害業務の就業制限）第2項㊲。

2．正しい：労基法第64条の3他（危険有害業務の就業制限）第1項㉓。

3．正しい：労基法第64条の3他（危険有害業務の就業制限）第1項⑳。

4．**誤り**：産後1年を経過しない女性本人からの申出の有無にかかわらず、当該業務に就かせてはならない。労基法第64条の3他（危険有害業務の就業制限）第1項㉔。

5．正しい：労基法第64条の3他（危険有害業務の就業制限）第1項㉑。

【2】解答　4

1～2＆5．該当する：いずれも満18歳に満たない者には就かせてはならない。労基法第62条他（危険有害業務の就業制限）第2項、順に㊴、㊲、㊵。

3．該当する：労働基準法第62条（危険有害業務の就業制限）第1項。

4．**該当しない**：超音波にさらされる業務は該当しない。

【3】解答　2

1＆3～5．該当する：いずれも満18歳に満たない者には就かせてはならない。労基法第62条他（危険有害業務の就業制限）第2項、順に㊶、㊱、㊲、㊵。

2．**該当しない**：超音波にさらされる業務は該当しない。

【4】解答　2

1＆3～5．該当する：満18歳に満たない者を就かせてはならない。労基法第62条他（危険有害業務の就業制限）第2項、順に㊳、㊱、㊲、㉞。

2．**該当しない**：満17歳の女性を、25kg以下の重量物を断続的に取り扱う業務に就かることができる。労基法第62条他（危険有害業務の就業制限）第1項。

【5】解答　3

1～2．制限なし：妊娠中の女性及び産後1年を経過しない女性本人から申出があった場合は、就業禁止となる。労基法第64条の3他（危険有害業務の就業制限）第1項、順に㉓、⑲。

3．**禁止**：20kg以上の重量物を継続作業として取り扱う業務に就かせてはならない。労基法第64条の3他（危険有害業務の就業制限）第3項。

4．制限なし：妊娠中の女性及び産後1年を経過しない女性は、本人の申出の有無にかかわらず就業禁止となる。労基法第64条の3他（危険有害業務の就業制限）第1項㉔、第2項。

5．制限なし：年少者に対する危険有害業務の就業制限であり、全ての女性労働者の就業制限には該当しない。

【6】解答　5

女性則第3条第1項、労基法第64条の3他（危険有害業務の就業制限）第3項。

労働衛生

有害業務に係るもの

第一種のみの科目

第2章

1 空気中の有害物質

■ 空気中の有害物質の分類と性状

気体物質				
気体	ガス	常温・常圧（25℃・１気圧）で気体のもの	塩素、ホルムアルデヒド、塩化ビニル、シアン化水素、硫化水素、アンモニア、一酸化炭素、塩化水素、二酸化硫黄、エチレンオキシド　等	
	蒸気	常温・常圧で液体又は固体の物質が蒸気圧に応じて揮発又は昇華して気体となっているもの	アセトン、ニッケルカルボニル、フェノール、硫酸ジメチル、水銀、コールタール、アクリロニトリル、トリクロロエチレン、トルエン、二硫化炭素、塩素化ビフェニル　等	

粒子状物質				
液体	ミスト	液体の微細な粒子が空気中に浮遊しているもの	硝酸、クロム酸、コールタール、シアン化物、硫酸　等	
固体	粉じん（ダスト）	固体に研磨、切削、粉砕等の機械的な作用を加えて発生した固体微粒子が空気中に浮遊しているもの	石綿、ジクロロベンジジン、オルト-トリジン、硫化カドミウム、五酸化バナジウム、二酸化マンガン　等	
	ヒューム	気体（金属の蒸気など）が空気中で凝固、化学変化を起こし、固体の微粒子となって空気中に浮遊しているもの	酸化鉛、酸化カドミウム、酸化ベリリウム、溶接ヒューム（溶けた金属の表面から発生する酸化物）等	

◇**蒸気**とは、液体又は固体の状態の化学物質等から放出されたガス状のもの。

◇**ヒューム**〔fume〕とは、ガス、匂い、蒸気、煙、噴煙、煙霧、熱気、後ガスなどのこと。

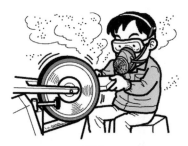

【1】次の化学物質のうち、常温・常圧（25℃、1気圧）の空気中で蒸気として存在するものはどれか。ただし、蒸気とは、常温・常圧で液体又は固体の物質が蒸気圧に応じて揮発又は昇華して気体となっているものをいうものとする。［R5.4］

☑ 1．塩化ビニル　　　　　　2．ジクロロベンジジン

　　3．アクリロニトリル　　　4．エチレンオキシド　　　5．二酸化マンガン

【2】次の化学物質のうち、常温・常圧（25℃、1気圧）の空気中で蒸気として存在するものはどれか。ただし、蒸気とは、常温・常圧で液体又は固体の物質が蒸気圧に応じて揮発又は昇華して気体となっているものをいうものとする。［R4.10］

☑ 1．塩化ビニル　　　2．ジクロロベンジジン　　　3．アクリロニトリル

　　4．硫化水素　　　　5．アンモニア

【3】次の化学物質のうち、常温・常圧（25℃、1気圧）の空気中で蒸気として存在するものはどれか。ただし、蒸気とは、常温・常圧で液体又は固体の物質が蒸気圧に応じて揮発又は昇華して気体となっているものをいうものとする。［R3.10／H31.4］

☑ 1．塩化ビニル　　　2．ホルムアルデヒド　　　3．二硫化炭素

　　4．二酸化硫黄　　　5．アンモニア

【4】次の化学物質のうち、常温・常圧（25℃、1気圧）の空気中で蒸気として存在するものはどれか。ただし、蒸気とは、常温・常圧で液体又は固体の物質が蒸気圧に応じて揮発又は昇華して気体となっているものをいうものとする。［R3.4］

☑ 1．塩化ビニル　　　2．ジクロロベンジジン　　　3．トリクロロエチレン

　　4．二酸化硫黄　　　5．ホルムアルデヒド

【5】化学物質とその常温・常圧（25℃、1気圧）での空気中における状態との組合せとして、誤っているものは次のうちどれか。ただし、ガスとは、常温・常圧で気体のものをいい、蒸気とは、常温・常圧で液体又は固体の物質が蒸気圧に応じて揮発又は昇華して気体となっているものをいうものとする。［R5.10］

☑ 1．アクリロニトリル…………　ガス
　　2．アセトン……………………　蒸気
　　3．アンモニア…………………　ガス
　　4．ホルムアルデヒド…………　ガス
　　5．硫酸ジメチル………………　蒸気

【6】化学物質とその常温・常圧（25℃、1気圧）の空気中における状態との組合せとして、誤っているものは次のうちどれか。ただし、「ガス」とは、常温・常圧で気体のものをいい、「蒸気」とは、常温・常圧で液体又は固体の物質が蒸気圧に応じて揮発又は昇華して気体となっているものをいうものとする。［R2.10］

☑ 1．ホルムアルデヒド……　ガス
　　2．塩化ビニル……………　ガス
　　3．二硫化炭素……………　蒸気
　　4．二酸化硫黄……………　蒸気
　　5．アクリロニトリル……　蒸気

▶▶解答＆解説 ……………………………………………………………………

【1】解答　3

1．誤り：塩化ビニルは無色の気体で、ガスとして存在する。

2．誤り：ジクロロベンジジンの市販品は、塩酸塩の形としてペースト状が多い。純粋なものは褐色針状結晶である。粒子状物質の粉じん（ダスト）に分類される。

3．**正しい**：アクリロニトリル（C_3H_3N）は無色透明で特有の刺激臭のある液体で、常温・常圧では蒸気として存在する。

4．誤り：エチレンオキシド（C_2H_4O）は無色の気体で、ガスとして存在し、皮膚粘膜刺激性がある。

5．誤り：二酸化マンガン（MnO_2）は、マンガンの酸化物であり、粒子状物質の粉じん（ダスト）に分類される。

【2】 **解答　3**

1．**誤り**：塩化ビニルは無色の気体で、ガスとして存在する。

2．**誤り**：ジクロロベンジジンの市販品は、塩酸塩の形としてペースト状が多い。純粋なものは褐色針状結晶である。粒子状物質の粉じん（ダスト）に分類される。

3．**正しい**：アクリロニトリル（C_3H_3N）は無色透明で特有の刺激臭のある液体で、常温・常圧では蒸気として存在する。

4．**誤り**：硫化水素（H_2S）は腐卵臭を有する無色の気体で、ガスとして存在する。

5．**誤り**：アンモニア（NH_3）はガスとして存在し、無色で特有の強い刺激臭をもつ。

【3】 **解答　3**

1．**誤り**：塩化ビニルは無色の気体で、ガスとして存在する。

2．**誤り**：ホルムアルデヒドは、接着剤、塗料の原料、防腐剤などの建材に使われ、常温・常圧ではガスとして存在する。

3．**正しい**：二硫化炭素（CS_2）は蒸気として存在し、有毒である。

4．**誤り**：二酸化硫黄（SO_2）はガスとして存在し、刺激臭を有する。

5．**誤り**：アンモニア（NH_3）はガスとして存在し、無色で特有の強い刺激臭をもつ。

【4】 **解答　3**

1．**誤り**：塩化ビニルは無色の気体で、ガスとして存在する。

2．**誤り**：ジクロロベンジジンの市販品は、塩酸塩の形としてペースト状が多い。純粋なものは褐色針状結晶である。粒子状物質の粉じん（ダスト）に分類される。

3．**正しい**：トリクロロエチレン（C_2HCl_3）は無色透明の液体で揮発性があり、甘い香りをもつ。常温・常圧では蒸気として存在する。

4．**誤り**：二酸化硫黄（SO_2）はガスとして存在し、刺激臭を有する。

5．**誤り**：ホルムアルデヒドは、接着剤、塗料の原料、防腐剤などの建材に使われ、常温・常圧ではガスとして存在する。

【5】 **解答　1**

1．**誤り**：アクリロニトリル（C_3H_3N）…蒸気。無色透明で特有の刺激臭のある液体。

2～5．正しい。

【6】 **解答　4**

1～3＆5．正しい。

4．**誤り**：二酸化硫黄（SO_2）…ガス。刺激臭を有する。

2 粉じんによる健康障害

■ 粉じん

1. 粉じんは、次のように分類される。

①鉱物性…土石・岩石・鉱物に含まれている遊離けい酸、石綿（アスベスト）、炭素、金属	
②植物性…綿、米杉、ラワン	③動物性…羊毛など

◎**米杉**とは、ヒノキ科クロベ属の常緑大高木で、杉ではない。建築・建具用材として北米から輸入される。

2. **鉱物性**の粉じんは、有害性が高く、**じん肺**を発症させる。

3. **植物性**や**動物性**の粉じんは体質により、ぜんそくや気管支炎などを起こすことがある。

■ じん肺

1. じん肺は、粉じんを吸入することで肺の組織が**線維化（線維増殖性変化）**する疾患である。

2. 自覚症状は、**初期にはあまりみられず**、進行すると、咳、痰、呼吸困難、また皮膚や唇が青白くみえるチアノーゼなどがみられる。現在、じん肺の治療法は確立されておらず、更にある程度進行すると、粉じんへの**ばく露を中止しても肺の線維化が進行する**性質がある。

3. じん肺は様々な**合併症**にかかりやすくなり、主なものに**肺結核、続発性気管支炎**、続発性気管支拡張症、**続発性気胸、原発性肺がん**などがある。

《じん肺の種類》

種　類	原　因
けい肺	鉱物（石英、珪石など）に含まれる遊離けい酸の粉じん
石綿肺	石綿線維の粉じん
炭素肺	炭素の粉じん
アルミニウム肺	アルミニウムやその化合物の粉じん
溶接工肺	酸化鉄ヒューム

■ けい肺

1. けい肺は、**鉱物性粉じんに含まれる遊離けい酸（SiO$_2$）を吸入すること**によって起こるじん肺である。
2. 進行すると、胸部エックス線写真でも**粒状影（けい肺結節という）**が見えるようになり、けい肺と診断される。自覚症状は、咳、痰が始まり、やがて呼吸困難に陥る。

■ 石綿肺

1. 石綿（アスベスト）は、天然に存在する0.02〜0.35μmの微細な繊維状の鉱物である。
2. 石綿線維の粉じんを吸入すると、胸部エックス線写真で線状影、**胸膜の肥厚、胸膜の石灰化**などがみられるようになる。
3. 自覚症状は、一般的なじん肺と同じである。石綿の吸入を続けると、**肺がんや悪性中皮腫**（中皮細胞にできる腫瘍）が生じる。
4. 中皮腫は、胸膜や腹膜などに生ずる原発性のがんで、低濃度の石綿ばく露によっても発症することがある。

■ 溶接工肺

1. 溶接の際に発生する**酸化鉄ヒューム**のばく露によって発症するじん肺である。
2. あまり進行しないといわれるが、吸い続けていると数十年で肺がにかわのように硬くなり、呼吸困難となる。

第2章 労働衛生（有害業務に係るもの）

【1】粉じん（ヒュームを含む。）による健康障害に関する次の記述のうち、誤っているものはどれか。[R4.10]

☑ 1．じん肺は、粉じんを吸入することによって肺に生じた炎症性病変を主体とする疾病で、その種類には、けい肺、間質性肺炎、慢性閉塞性肺疾患（COPD）などがある。

2．じん肺は、肺結核のほか、続発性気管支炎、続発性気胸、原発性肺がんなどを合併することがある。

3．アルミニウムやその化合物によってじん肺を起こすことがある。

4．溶接工肺は、溶接の際に発生する酸化鉄ヒュームのばく露によって発症するじん肺である。

5．炭素を含む粉じんは、じん肺を起こすことがある。

【2】粉じん（ヒュームを含む。）による健康障害に関する次の記述のうち、誤っているものはどれか。[R4.4]

☑ 1．じん肺は、粉じんを吸入することによって肺に生じた線維増殖性変化を主体とする疾病である。

2．鉱物性粉じんに含まれる遊離けい酸（SiO_2）は、石灰化を伴う胸膜肥厚や胸膜中皮腫を生じさせるという特徴がある。

3．じん肺は、肺結核のほか、続発性気管支炎、続発性気胸、原発性肺がんなどを合併することがある。

4．溶接工肺は、溶接の際に発生する酸化鉄ヒュームのばく露によって発症するじん肺である。

5．アルミニウムやその化合物によるじん肺は、アルミニウム肺と呼ばれている。

【3】じん肺に関する次の記述のうち、正しいものはどれか。［R3.4］

☑ 1．じん肺は、粉じんを吸入することによって肺に生じた炎症性病変を主体とする疾病で、その種類には、けい肺、間質性肺炎、慢性閉塞性肺疾患（COPD）などがある。

2．じん肺は、続発性気管支炎、肺結核などを合併することがある。

3．鉱物性粉じんに含まれる遊離けい酸（SiO_2）は、石灰化を伴う胸膜肥厚や胸膜中皮腫を生じさせるという特徴がある。

4．じん肺の有効な治療方法は、既に確立されている。

5．じん肺がある程度進行しても、粉じんへのばく露を中止すれば、症状が更に進行することはない。

【4】粉じんによる健康障害に関する次の記述のうち、誤っているものはどれか。［R2.10］

☑ 1．じん肺は、粉じんを吸入することによって肺に生じた線維増殖性変化を主体とする疾病である。

2．じん肺の自覚症状は、初期にはあまりみられないが、進行すると咳、痰、呼吸困難などがみられる。

3．じん肺の合併症には、間質性肺炎、慢性閉塞性肺疾患（COPD）などがある。

4．石綿粉じんは、肺がん、胸膜中皮腫などの重篤な疾病を起こすおそれがある。

5．米杉、ラワンなどの木材粉じんは、ぜんそくを起こすことがある。

【5】じん肺に関する次の記述のうち、誤っているものはどれか。

［R2.4／編集部作成］

☑ 1．じん肺は、粉じんを吸入することによって肺に生じた炎症性病変を主体とする疾病で、けい肺、間質性肺炎などがある。

2．けい肺は、遊離けい酸の粉じんを吸入することにより起こるじん肺であり、その自覚症状は、進行してから、咳や痰が始まり、やがて呼吸困難に陥る。

3．じん肺は、続発性気管支炎、肺結核などを合併することがある。

4．アルミニウムやその化合物によるじん肺をアルミニウム肺という。

5．じん肺がある程度進行すると、粉じんへのばく露を中止しても肺の病変が進行する。

▶▶解答＆解説 ……………………………………………………………………………………

【1】解答　1

1. **誤り**：じん肺は、粉じんを吸入することで肺の組織が線維化（線維増殖性変化）する疾病である。その種類には、けい肺、石綿肺、炭素肺、アルミニウム肺、溶接工肺などがある。

2〜5. **正しい。**

【2】解答　2

1＆3〜5. **正しい。**

2. **誤り**：石灰化を伴う胸膜肥厚や胸膜中皮腫を生じさせるのは石綿である。遊離けい酸（SiO₂）を吸入することによって生じるじん肺は、けい肺である。

【3】解答　2

1. **誤り**：じん肺は、粉じんを吸入することで肺の組織が線維化（線維増殖性変化）する疾病である。その種類には、けい肺、石綿肺、炭素肺、アルミニウム肺、溶接工肺などがある。

2. **正しい。**

3. **誤り**：石灰化を伴う胸膜肥厚や胸膜中皮腫を生じさせるのは石綿である。遊離けい酸（SiO₂）を吸入することによって生じるじん肺は、けい肺である。

4. **誤り**：じん肺の治療法は確立されていない。

5. **誤り**：じん肺がある程度進行すると、粉じんへのばく露を中止しても肺の線維化が進行する。

【4】解答　3

1〜2＆4〜5. **正しい。**

3. **誤り**：じん肺の合併症は、肺結核のほか、続発性気管支炎、続発性気胸、原発性肺がんなどがある。

【5】解答　1

1. **誤り**：じん肺は、粉じんを吸入することで肺の組織が線維化（線維増殖性変化）する疾病である。

2〜5. **正しい。**

3　金属による健康障害

■ 鉛（無機・有機）

1．鉛の粉じんやヒュームを吸入すると鉛中毒を発症する。
2．鉛中毒の症状には、**貧血、腹痛（疝痛）、末梢神経障害、伸筋麻痺、**腎障害などがある。

◇**疝痛**とは、はげしい発作性の間欠的腹痛。

■ クロム

1．クロムやその合成物は、ヒューム、粉じん、ミストとなって発生する。
2．皮膚に接触すると、局所の刺激で充血、水疱、潰瘍を生じたり、長期のばく露でアレルギー性接触性皮膚炎（アレルギーによる皮膚のかぶれ）を発症する。気道に吸入すると、咳など上気道の刺激症状、**鼻中隔穿孔、肺がん、上気道がん**を生じる。
3．クロム化合物の**クロム酸**や重クロム酸などは、人への発がん性がある。

◇**鼻中隔穿孔**とは、鼻の左右を隔てる鼻中隔に穴があく状態。

■ マンガン

1．マンガンの粉じんやヒュームを吸入すると、肺炎を発症する。
2．マンガンは脳に沈着しやすく、慢性中毒では、**筋のこわばり、ふるえ、歩行困難、発語障害、筋緊張亢進**などのパーキンソン病に似た**神経症状**がみられる。

■ 水　銀

1．金属水銀は、常温で液体の唯一の金属で蒸発しやすい。
2．金属水銀は気道から吸収されると**標的臓器は脳**で、慢性ばく露では、**感情不安定、幻覚**などの**精神障害や手指の震え**などの症状がみられる。
3．無機水銀は、気道や消化管から吸収され、**腎障害**を引き起こし、血尿、タンパク尿、無尿などの症状がみられる。
4．アルキル水銀化合物（有機水銀のうちの1つ）は、口から摂取され、**標的臓器は脳**である。慢性ばく露では、**求心性視野狭窄、聴覚障害、運動失調**などの症状がみられる。

◇**標的臓器**とは、有害な化学物質等が障害をもたらす特定の臓器のこと。

◇**視野狭窄**とは、視野が周りから中心に向かって狭まる状態。

■ カドミウム

1．急性中毒では、**肺炎や上気道炎**がみられ、慢性中毒では、**腎障害、肺気腫、肺がん**、犬歯・門歯の**黄色環**（色素沈着）がみられる。

2．腎障害では、**尿中**に**低分子蛋白**が出現する。また、カルシウムの尿中への排泄が増えて、**骨軟化症**を生じやすくなる。

■ ベリリウム

1．ヒュームや粉じんが発生し、吸入や接触によって感作を受け、**接触皮膚炎、肺炎**（気管支喘息、過敏性肺臓炎）の症状や、慢性中毒では、肺に肉芽腫を生じる**慢性ベリリウム肺**が発生する。

◇**感作**とは、ある抗原に対して生体を感じやすい状態にすること。

■ 砒　素

1．三酸化砒素は、粉じんやミストとして経口的又は経気道的に摂取される。

2．砒素の慢性中毒では、**色素沈着症、黒皮症**（皮膚が黒くなる）、**角化症**（手や足の裏の皮膚が厚くなる）、**鼻中隔穿孔、溶血性貧血、末梢神経障害**、皮膚がん、**肺がん**を生じる。

▶▶▶ 過去問題 ◀◀◀

【1】金属などによる健康障害に関する次の記述のうち、誤っているものはどれか。［R5.10］

1．ベリリウム中毒では、接触皮膚炎、肺炎などの症状がみられる。

2．マンガン中毒では、歩行障害、発語障害、筋緊張亢進などの症状がみられる。

3．クロム中毒では、低分子蛋白尿、歯への黄色の色素沈着、視野狭窄などの症状がみられる。

4．カドミウム中毒では、上気道炎、肺炎、腎機能障害などがみられる。

5．金属水銀中毒では、感情不安定、幻覚などの精神障害、手指の震えなどの症状がみられる。

【2】金属などによる健康障害に関する次の記述のうち、誤っているものはどれか。［R4.10］

☑ 1．金属水銀中毒では、感情不安定、幻覚などの精神障害、手指の震えなどの症状がみられる。

　2．鉛中毒では、貧血、末梢神経障害、腹部の疝痛などの症状がみられる。

　3．マンガン中毒では、指の骨の溶解、肝臓の血管肉腫などがみられる。

　4．カドミウム中毒では、上気道炎、肺炎、腎機能障害などがみられる。

　5．砒素中毒では、角化症、黒皮症などの皮膚障害、鼻中隔穿孔などの症状がみられる。

【3】金属による健康障害に関する次の記述のうち、誤っているものはどれか。［R3.10］

☑ 1．カドミウム中毒では、上気道炎、肺炎、腎機能障害などがみられる。

　2．鉛中毒では、貧血、末梢神経障害、腹部の疝痛などの症状がみられる。

　3．マンガン中毒では、筋のこわばり、震え、歩行困難などのパーキンソン病に似た症状がみられる。

　4．ベリリウム中毒では、溶血性貧血、尿の赤色化などの症状がみられる。

　5．金属水銀中毒では、感情不安定、幻覚などの精神障害や手指の震えなどの症状・障害がみられる。

【4】金属による中毒に関する次の記述のうち、正しいものはどれか。［R1.10］

☑ 1．鉛中毒では、貧血、伸筋麻痺、腹部の疝痛などの症状がみられる。

　2．ベリリウム中毒では、溶血性貧血、尿の赤色化などの症状がみられる。

　3．マンガン中毒では、指の骨の溶解、皮膚の硬化などの症状がみられる。

　4．クロム中毒では、低分子蛋白尿、歯への黄色の色素沈着、視野狭窄などの症状がみられる。

　5．金属水銀中毒では、骨軟化症、鼻中隔穿孔などの症状がみられる。

【1】解答　3

1～2＆4～5．正しい。

3．**誤り**：クロム中毒では、気道に吸入すると、咳などの上気道の刺激症状、鼻中隔穿孔、肺がん、上気道がんを生じる。低分子蛋白尿や、歯への黄色の色素沈着（黄色環）がみられるのは、カドミウムによる中毒。視野狭窄の症状は、有機水銀による中毒。

【2】解答　3

1～2＆4～5．正しい。

3．**誤り**：マンガン中毒では、筋のこわばり、ふるえ、歩行困難などの神経症状がみられる。選択肢の症状がみられるのは、塩化ビニルによる中毒。「5．化学物質等による健康障害」（127ページ）。

【3】解答　4

1～3＆5．正しい。

4．**誤り**：ベリリウムによる急性中毒では、接触性皮膚炎、皮膚潰瘍、肺炎（気管支喘息、過敏性肺臓炎）の症状がみられ、慢性中毒の場合は、肺に肉芽腫を生じるベリリウム肺が発生する。溶血性貧血の症状がみられるのは、砒素による中毒。

【4】解答　1

1．**正しい。**

2．誤り：ベリリウムによる急性中毒では、接触性皮膚炎、皮膚潰瘍、肺炎（気管支喘息、過敏性肺臓炎）の症状がみられ、慢性中毒の場合は、肺に肉芽腫を生じるベリリウム肺が発生する。溶血性貧血の症状がみられるのは、砒素による中毒。

3．誤り：マンガン中毒では、筋のこわばり、ふるえ、歩行困難などの神経症状がみられる。選択肢の症状が生じるのは、塩化ビニルによる中毒。「5．化学物質等による健康障害」（127ページ）。

4．誤り：クロム中毒では、気道に吸入すると、咳などの上気道の刺激症状、鼻中隔穿孔、肺がん、上気道がんを生じる。低分子蛋白尿や、歯への黄色の色素沈着（黄色環）がみられるのは、カドミウムによる中毒。視野狭窄の症状は、有機水銀による中毒。

5．誤り：金属水銀中毒では、手指の震え、感情不安定などの症状がみられる。骨軟化症はカドミウム、鼻中隔穿孔はクロム中毒による症状。

4 有機溶剤による健康障害

■ 有機溶剤

1．一般に揮発性が高く、蒸気の比重は空気より大きく拡散しにくいため、屋内作業では床面付近に高濃度で滞留しやすい。

2．皮膚や粘膜から吸収されやすく、揮発性の高いものは呼吸器から人体に吸収されることが多い。

3．すべて脂溶性があるほか、揮発性、引火性、発火性、爆発性があるものが多いが、ハロゲン化炭化水素には難燃性で消火剤として使用されるものもある。

4．アセトンやアミドなどの水溶性と脂溶性を共に有している（両親媒性）ものほど、皮膚や粘膜から吸収されやすい。

5．体内に入ると、脂溶性が大きいものほど脂肪組織や脳など神経系に取り込まれやすい。また、一部には肝臓障害や腎臓障害を起こすものがある。

6．中枢神経系の症状には、頭痛、めまい、失神、麻酔作用、意識障害などがある。呼吸器の症状には、咳、上気道の炎症などがある。皮膚や粘膜の症状には、結膜炎、湿疹、皮膚の角化、亀裂などがある。

7．低濃度ばく露では、頭痛、めまい、物忘れ、不眠などの不定愁訴が挙げられる。
◇不定愁訴とは、特定の疾患が見られないが、様々な自覚症状を訴える状態。

8．高濃度ばく露による急性中毒では、中枢神経系抑制作用（麻酔作用）により、酩酊状態をきたす。重篤な場合は呼吸が抑制されるため死に至る。

■ ノルマルヘキサン

1．肺や皮膚から速やかに吸収され、頭痛やめまいなど末梢神経障害（多発性神経炎）を生じる。溶媒や接着剤に使われている。

2．代謝物である尿中の2,5-ヘキサンジオンは、生物学的モニタリングの指標として利用される。

■ ハロゲン化炭化水素

1. 炭化水素の水素の代わりに、ハロゲン（塩素・臭素・フッ素・ヨウ素などの原子）が入った化合物で、有機溶剤・脱脂洗浄剤・消火剤・冷媒などに使用される。多くのものが**肝臓障害**を起こし、塩素を含む化合物の毒性が最も強い。
2. テトラクロロエチレン（特別有機溶剤）は、肝臓と腎臓に障害が生じる。

■ メタノール

1. 低濃度でも長期間ばく露によって**視神経障害**を生じる。

■ 酢酸メチル

1. 酢酸メチルは、独特な臭いをもつ無色可燃性液体で、接着剤やマニキュアリムーバーなどに使われている。**視力低下**や**視野狭窄**などの**視神経障害**を起こす。

■ 芳香族炭化水素（トルエン、キシレン、エチルベンゼン）

1. トルエンやキシレンは、揮発性が高く、主に蒸気として肺から吸収され、**多発性神経炎**を生じる。トルエンの代謝物である尿中の**馬尿酸**、キシレンの代謝物である尿中の**メチル馬尿酸**は、生物学的モニタリングの指標として利用される。
2. エチルベンゼンは、吸入による気道の炎症や中枢神経への影響、眼や皮膚への刺激性がある。

■ 二硫化炭素

1. 二硫化炭素は、セロハン、レーヨンや化学繊維の製造工程で溶剤として使用される。第一種有機溶剤である。
2. 揮発性が高く、肺から吸入される。高濃度の急性ばく露では、脳神経が侵され、幻覚、錯乱等の**精神障害**を生じる。低濃度の長期間ばく露では、**動脈硬化**を進行させ、脳血管障害である**網膜細動脈瘤**（微細動脈瘤）や虚血性心疾患がみられることがある。

■ N,N–ジメチルホルムアミド

1．合成繊維、合成皮革、医薬品、塗料などの製造工程で溶剤として使用される第二種有機溶剤である。

2．主に肺から吸入され、長期間ばく露により、**頭痛**、めまい、消化不良、**肝機能障害**がみられる。代謝物である尿中のN–メチルホルムアミドは生物学的モニタリングの指標として利用される。

✓Check　**有機溶剤による健康障害・生物学的モニタリング検査の指標**

種　類	健康障害	生物学的モニタリング検査
トルエン	多発性神経炎	尿中の馬尿酸
キシレン		尿中のメチル酸
ノルマルヘキサン	末梢神経障害	尿中の 2,5- ヘキサンジオン
テトラクロロエチレン	肝臓障害、腎臓障害	尿中のトリクロロ酢酸
メタノール、酢酸メチル	視神経障害	－
二硫化炭素	精神障害、動脈硬化	－
N,N – ジメチルホルムアミド	頭痛、肝機能障害	尿中の N – メチルホルムアミド

▶▶▶ 過去問題 ◀◀◀

【1】有機溶剤に関する次の記述のうち、正しいものはどれか。[R5.4]

☐　1．有機溶剤の多くは、揮発性が高く、その蒸気は空気より軽い。

　2．有機溶剤は、脂溶性が低いため、脂肪の多い脳などには入りにくい。

　3．ノルマルヘキサンによる障害として顕著なものには、白血病や皮膚がんがある。

　4．二硫化炭素は、動脈硬化を進行させたり、精神障害を生じさせることがある。

　5．N,N–ジメチルホルムアミドによる障害として顕著なものには、視力低下を伴う視神経障害がある。

【2】有機溶剤に関する次の記述のうち、正しいものはどれか。［R4.4］

☐　1．有機溶剤の多くは、揮発性が高く、その蒸気は空気より軽い。

　　2．有機溶剤は、全て脂溶性を有するが、脳などの神経系には入りにくい。

　　3．メタノールによる障害として顕著なものには、網膜の微細動脈瘤を伴う脳血管障害がある。

　　4．テトラクロロエチレンのばく露の生物学的モニタリングの指標としての尿中代謝物には、トリクロロ酢酸がある。

　　5．二硫化炭素による中毒では、メトヘモグロビン形成によるチアノーゼがみられる。

【3】有機溶剤に関する次の記述のうち、誤っているものはどれか。［R3.4］

☐　1．有機溶剤は、呼吸器から吸収されやすいが、皮膚から吸収されるものもある。

　　2．メタノールによる障害として顕著なものは、網膜細動脈瘤を伴う脳血管障害である。

　　3．キシレンのばく露の生物学的モニタリングの指標としての尿中代謝物は、メチル馬尿酸である。

　　4．有機溶剤による皮膚又は粘膜の症状としては、皮膚の角化、結膜炎などがある。

　　5．低濃度の有機溶剤の繰り返しばく露では、頭痛、めまい、物忘れ、不眠などの不定愁訴がみられる。

【4】有機溶剤の人体に対する影響に関する次の記述のうち、誤っているものはどれか。［R2.10］

☐　1．脂溶性があり、脂肪の多い脳などに入りやすい。

　　2．高濃度ばく露による急性中毒では、中枢神経系抑制作用により酩酊状態をきたし、重篤な場合は死に至る。

　　3．低濃度の繰り返しばく露による慢性中毒では、頭痛、めまい、記憶力減退、不眠などの不定愁訴がみられる。

　　4．皮膚や粘膜に対する症状には、黒皮症、鼻中隔穿孔などがある。

　　5．一部の有機溶剤は、肝機能障害や腎機能障害を起こす。

【5】有機溶剤に関する次の記述のうち、正しいものはどれか。［R2.4］

☑ 1．有機溶剤は、水溶性と脂溶性を共に有し、その蒸気は空気より軽い。

2．有機溶剤は、揮発性が高いため呼吸器から吸収されやすいが、皮膚から吸収されることはない。

3．ノルマルヘキサンのばく露の生物学的モニタリングの指標としての尿中代謝物は、2,5-ヘキサンジオンである。

4．メタノールによる健康障害として顕著なものは、網膜細動脈瘤を伴う脳血管障害である。

5．二硫化炭素による中毒では、メトヘモグロビン形成によるチアノーゼがみられる。

【6】有機溶剤に関する次の記述のうち、正しいものはどれか。［H31.4］

☑ 1．有機溶剤は、水溶性と脂溶性を共に有し、その蒸気は空気より軽い。

2．有機溶剤は、揮発性が高いため呼吸器から吸収されやすく、皮膚から吸収されることはない。

3．トルエンのばく露の生物学的モニタリングの指標としての尿中代謝物は、馬尿酸である。

4．メタノールによる健康障害として顕著なものは、網膜細動脈瘤を伴う脳血管障害である。

5．二硫化炭素による中毒では、メトヘモグロビン形成によるチアノーゼがみられる。

▶▶解答＆解説 ⋯⋯⋯⋯⋯⋯⋯⋯⋯⋯⋯⋯⋯⋯⋯⋯⋯⋯⋯⋯⋯⋯⋯⋯⋯⋯

【1】解答　4

1．誤り：有機溶剤の蒸気は空気より重い。

2．誤り：有機溶剤はすべて脂溶性があり、体内に入ると、脂溶性が大きいものほど脂肪組織や脳など神経系に取り込まれやすい。

3．誤り：ノルマルヘキサンの健康障害は、末梢神経障害である。

4．**正しい。**

5．誤り：N,N-ジメチルホルムアミドの健康障害は、頭痛、めまい、肝機能障害等である。

【2】解答　4

1．誤り：「蒸気は空気より軽い」⇒「蒸気は空気より重い」。

2．誤り：有機溶剤は体内に入ると、脂溶性が大きいものほど脂肪組織や脳など神経系に取り込まれやすい。

3．誤り：メタノールの健康障害は、視神経障害である。

4．**正しい。**

5．誤り：二硫化炭素による中毒では、精神障害や動脈硬化がみられる。メトヘモグロビン形成によるチアノーゼがみられるのは、芳香族ニトロ化合物等による中毒症状。「5．化学物質等による健康障害」（127ページ）。

【3】解答　2

1＆3〜5．正しい。

2．**誤り**：メタノールの健康障害は、視神経障害である。

【4】解答　4

1〜3＆5．正しい。

4．**誤り**：有機溶剤の皮膚や粘膜に対する症状には、結膜炎や皮膚の角化がみられる。黒皮症、鼻中隔穿孔などがみられるのは、砒素による中毒症状。「3．金属による健康障害」（117ページ）。

【5】解答　3

1．誤り：「蒸気は空気より軽い」⇒「蒸気は空気より重い」。

2．誤り：有機溶剤の蒸気は、皮膚や粘膜からも吸収されやすい。

3．**正しい。**

4．誤り：メタノールの健康障害は、視神経障害である。

5．誤り：二硫化炭素による中毒では、精神障害や動脈硬化がみられる。メトヘモグロビン形成によるチアノーゼがみられるのは、芳香族ニトロ化合物等による中毒症状。「5．化学物質等による健康障害」（127ページ）。

【6】解答　3

1．誤り：「蒸気は空気より軽い」⇒「蒸気は空気より重い」。

2．誤り：有機溶剤の蒸気は、皮膚や粘膜からも吸収されやすい。

3．**正しい。**

4．誤り：メタノールの健康障害は、視神経障害である。

5．誤り：二硫化炭素による中毒では、精神障害や動脈硬化がみられる。メトヘモグロビン形成によるチアノーゼをがみられるのは、芳香族ニトロ化合物等による中毒症状。「5．化学物質等による健康障害」（127ページ）。

5 化学物質等による健康障害

《酸・アルカリ》
■ 弗化水素

1. 弗化水素の水溶液のフッ酸は、刺激性が非常に強く水溶性も高いため、ミストは眼、鼻、気道に粘膜刺激症状を生じ、高濃度のものは肺炎、肺水腫を生じることもある。
2. 皮膚や粘膜に直接接触した場合、強度の化学熱傷を生じる。皮膚から吸収されると血液に入り、カルシウムと結合して低カルシウム血症を生じ、嘔吐、けいれん、腎障害などの全身症状を生じる。慢性中毒では骨の硬化、斑状歯、歯牙酸蝕症が特徴である。

■ その他

1. 強酸（硝酸、硫酸、塩酸など）や強アルカリ（水酸化ナトリウム、水酸化カリウムなど）は、高濃度で皮膚に接触した場合、化学熱傷を生じる。酸やアルカリのミストは、気管や鼻粘膜に粘膜刺激症状や熱傷を生じるほか、酸のミストは前歯に歯牙酸蝕症などが生じる。

《刺激性ガス》
■ 二酸化硫黄

1. 皮膚や粘膜の水分に溶けて亜硫酸となり、粘膜刺激症状を生じる。急性中毒では呼吸困難、慢性中毒では慢性気管支炎、歯牙酸蝕症などを生じる。

■ 塩 素

1. 黄緑色の刺激臭が強いガスで、漂白剤、消毒剤などに使用される。
2. 刺激性があり、流涙、咽頭痛、咳などの粘膜刺激症状のほか、高濃度では肺水腫を生じる。
3. 消毒や漂白等に用いられる次亜塩素酸塩溶液と、洗浄液などに用いられる酸性溶液が混ざると化学反応を起こし、塩素ガスが発生して中毒をおこす。

■ 二酸化窒素

1. 急性中毒は、亜硝酸による粘膜刺激症状がみられる。慢性中毒では、歯牙酸蝕症、慢性気管支炎、胃腸障害が生じる。

《窒息性ガス》

■ 一酸化炭素

1. 一酸化炭素は、空気とほぼ同じ重さで、無色・無臭・無刺激の気体であるため、吸入しても気がつかないことが多い。

2. 通風が不十分な場所でのアーク溶接やエンジンの排気ガスに含まれ、湯沸し器や暖房機器の不完全燃焼、練炭や喫煙などでも発生する。

3. 一酸化炭素は赤血球中のヘモグロビンとの親和性が高く、酸素の約250倍である。ヘモグロビンと一酸化炭素が結合すると、ヘモグロビンは酸素を運搬できなくなるため、酸素欠乏状態を引き起こす。

4. 喫煙者等の血液は、喫煙により吸入された一酸化炭素と結合してしまうため、非喫煙者よりも血液の酸素運搬障害を生じやすい。

5. ばく露時間が長く、呼吸量が多いほど息切れ、頭痛、めまい、吐き気、嘔吐、意識障害等を生じ、死に至ることもある。急性中毒の後、治療により回復した場合であっても、健忘やパーキンソン症状などの後遺症が残ることがある。

■ 硫化水素

1. 硫化水素は、し尿、汚水、汚泥、パルプ液、火山、温泉の源泉から発生する腐卵臭のある気体である。

2. 低濃度の中毒では、眼や気道に粘膜刺激症状が生じる。高濃度の中毒では、脳細胞が障害され、意識消失、呼吸麻痺、肺水腫による窒息死の危険がある。

■ シアン化水素（青酸）

1. シアン化水素は、アーモンド臭のある無色の気体である。肺や皮膚から吸収され、細胞内の呼吸酵素と結合して組織内の酸素欠乏症を起こす。

2. 症状は、咽頭痛、胸苦しさ、呼吸困難、意識消失、けいれん、呼吸麻痺などである。

《その他の化学物質》

■ ベンゼン

1. ベンゼンは、長期間ばく露によって再生不良性貧血などの造血器障害を引き起こす。白血病を生じるおそれがあるとされている。

■ 芳香族ニトロ化合物、芳香族アミノ化合物
（ニトロベンゼン、アニリン、ベンジジン、ベータ-ナフチルアミン等）

1. 芳香族ニトロ化合物や芳香族アミノ化合物は、赤血球のヘモグロビンの鉄イオンを2価から3価に変化させ、**メトヘモグロビン**を形成する。メトヘモグロビンは酸素の運搬機能低下により、**チアノーゼや貧血**を引き起こす。

2. ベンジジン、ベータ-ナフチルアミンは、**膀胱がん**を生じる。これらは法で製造や使用が禁止されている。「第1章 **5** 製造の禁止と許可」（34ページ）参照。

◇**チアノーゼ**とは、皮膚や粘膜が青紫色である状態をいう。一般に、血液中の酸素濃度が低下した際に、爪床や口唇周囲に表れやすい。

■ ベンゾトリクロリド

1. ベンゾトリクロリドは、農薬、染料、紫外線吸収剤、スチレン重合促進剤などとして使用されている。

2. 皮膚や粘膜に接触すると強い刺激を生じ、蒸気を吸入すると**肺がん、鼻腔がん**を生じる。

■ 塩化ビニル

1. 塩化ビニルは、高濃度の急性ばく露では脳に麻酔作用を生じ、低濃度の長期間ばく露では、レイノー症状、**指の骨の溶解**（指端骨溶解）、**皮膚の硬化**、肝障害がみられ、がんの一種である**肝血管肉腫**を生じる。

■ アクリロニトリル

1. 合成樹脂の原料として使用される。

2. 皮膚に接触すると水疱を生じ、肺に蒸気を吸入するとふるえ、頭痛、めまいなどの**中枢神経症状**を生じる。

■ コールタール

1. コークスを製造するときにコークス炉で石炭を乾留して得られる副生成物のひとつ。黒色の液体で独特のタール臭をもつ。芳香族化合物を多量に含み、ナフタレンやベンゼンなどが含まれる。

2. 最初に確認された発がん物質であり、**肺がんや皮膚がん**などを引き起こす。

✓Check 主な発がん因子と発がん性（過去問より）

コールタール	肺がん、皮膚がん
ベンゼン	**白血病**
ベンジジン	膀胱がん
ベータ - ナフチルアミン	
クロム酸	肺がん、上気道がん
ベンゾトリクロリド	肺がん、鼻腔がん
塩化ビニル	**肝血管肉腫**
石綿	肺がん、胸膜中皮腫

▶▶▶ 過去問題 ◀◀◀

【1】化学物質による健康障害に関する次の記述のうち、正しいものはどれか。
［R5.10］

☑ 1．一酸化炭素による中毒では、ヘモグロビン合成の障害による貧血、溶血などがみられる。

2．弗化水素による中毒では、脳神経細胞が侵され、幻覚、錯乱などの精神障害がみられる。

3．シアン化水素による中毒では、細胞内の酸素の利用の障害による呼吸困難、けいれんなどがみられる。

4．塩化ビニルによる慢性中毒では、慢性気管支炎、歯牙酸蝕症などがみられる。

5．塩素による中毒では、再生不良性貧血、溶血などの造血機能の障害がみられる。

【2】化学物質による健康障害に関する次の記述のうち、正しいものはどれか。
[R5.4]

☐ 1．塩素による中毒では、再生不良性貧血、溶血などの造血機能の障害がみられる。

2．シアン化水素による中毒では、細胞内の酸素の利用の障害による呼吸困難、けいれんなどがみられる。

3．弗化水素による中毒では、脳神経細胞が侵され、幻覚、錯乱などの精神障害がみられる。

4．酢酸メチルによる慢性中毒では、微細動脈瘤を伴う脳卒中などがみられる。

5．二酸化窒素による慢性中毒では、骨の硬化、斑状歯などがみられる。

【3】化学物質による健康障害に関する次の記述のうち、誤っているものはどれか。[R4.10]

☐ 1．一酸化炭素は、赤血球中のヘモグロビンと強く結合し、体内組織の酸素欠乏状態を起こす。

2．シアン化水素による中毒では、細胞内での酸素利用の障害による呼吸困難、けいれんなどがみられる。

3．硫化水素による中毒では、意識消失、呼吸麻痺などがみられる。

4．塩化ビニルによる慢性中毒では、慢性気管支炎、歯牙酸蝕症などがみられる。

5．弗化水素による慢性中毒では、骨の硬化、斑状歯などがみられる。

【4】化学物質による健康障害に関する次の記述のうち、誤っているものはどれか。[R2.10]

☐ 1．硫化水素による中毒では、意識消失、呼吸麻痺などがみられる。

2．ノルマルヘキサンによる健康障害では、末梢神経障害などがみられる。

3．N,N-ジメチルホルムアミドによる健康障害では、頭痛、肝機能障害などがみられる。

4．弗化水素による健康障害では、貧血、溶血、メトヘモグロビン形成によるチアノーゼなどがみられる。

5．ベンゼンによる健康障害では、再生不良性貧血、白血病などがみられる。

【5】化学物質による健康障害に関する次の記述のうち、誤っているものはどれか。［R1.10］

1．二酸化窒素による中毒では、末梢神経障害などがみられる。

2．シアン化水素による中毒では、細胞内での酸素利用の障害による呼吸困難、けいれんなどがみられる。

3．硫化水素による中毒では、意識消失、呼吸麻痺などがみられる。

4．二酸化硫黄による慢性中毒では、慢性気管支炎、歯牙酸蝕症などがみられる。

5．弗化水素による慢性中毒では、骨の硬化、斑状歯などがみられる。

【6】一酸化炭素に関する次の記述のうち、誤っているものはどれか。［R4.4］

1．一酸化炭素は、無色・無臭の気体であるため、吸入しても気が付かないことが多い。

2．一酸化炭素は、エンジンの排気ガス、たばこの煙などに含まれる。

3．一酸化炭素中毒は、血液中のグロブリンと一酸化炭素が強く結合し、体内の各組織が酸素欠乏状態を起こすことにより発生する。

4．一酸化炭素は、炭素を含有する物が不完全燃焼した際に発生する。

5．一酸化炭素中毒の後遺症として、健忘やパーキンソン症状がみられることがある。

【7】化学物質と、それにより発症するおそれのある主たるがんとの組合せとして、正しいものは次のうちどれか。［R2.4］

1．ベンゼン ……………………………… 白血病

2．ベンジジン …………………………… 胃がん

3．ベンゾトリクロリド ………………… 膀胱がん

4．コールタール ………………………… 肝血管肉腫

5．石綿 …………………………………… 皮膚がん

【8】化学物質と、それにより発症するおそれのある主たるがんとの組合せとして、正しいものは次のうちどれか。［H31.4］

☑ 1．塩化ビニル……………………………… 肝血管肉腫
   2．ベンジジン……………………………… 胃がん
   3．ベーターナフチルアミン……………… 肺がん
   4．コールタール…………………………… 白血病
   5．クロム酸………………………………… 皮膚がん

▶▶解答＆解説…………………………………………………………………………………
【1】解答　3
1．誤り：一酸化炭素による中毒では、赤血球中のヘモグロビンと強く結合し、体内組織の酸素欠乏状態を起こす。
2．誤り：弗化水素による中毒は、骨の硬化、斑状歯、歯牙酸蝕症などがみられる。脳神経が侵され、幻覚、錯乱等の精神障害が生じるのは二硫化炭素。「4．有機溶剤による健康障害」（121ページ）。
3．正しい。
4．誤り：塩化ビニルによる慢性中毒では、レイノー症状、指の骨の溶解、皮膚の硬化、肝障害がみられ、がんの一種である肝血管肉腫を生じる。慢性気管支炎、歯牙酸蝕症などがみられるのは、二酸化硫黄による健康障害。
5．誤り：塩素による中毒は、流涙、咽頭痛、咳などの粘膜刺激症状のほか、高濃度では肺水腫を生じる。再生不良性貧血、溶血などの造血機能の障害がみられるのは、ベンゼンによる健康障害。
【2】解答　2
1．誤り：塩素による中毒は、流涙、咽頭痛、咳などの粘膜刺激症状のほか、高濃度では肺水腫を生じる。再生不良性貧血、溶血などの造血機能の障害がみられるのは、ベンゼンによる健康障害。
2．正しい。
3．誤り：弗化水素による中毒は、骨の硬化、斑状歯、歯牙酸蝕症などがみられる。慢性気管支炎、歯牙酸蝕症などがみられるのは、二酸化硫黄による健康障害。
4．誤り：酢酸メチルによる中毒は、視力低下や視野狭窄などの視神経障害。「4．有機溶剤による健康障害」（121ページ）。
5．誤り：二酸化窒素による慢性中毒は、歯牙酸蝕症、慢性気管支炎、胃腸障害などがみられる。骨の硬化、斑状歯などがみられる、弗化水素による健康障害。

【3】解答　**4**

1〜3＆5．正しい。

4．**誤り**：塩化ビニルによる低濃度の長期ばく露では、レイノー症状、指の骨の溶解、皮膚の硬化がみられ、がんの一種である肝血管肉腫を生じる。

【4】解答　**4**

1＆5．正しい。

2＆3．正しい。「4．有機溶剤による健康障害」（121 ページ）。

4．**誤り**：弗化水素による中毒は、骨の硬化、斑状歯、歯牙酸蝕症などがみられる。メトヘモグロビン形成によるチアノーゼがみられるのは、芳香族ニトロ化合物等による中毒症状。

【5】解答　**1**

1．**誤り**：二酸化窒素による中毒は、慢性気管支炎、胃腸障害などがみられる。

2〜5．正しい。

【6】解答　**3**

1〜2＆4〜5．正しい。

3．**誤り**：「グロブリン」⇒「ヘモグロビン」。

【7】解答　**1**

1．**正しい。**

2．誤り：ベンジジン…膀胱がん。特定化学物質の製造禁止物質に該当。第1章「5．製造の禁止と許可」（34 ページ）。

3．誤り：ベンゾトリクロリド…肺がん、鼻腔がん。

4．誤り：コールタール…肺がん、皮膚がん。

5．誤り：石綿…肺がん、胸膜中皮腫。「2．粉じんによる健康障害」（112 ページ）。

【8】解答　**1**

1．**正しい。**

2＆3．誤り：ベンジジン、ベーターナフチルアミン…膀胱がん。特定化学物質の製造禁止物質に該当。第1章「5．製造の禁止と許可」（34 ページ）。

4．誤り：コールタール…肺がん、皮膚がん。

5．誤り：クロム酸…肺がん、上気道がん。「3．金属による健康障害」（117 ページ）。

6 騒音による健康障害

■ 音の要素

1. 音の大きさは音圧レベルで表し、その単位はデシベル（dB）である。音圧レベルは、通常、人間が聴くことができる最も小さな音圧（$20\,\mu\,\mathrm{Pa}$）に対する比の常用対数を20倍して求められる。

2. 音の高さは周波数で表し、その単位はヘルツ（Hz）である。

■ 騒音性難聴

1. 騒音にばく露されると、内耳の疲労により、一過性に聴力が低下する。しかし、内耳の疲労が回復する前に、さらに騒音にばく露され続けると、内耳（聴覚器官）の有毛細胞が変性し、不可逆的な聴力低下を生じることがあり永久的に聴力が障害される。これを、騒音性難聴と呼ぶ。

2. 騒音性難聴は、初期に4,000Hz付近の高音領域の聴力が低下する。この聴力低下の型をc^5dipという。会話音域の聴力に影響はなく、難聴を自覚しづらい。更に、騒音性難聴が進行すると、その治療は難しいとされている。

　◇dipとは「くぼみ」の意味。

3. 人間が感じることのできる音の高さは、20Hzから20,000Hz程度までで、人の会話域は、通常約500Hz〜2,000Hz程度である。

4. 騒音下では、著しい精神疲労が生じ、不快感やストレスが自律神経系や内分泌系に影響を与え、交感神経の亢進や副腎皮質ホルモンの分泌の増加が認められることがある。

　◇亢進とは、たかぶり、進むこと。

5. 騒音性難聴など感音性の難聴は、耳鳴りを伴うことが多い。

■ 等価騒音レベル

1. 等価騒音レベルは時間とともに変動する**騒音レベルの平均値を表す量**で、ある時間内のエネルギーと等しいエネルギーを持つ定常音の騒音レベルに換算して表される。

2. 等価騒音レベルは変動する騒音に対する人間の生理・心理的反応とも比較的よく対応することが明らかにされている。このため、**作業環境における騒音の大きさを表す**のに広く用いられる。

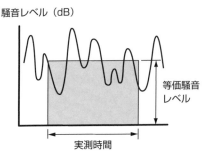

■ 騒音計

1. 騒音レベルの測定は、通常、騒音計の周波数重み付け特性Aで行い、その大きさは「dB」と表す。さまざまな高さの音を人間にとっての聴こえ方で音圧レベルを補正することをA特性による補正という。

▶▶▶ 過去問題 ◀◀◀

【1】作業環境における騒音及びそれによる健康障害に関する次の記述のうち、誤っているものはどれか。［R5.10］

☐ 1. 騒音レベルの測定は、通常、騒音計の周波数重み付け特性Aで行い、その大きさはdBで表す。

2. 騒音性難聴は、初期には気付かないことが多く、また、不可逆的な難聴であるという特徴がある。

3. 騒音は、自律神経系や内分泌系へも影響を与えるため、騒音ばく露により、交感神経の活動の亢進や副腎皮質ホルモンの分泌の増加が認められることがある。

4. 騒音性難聴では、通常、会話音域より高い音域から聴力低下が始まる。

5. 等価騒音レベルは、中心周波数500Hz、1,000Hz、2,000Hz及び4,000Hzの各オクターブバンドの騒音レベルの平均値で、変動する騒音に対する人間の生理・心理的反応とよく対応する。

【2】作業環境における騒音及びそれによる健康障害に関する次の記述のうち、誤っているものはどれか。［R5.4］

☐　1．人が聴くことができる音の周波数は、およそ20～20,000Hzである。

　　2．音圧レベルは、通常、その音圧と人間が聴くことができる最も小さな音圧（20μPa）との比の常用対数を20倍して求められ、その単位はデシベル（dB）で表される。

　　3．等価騒音レベルは、単位時間（1時間）について10分間ごとのピーク値の騒音レベルを平均化した評価値で、変動する騒音に対して適用される。

　　4．騒音性難聴では、通常、会話音域より高い音域から聴力低下が始まる。

　　5．騒音性難聴は、音を神経に伝達する内耳の聴覚器官の有毛細胞の変性によって起こる。

【3】作業環境における騒音及びそれによる健康障害に関する次の記述のうち、誤っているものはどれか。［R3.10］

☐　1．音圧レベルは、その音圧と、通常、人間が聴くことができる最も小さな音圧（20μPa）との比の常用対数を20倍して求められ、その単位はデシベル（dB）で表される。

　　2．等価騒音レベルは、単位時間（1分間）における音圧レベルを10秒間ごとに平均化した幾何平均値で、変動する騒音レベルの平均値として表した値である。

　　3．騒音レベルの測定は、通常、騒音計の周波数重み付け特性Aで行う。

　　4．騒音性難聴の初期に認められる4,000Hz付近を中心とする聴力低下の型をc^5dipという。

　　5．騒音は、自律神経系や内分泌系へも影響を与え、交感神経の活動の亢進や副腎皮質ホルモンの分泌の増加が認められることがある。

【4】作業環境における騒音及びそれによる健康障害に関する次の記述のうち、正しいものはどれか。［編集部作成］

☑　1．騒音性難聴では、通常、会話音域より低い音域から聴力低下が始まる。

　　2．人が聴くことができる音の周波数は、およそ 20 〜 20,000Hz であり、人の会話域は、通常 500Hz 〜 2,000Hz 程度である。

　　3．騒音は、自律神経系や内分泌系へも影響を与えるため、騒音ばく露により、ストレス反応である副腎皮質ホルモンの分泌の減少が認められる。

　　4．騒音性難聴は、音を神経に伝達する中耳の聴覚器官の有毛細胞の変性によって起こる。

　　5．等価騒音レベルは、単位時間（1 時間）について 10 分間ごとのピーク値の騒音レベルを平均化した評価値で、変動する騒音に対して適用される。

▶▶解答＆解説 ……………………………………………………………………

【1】**解答　5**

1〜4．正しい。

5．**誤り**：等価騒音レベルは、時間とともに変動する騒音レベルの平均値を表した値。

【2】**解答　3**

1〜2＆4〜5．正しい。

3．**誤り**：等価騒音レベルは、時間とともに変動する騒音レベルの平均値を表した値。

【3】**解答　2**

1＆3〜5．正しい。

2．**誤り**：等価騒音レベルは、時間とともに変動する騒音レベルの平均値を表した値。

【4】**解答　2**

1．誤り：「低い音域から」⇒「高い音域から」。

2．**正しい。**

3．誤り：騒音ばく露により、ストレス反応である副腎皮質ホルモンの分泌の増加が認められる。

4．誤り：騒音にばく露されると、内耳の有毛細胞の変性によって騒音性難聴が起こる。

5．誤り：等価騒音レベルは、時間とともに変動する騒音レベルの平均値を表した値。

7 放射線による健康障害

■ 電離放射線

1. 電離放射線には、大別して**電磁波**と**粒子線**に分けられ、物質を透過したり、**電離**させたりする性質がある。電磁波は電気や磁気が変化するときに発生する波である。

電磁波	エックス線、ガンマ線
粒子線	アルファ線、ベータ線、中性子線、電子線

2. 電離放射線を放出する元素のうち、**ウランやラジウム**などの天然に存在するものと、人工的に造られた**コバルト60やイリジウム192**がある。このように電離放射線を放出し、他の元素に変わる元素を**放射性同位元素（ラジオアイソトープ）**という。

3. **エックス線**は通常、エックス線装置を用いて発生させる人工の電離放射線で電磁波である。**波長は短く、透過力が強い。**

4. **ガンマ線**は、コバルト60、イリジウム192などの放射性同位元素から放射される電離放射線で、エックス線同様に**電磁波**である。

5. 放射線が体に及ぼす影響は、体の組織や臓器によって異なる。放射線に対する影響度の違いを**放射線感受性**といい、細胞分裂の頻度が高い組織ほど感受性が高くなる。分裂が盛んな血液や骨髄などの造血器、皮膚、消化管粘膜などの組織は放射線感受性が高い。

6. 電離放射線の被ばくによる影響は、**身体的影響**と**遺伝的影響**に分類される。また、障害の生じる可能性によって確定的影響と確率的影響に分類される。

7. 身体的影響には、被ばく線量が一定のしきい値（影響の出る最低の線量の値）以上で発現する脱毛や白内障などの**確定的影響**（組織反応）と、しきい値がなく被ばく線量が多くなるほど発生率が高まる白血病などの**確率的影響**がある。

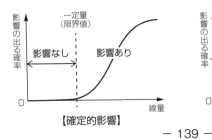
【確定的影響】

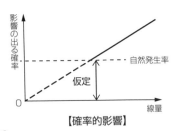
【確率的影響】

8．30日以内に起こるものを急性障害と呼び、それ以降、数十年にわたる潜伏期間を経て発生する障害を晩発障害と呼ぶ。

9．遺伝的影響は、遺伝子突然変異などによる健康影響で、確率的影響である。

◇しきい値とは、身体に影響の出る最低の線量の値。

《放射線被ばくによる健康影響》

身体的影響	急性障害	急性放射線症（急性死、悪心、嘔吐）	確定的影響（組織反応）
		造血器障害（白血球減少、貧血、出血傾向）	
		生殖器障害（無精子症、不妊）	
		皮膚障害（皮膚炎、脱毛、潰瘍）	
	晩発障害	白内障	
		白血病、甲状腺がん等の悪性腫瘍	
遺伝的影響		遺伝子突然変異	確率的影響
		染色体異常	

■ 非電離放射線

1．赤外線

◎可視光線より**波長の長い**電磁波。ばく露部位の温度を上げるため、熱傷を起こしやすい。網膜障害や白内障などを起こすことがある。

2．紫外線

◎可視光線より**波長の短い**電磁波。波長の長い順にUVA、UVB、UVCがある。UVBは日焼けを起こし、急性障害では皮膚炎や角膜炎、結膜炎などを起こすことがある。また、遅発性障害として、白内障や**皮膚がん**を起こす。

3．マイクロ波

◎波長が**赤外線よりさらに長い**電磁波で、透過性があり、照射部位の組織を加熱する作業がある。ばく露組織に熱傷や組織壊死を起こすことがある。

4．レーザー光線

◎単一波長で位相のそろった人工光線のことで、**180nmから1mmまでの波長域**にあり、**指向性や集束性が強く**、**エネルギー密度が高い**という特長をもつ。

◎出力パワーによりクラスが分類され、最も弱いクラス1やクラス2は可視光のレーザーポインタに、最も強いクラス4は金属の溶断に使用される。

◎眼に照射されると**網膜を損傷**し、不可逆的な視力障害を起こす。

◎レーザー光線にさらされるおそれのある業務では、出力パワーのクラス分けに応じた労働衛生上の対策を講じなければならない。

【1】電離放射線などに関する次の記述のうち、誤っているものはどれか。

[R4.10/R3.10]

☑ 1．電離放射線には、電磁波と粒子線がある。

2．エックス線は、通常、エックス線装置を用いて発生させる人工の電離放射線であるが、放射性物質から放出されるガンマ線と同様に電磁波である。

3．エックス線は、紫外線より波長の長い電磁波である。

4．電離放射線の被ばくによる白内障は、晩発障害に分類され、被ばく後、半年〜30年後に現れることが多い。

5．電離放射線を放出してほかの元素に変わる元素を放射性同位元素（ラジオアイソトープ）という。

【2】電離放射線に関する次の記述のうち、誤っているものはどれか。[R1.10]

☑ 1．電離放射線の被ばくによる生体への影響には、身体的影響と遺伝的影響がある。

2．電離放射線の被ばくによる身体的影響のうち、白内障は晩発障害に分類される。

3．電離放射線の被ばくによる発がんと遺伝的影響は、確定的影響に分類され、その発生には、しきい値があり、しきい値を超えると発生率及び症状の程度は線量に依存する。

4．電離放射線に被ばく後、数週間程度までに現れる造血器系障害は、急性障害に分類される。

5．造血器、消化管粘膜など細胞分裂の頻度の高い細胞が多い組織・臓器は、一般に、電離放射線の影響を受けやすい。

【3】レーザー光線に関する次の記述のうち、誤っているものはどれか。

[R5.10]

☑ 1．レーザー光線は、おおむね 1 nm から180nmまでの波長域にある。

2．レーザー光線は、単一波長で位相のそろった人工光線である。

3．レーザー光線の強い指向性や集束性を利用し、高密度のエネルギーを発生させることができる。

4．出力パワーが最も弱いクラス 1 又はクラス 2 のレーザー光線は、可視光のレーザーポインタとして使用されている。

5．レーザー光線にさらされるおそれのある業務は、レーザー機器の出力パワーなどに基づくクラス分けに応じた労働衛生上の対策を講じる必要がある。

▶▶解答＆解説 ……………………………………………………………………………

【1】解答　3

1～2 & 4～5．正しい。

3．**誤り**：エックス線は、紫外線より波長の短い電磁波である。

【2】解答　3

1～2 & 4～5．正しい。

3．**誤り**：「確定的影響」⇒「確率的影響」。確率的影響は、しきい値がなく、被ばく線量が増えると発現の確率も増加する。

【3】解答　1

1．**誤り**：「1 nm から 180nm」⇒「180nm から 1mm」。

2～5．正しい。

8 その他の健康障害

■ 熱中症

1. 暑熱環境によって生じる身体の適応障害の状態疾患を総称して熱中症という。

Ⅰ度	①熱失神	◎発汗による脱水などのために身体を循環する血液の量が減少し、脳に血液を十分に送ることができなくなり、一時的な脳虚血による立ちくらみを起こす。
	②熱痙攣	◎大量の発汗があり、水のみを補給した場合に血液の塩分濃度が低下し、手足や腹筋に痛みを伴ったけいれん（こむら返り）が起こる。
Ⅱ度	③熱疲労	◎長時間、発汗状態が続くと、塩分や水分が失われ、体内のバランスが崩れてショックや脱水症状を起こす。体温の異常はないものの、顔面は蒼白し皮膚は汗で湿る。全身倦怠感、脱力感、めまい、吐き気、嘔吐、頭痛などの症状が起こる。
Ⅲ度	④熱射病	◎体温調節が不能、発汗停止により体温は急激に上昇する。意識障害を起こし、呼吸困難になることもあり、熱中症の中で最も重症である。

■ 低温による障害

①凍瘡（しもやけ）	◎組織の凍結を伴わない炎症
②凍傷	◎0℃以下の寒冷下では組織が凍結して凍傷壊死を起こす
③低体温症	◎体熱の喪失が産生を上回り、体の中心部の温度が35℃以下に低下した状態。32℃以下になると死亡に至る。

■ 金属熱

1. 亜鉛、銅などのヒュームを吸入した数時間後に発症するもので、悪寒、発熱、関節痛などの症状がみられる。

■ 高圧による障害

1. 高圧下での作業に従事する場合は、血液や組織中に、圧力に応じて酸素、窒素、二酸化炭素（炭酸ガス）などが溶解するため、酸素中毒、窒素酔い、炭酸ガス中毒を起こすことがある。

■ 減圧症

1. 減圧症は、潜水作業、潜函作業などで、高気圧の環境にいた者が地上に戻る際、急激な減圧により生じる。減圧時に血液や組織中に溶け込んでいた窒素が気泡となり、血液循環を障害したり組織を圧迫することにより発生する。

2. 減圧症による症状は、皮膚のかゆみ、関節痛など比較的軽症のものから、呼吸困難、胸痛、意識障害、四肢麻痺などの重症のものまである。

※減圧症は、潜函病、潜水病とも言われる。
◎潜函作業とは、「第1章　**2** 作業主任者の選任」（22ページ）潜函工法を参照。

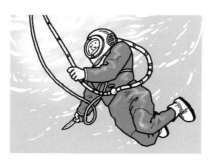

✓Check　減圧症による症状（過去問より）

> ▪ 潜水業務における減圧症は、浮上による減圧に伴い、
> ✕「血液中に溶け込んでいた酸素・炭酸ガス」が気泡となるのではなく、
> 〇「血液中に溶け込んでいた**空気中の窒素**」が気泡となる。

■ 局所振動障害

1. チェーンソーなどの振動工具を手で把持することによる局所の振動ばく露は、レイノー現象（白指症）などの末梢循環障害、手指のしびれ感などの末梢神経障害、関節痛などの筋骨格系障害を起こすことがある。

2. 機械的な振動に寒冷のばく露が重なると振動による健康障害を起こしやすく、レイノー現象は、**冬季**に発生しやすい。

◎**レイノー現象**とは、発作的に手足の血の流れが悪くなって、皮膚の色が蒼白又は紫色（チアノーゼ）になり、痛み、冷感、しびれ感を自覚し、次いで血液の流れが回復すると、逆に充血し赤くなる現象をいう。

■ 全身振動障害

1. フォークリフトや建設機械などの作業者の全身が、低周波の振動にばく露され、不快感を感じたり、**腰痛**や頸部痛などの**脊柱障害**を起こすことがある。

■ 酸素欠乏症

1. 酸欠則では、酸素欠乏とは、空気中の**酸素濃度が18%未満**の状態とされている。「第1章　**14**酸素欠乏症等防止規則」（79ページ）参照。

2. **16％以下**では、頭痛や吐き気などの症状が現れ、**10％以下**で意識消失や窒息、けいれんが現れ、**6％以下**では**一呼吸で死亡**することが多い。

酸素濃度（％）	症　状
16〜12	脈拍・呼吸数の増加、**頭痛**、**吐き気**、耳鳴り
14〜9	判断力低下、記憶消失、体温上昇、全身脱力、チアノーゼ
10〜6	意識不明、中枢神経障害、痙攣、チアノーゼ
6以下	昏倒、呼吸緩徐、呼吸停止、数分後心臓停止

▶▶▶ 過去問題 ◀◀◀

【1】作業環境における有害要因による健康障害に関する次の記述のうち、正しいものはどれか。［R5.10］

☑　1. 潜水業務における減圧症は、浮上による減圧に伴い、血液中に溶け込んでいた酸素が気泡となり、血管を閉塞したり組織を圧迫することにより発生する。

2. 熱けいれんは、高温環境下での労働において、皮膚の血管に血液がたまり、脳への血液の流れが少なくなることにより発生し、めまい、失神などの症状がみられる。

3. 全身振動障害では、レイノー現象などの末梢循環障害や手指のしびれ感などの末梢神経障害がみられ、局所振動障害では、関節痛などの筋骨格系障害がみられる。

4. 低体温症は、低温下の作業で全身が冷やされ、体の中心部の温度が35℃程度以下に低下した状態をいう。

5. マイクロ波は、赤外線より波長が短い電磁波で、照射部位の組織を加熱する作用がある。

【2】作業環境における有害要因による健康障害に関する次の記述のうち、正しいものはどれか。［R5.4］

☐ 1．レイノー現象は、振動工具などによる末梢循環障害で、冬期に発生しやすい。

2．けい肺は、鉄、アルミニウムなどの金属粉じんによる肺の線維増殖性変化で、けい肺結節という線維性の結節が形成される。

3．金属熱は、鉄、アルミニウムなどの金属を溶融する作業などに長時間従事した際に、高温環境により体温調節機能が障害を受けることにより発生する。

4．電離放射線による造血器障害は、確率的影響に分類され、被ばく線量がしきい値を超えると発生率及び重症度が線量に対応して増加する。

5．熱けいれんは、高温環境下での労働において、皮膚の血管に血液がたまり、脳への血液の流れが少なくなることにより発生し、めまい、失神などの症状がみられる。

【3】作業環境における有害要因による健康障害に関する次の記述のうち、正しいものはどれか。［R4.10］

☐ 1．低温の環境下では、手や足の指などの末梢部において組織の凍結を伴わない凍瘡を起こすことがある。

2．電離放射線による造血器障害は、確率的影響に分類され、被ばく線量がしきい値を超えると発生率及び重症度が線量に対応して増加する。

3．金属熱は、金属の溶融作業において、高温環境により体温調節中枢が麻痺することにより発生し、数時間にわたり発熱、関節痛などの症状がみられる。

4．窒素ガスで置換したタンク内の空気など、ほとんど無酸素状態の空気を吸入すると徐々に窒息の状態になり、この状態が5分程度継続すると呼吸停止する。

5．減圧症は、潜函作業者や潜水作業者が高圧下作業からの減圧に伴い、血液中や組織中に溶け込んでいた炭酸ガスの気泡化が関与して発生し、皮膚のかゆみ、関節痛、神経の麻痺などの症状がみられる。

【4】作業環境における有害要因による健康障害に関する次の記述のうち、正しいものはどれか。［R4.4］

☐ 1．全身振動障害では、レイノー現象などの末梢循環障害や手指のしびれ感などの末梢神経障害がみられ、局所振動障害では、関節痛などの筋骨格系障害がみられる。

　　2．減圧症は、潜函作業者、潜水作業者などに発症するもので、高圧下作業からの減圧に伴い、血液中や組織中に溶け込んでいた窒素の気泡化が関与して発生し、皮膚のかゆみ、関節痛、神経の麻痺などの症状がみられる。

　　3．凍瘡は、皮膚組織の凍結壊死を伴うしもやけのことで、0℃以下の寒冷にばく露することによって発生する。

　　4．電離放射線による中枢神経系障害は、確率的影響に分類され、被ばく線量がしきい値を超えると発生率及び重症度が線量の増加に応じて増加する。

　　5．金属熱は、金属の溶融作業において、高温環境により体温調節中枢が麻痺することにより発生し、長期間にわたる発熱、関節痛などの症状がみられる。

【5】作業環境における有害要因による健康障害に関する次の記述のうち、正しいものはどれか。［編集部作成］

☐ 1．マイクロ波は、赤外線より波長が短い電磁波で、照射部位の組織を加熱する作用がある。

　　2．熱痙攣は、高温環境下での労働において、皮膚の血管に血液がたまり、脳への血液の流れが少なくなることにより発生し、めまい、失神などの症状がみられる。

　　3．全身振動障害では、レイノー現象などの末梢循環障害や手指のしびれ感などの末梢神経障害がみられ、局所振動障害では、関節痛などの筋骨格系障害がみられる。

　　4．凍瘡は、皮膚組織の凍結壊死を伴うしもやけのことで、0℃以下の寒冷にばく露することによって発生する。

　　5．金属熱は、金属の溶融作業などで亜鉛、銅などのヒュームを吸入したとき発生し、悪寒、発熱、関節痛などの症状がみられる。

【6】作業環境における有害要因による健康障害に関する次の記述のうち、誤っているものはどれか。［R3.4/R2.10］

☑　1．窒素ガスで置換したタンク内の空気など、ほとんど無酸素状態の空気を吸入すると徐々に窒息の状態になり、この状態が5分程度継続すると呼吸停止する。

　2．減圧症は、潜函作業者、潜水作業者などに発症するもので、高圧下作業からの減圧に伴い、血液中や組織中に溶け込んでいた窒素の気泡化が関与して発生し、皮膚のかゆみ、関節痛、神経の麻痺などの症状がみられる。

　3．金属熱は、金属の溶融作業などで亜鉛、銅などの金属の酸化物のヒュームを吸入することにより発生し、悪寒、発熱、関節痛などの症状がみられる。

　4．低体温症は、低温下の作業で全身が冷やされ、体の中心部の温度が35℃程度以下に低下した状態をいい、意識消失、筋の硬直などの症状がみられる。

　5．振動障害は、チェーンソーなどの振動工具によって生じる障害で、手のしびれなどの末梢神経障害やレイノー現象などの末梢循環障害がみられる。

【7】潜水作業、高圧室内作業などの作業における高圧の影響又は高圧環境下から常圧に戻る際の減圧の影響により、直接には発症しない健康障害は次のうちどれか。［R5.4/編集部作成］

☑　1．酸素中毒

　2．一酸化炭素中毒

　3．炭酸ガス（二酸化炭素）中毒

　4．窒素酔い

　5．減圧症

▶▶解答＆解説 ···

【1】 解答　4

1．誤り：「血液中に溶け込んでいた酸素」⇒「血液中に溶け込んでいた窒素」。

2．誤り：選択肢の症状は熱失神。熱けいれんは、大量の発汗により体内の水分と塩分が失われたところへ水分のみが補給されたとき、体内の塩分濃度が低下することにより発生し、手足や腹筋にけいれんの症状がみられる。

3．誤り：選択肢の症状はすべて局所振動障害。全身振動障害では、腰痛などの脊柱障害がみられる。

4．**正しい。**

5．誤り：マイクロ波は、赤外線より波長が長い電磁波である。「7．放射線による健康障害」（139ページ）。

【2】 解答　1

1．**正しい。**

2．誤り：けい肺は、鉱物性粉じんに含まれる遊離けい酸を吸入することで発生する。「2．粉じんによる健康障害」（112ページ）。

3．誤り：選択肢の症状は熱中症。金属熱は、亜鉛などの金属溶融作業の際に発生するヒュームを吸入することにより、悪寒、発熱、関節痛などの症状がみられる。

4．誤り：「確率的影響」⇒「確定的影響」。造血器障害は、確定的影響に分類される。「7．放射線による健康障害」（139ページ）。

5．誤り：選択肢の症状は熱失神。熱けいれんは、大量の発汗により体内の水分と塩分が失われたところへ水分のみが補給されたとき、体内の塩分濃度が低下することにより発生し、手足や腹筋にけいれんの症状がみられる。

【3】 解答　1

1．**正しい。**

2．誤り：「確率的影響」⇒「確定的影響」。造血器障害は、確定的影響に分類される。「7．放射線による健康障害」（139ページ）。

3．誤り：金属熱は、亜鉛などの金属溶融作業の際に発生するヒュームを吸入することにより、悪寒、発熱、関節痛などの症状がみられる。

4．誤り：選択肢の状態は酸素欠乏。ほとんど無酸素状態の空気を吸入した場合は、一呼吸で死亡することが多い。

5．誤り：「血液中や組織中に溶け込んでいた炭酸ガス」⇒「血液中や組織中に溶け込んでいた空気中の窒素」。

【4】解答　2

1. 誤り：選択肢の症状はすべて局所振動障害。全身振動障害では、腰痛などの脊柱障害がみられる。

2. **正しい。**

3. 誤り：選択肢の症状は凍傷。凍瘡は0℃以上の寒冷による炎症で、しもやけのこと。

4. 誤り：「確率的影響」⇒「確定的影響」、「中枢神経系障害」⇒「造血器、生殖器、皮膚障害等」。「7．放射線による健康障害」（139ページ）。

5. 誤り：金属熱は、亜鉛などの金属溶融作業の際に発生するヒュームを吸入することにより、悪寒、発熱、関節痛などの症状がみられる。

【5】解答　5

1. 誤り：マイクロ波は、赤外線より波長が長い電磁波である。「7．放射線による健康障害」（139ページ）。

2. 誤り：選択肢の症状は熱失神。熱痙攣は、大量の発汗により体内の水分と塩分が失われたところへ水分のみが補給されたとき、体内の塩分濃度が低下することにより発生し、手足や腹筋に痙攣の症状がみられる。

3. 誤り：選択肢の症状はすべて局所振動障害。全身振動障害では、腰痛などの脊柱障害がみられる。

4. 誤り：選択肢の症状は凍傷。凍瘡は0℃以上の寒冷による炎症で、しもやけのこと。

5. **正しい。**

【6】解答　1

1. **誤り**：選択肢の状態は酸素欠乏。ほとんど無酸素状態の空気を吸入した場合は、一呼吸で死亡することが多い。

2～5．正しい。

【7】解答　2

1＆3～5．正しい：酸素中毒、炭酸ガス（二酸化炭素）中毒、窒素酔い、減圧症の症状は、高圧下での作業や減圧の影響により発症することがある。

2. **誤り**：一酸化炭素は、通風が不十分な場所でのアーク溶接や内燃機関の排気ガス、湯沸かし器や暖房機器の不完全燃焼、練炭などで発生し、中毒症状として体内組織の酸素欠乏状態を引き起こす。従って、設問の影響として直接には発症しない。「5．化学物質等による健康障害」（127ページ）。

9 化学物質のリスクアセスメント

■ リスクアセスメントとは

1. 一定の危険性・有害性が確認されている化学物質については、**危険性又は有害性等の調査**（リスクアセスメント）が事業者に義務付けられた。その具体的な実施時期、実施方法等については、「化学物質等による危険性又は有害性等の調査等に関する指針」に示されていて、業種、事業規模を問わず、化学物質等を取り扱う事業場は全て実施することが求められることとなる。

■ 実施内容（手順）

ステップ1	化学物質による危険性又は有害性（ハザード）の特定
ステップ2	特定された危険性又は有害性によって生じるおそれのある**リスク見積り**
ステップ3	リスクの見積りに基づくリスク低減措置の内容の検討
ステップ4	リスク低減措置の実施
ステップ5	リスクアセスメント結果の労働者への周知

■ 実施時期

①化学物質等を原材料等として**新規に採用し、変更するとき**
②化学物質等を製造し、又は取り扱う業務に係る**作業の方法又は手順を新規に採用**し、又は**変更するとき**
③化学物質等による危険性又は有害性等について変化が生じ、又は生ずるおそれがあるとき

■ 対象の選定と情報入手

1. 化学物質等による危険性又は有害性等をリスクアセスメント等の対象とし、対象の化学物質等を製造し、又は取り扱う業務ごとに行う。

2. 入手する情報等は、対象となる化学物質等に係る危険性又は有害性に関する情報（SDS等）や対象となる作業を実施する情報（作業標準、作業手順書等）のほか、作業の周辺環境に関する情報、**作業環境測定結果**等がある。

3. 新たな化学物質等の譲渡、提供等を受ける場合には、当該化学物質等を譲渡し、又は提供する者から該当するSDSを入手することが必要である。

■ 危険性又は有害性の特定

1. リスクアセスメント等の対象となる業務を洗い出した上で、GHS（化学品の分類および表示に関する世界調和システム）等に基づき分類された化学物質等による危険性又は有害性、化学物質等のばく露限界を用いて、**危険性又は有害性を特定**する。

◇GHSとは、化学品等の危険性・有害性を世界的に統一された一定の基準に従って分類し、絵表示等を用いてわかりやすく表示し、その結果をラベルやSDSに反映させ、災害防止及び人の健康や環境保護に役立てようとするもの。

■ リスクの見積り

1. リスク低減措置の内容を検討するため、以下の方法でリスクを見積もる。

①化学物質等により「健康障害を生ずるおそれの程度（発生可能性）」及び「危険又は健康障害の程度（重篤度）」を考慮する方法
マトリクス法
発生可能性及び重篤度を相対的に**尺度化**し、それらを縦軸と横軸とし、あらかじめ発生可能性及び重篤度に応じてリスクが割り付けられた表を使用する方法
数値化法
発生可能性及び重篤度を一定の尺度によりそれぞれ数値化し、それらを**加算又は乗算**等する方法
枝分かれ図を用いた方法
発生可能性及び**重篤度を段階的**に分岐していく方法
災害のシナリオから見積もる方法
化学プラントなどの化学反応のプロセスなどによる災害のシナリオを仮定し、その事象の発生可能性と重篤度を考慮する方法

② 「化学物質等にさらされる程度（ばく露濃度など）」及び「化学物質等の有害性の程度」を考慮する方法

実測値による方法

対象の業務について作業環境測定等により測定した作業場所における化学物質等の気中濃度等を、その化学物質等のばく露限界値と比較する方法

ばく露推定支援ツール

化学物質リスク簡易評価法「コントロール・バンディング」・「CREATE-SIMPLE（クリエイト・シンプル）」等の支援ツールを用いてリスクの見積もり、ばく露濃度とばく露限界値と比較する方法

使用量などから推定する方法

数理モデルを用いて対象業務の作業を行う労働者の周辺の化学物質等の気中濃度を推定し、その化学物質のばく露限界と比較する方法

あらかじめ尺度化した表を使用する方法

対象の化学物質等への労働者のばく露の程度及び当該化学物質等による有害性を相対的に尺度化し、これらを縦軸と横軸とし、あらかじめばく露の程度と有害性の程度に応じてリスクが割り付けられた表を使用する方法

■ リスク低減措置の検証及び実施

1. リスクの見積りによるリスク低減の優先度が決定すると、その優先度に従ってリスク低減措置の検討を行う。

《リスク低減措置優先順位》

法令に定められた事項の確実な実施（該当事項がある場合）	
リスク低減措置の優先順位　高 → 低	①危険性又は有害性のより低い物質への代替等 化学反応のプロセス等の運転条件の変更、化学物質等の形状の変更等
	②防爆構造化、安全装置の二重化等の工学的対策 機械設備の密閉化、局所排気装置の設置等の衛生工学的対策
	③作業手順の改善、マニュアルの整備、立入禁止措置等の管理的対策
	④化学物質等の有害性に応じた有効な保護具の使用

【1】厚生労働省の「化学物質等による危険性又は有害性等の調査等に関する指針」において示されている化学物質等による疾病に係るリスクを見積もる方法として、適切でないものは次のうちどれか。［R4.10/R3.10］

☑ 1．発生可能性及び重篤度を相対的に尺度化し、それらを縦軸と横軸として、あらかじめ発生可能性及び重篤度に応じてリスクが割り付けられた表を使用する方法

2．取り扱う化学物質等の年間の取扱量及び作業時間を一定の尺度によりそれぞれ数値化し、それらを加算又は乗算等する方法

3．発生可能性及び重篤度を段階的に分岐していく方法

4．ILOの化学物質リスク簡易評価法（コントロール・バンディング）を用いる方法

5．対象の化学物質等への労働者のばく露の程度及び当該化学物質等による有害性を相対的に尺度化し、それらを縦軸と横軸とし、あらかじめばく露の程度及び有害性の程度に応じてリスクが割り付けられた表を使用する方法

【2】厚生労働省の「化学物質等による危険性又は有害性等の調査等に関する指針」において示されている化学物質等による疾病に係るリスクを見積もる方法として、適切でないものは次のうちどれか。［R2.10］

☑ 1．発生可能性及び重篤度を相対的に尺度化し、それらを縦軸と横軸として、あらかじめ発生可能性及び重篤度に応じてリスクが割り付けられた表を使用する方法

2．発生可能性及び重篤度を一定の尺度によりそれぞれ数値化し、それらを加算又は乗算等する方法

3．発生可能性及び重篤度を段階的に分岐していく方法

4．対象の化学物質等への労働者のばく露の程度及び当該化学物質等による有害性を相対的に尺度化し、それらを縦軸と横軸とし、あらかじめばく露の程度及び有害性の程度に応じてリスクが割り付けられた表を使用する方法

5．調査の対象とした化学物質等への労働者の個人ばく露濃度を測定し、測定結果を厚生労働省の「作業環境評価基準」に示されている当該化学物質の管理濃度と比較する方法

【3】厚生労働省の「化学物質等による危険性又は有害性等の調査等に関する指針」に基づくリスクアセスメントに関する次の記述のうち、誤っているものはどれか。［R3.4/H31.4］

☑ 1．リスクアセスメントは、化学物質等を原材料等として新規に採用し、又は変更するとき、化学物質等を製造し、又は取り扱う業務に係る作業の方法又は手順を新規に採用し、又は変更するときなどに実施する。

2．化学物質等による危険性又は有害性の特定は、リスクアセスメント等の対象となる業務を洗い出した上で、原則として国連勧告の「化学品の分類及び表示に関する世界調和システム（GHS）」などで示されている危険性又は有害性の分類等に即して行う。

3．リスクの見積りは、化学物質等が当該業務に従事する労働者に危険を及ぼし、又は化学物質等により当該労働者の健康障害を生ずるおそれの程度（発生可能性）及び当該危険又は健康障害の程度（重篤度）を考慮して行う。

4．化学物質等による疾病のリスクについては、化学物質等への労働者のばく露濃度等を測定し、測定結果を厚生労働省の「作業環境評価基準」に示されている「管理濃度」と比較することにより見積もる方法が確実性が高い。

5．リスクアセスメントの実施に当たっては、化学物質等に係る安全データシート、作業標準、作業手順書、作業環境測定結果等の資料を入手し、その情報を活用する。

【4】厚生労働省の「化学物質等による危険性又は有害性等の調査等に関する指針」に関する次の記述のうち、誤っているものはどれか。［R2.4］

☑ 1．リスクアセスメントの基本的手順のうち最初に実施するのは、労働者の就業に係る化学物質等による危険性又は有害性を特定することである。

2．ハザードは、労働災害発生の可能性と負傷又は疾病の重大性（重篤度）の組合せであると定義される。

3．化学物質等による疾病のリスク低減措置の検討では、化学物質等の有害性に応じた有効な保護具の使用よりも局所排気装置の設置等の衛生工学的対策を優先する。

4．化学物質等による疾病のリスク低減措置の検討では、法令に定められた事項を除けば、危険性又は有害性のより低い物質への代替等を最優先する。

5．新たに化学物質等の譲渡又は提供を受ける場合には、その化学物質を譲渡し、又は提供する者から、その化学物質等の SDS（安全データシート）を入手する。

【5】化学物質等による疾病のリスクの低減措置について、法令に定められた措置以外の措置を検討する場合、優先度の最も高いものは次のうちどれか。
［R5.10/R5.4］

☑ 1．化学物質等に係る機械設備等の密閉化

2．化学物質等に係る機械設備等への局所排気装置の設置

3．化学反応のプロセス等の運転条件の変更

4．化学物質等の有害性に応じた有効な保護具の使用

5．作業手順の改善

【6】化学物質等による疾病のリスクの低減措置を検討する場合、次のアからエの対策について、優先度の高い順に並べたものは1〜5のうちどれか。

［R4.4/編集部作成］

ア　化学反応のプロセス等の運転条件の変更

イ　作業手順の改善

ウ　化学物質等に係る機械設備等の密閉化

エ　化学物質等の有害性に応じた有効な保護具の使用

☑　1．アーウーイーエ

2．アーエーウーイ

3．イーアーウーエ

4．ウーアーイーエ

5．ウーアーエーイ

▶▶解答＆解説 ……………………………………………………………………………

【1】**解答　2**

1．正しい：選択肢はマトリクス法。

2．**誤り**：「年間の取扱量及び作業時間」⇒「発生可能性及び重篤度」。選択肢は数値化法である。

3．正しい：選択肢は枝分かれ図を用いた方法。

4．正しい：選択肢はばく露支援ツールを用いた方法。

5．正しい：選択肢はあらかじめ尺度化した表を使用する方法。

【2】**解答　5**

1．正しい：選択肢はマトリクス法。

2．正しい：選択肢は数値化法。

3．正しい：選択肢は枝分かれ図を用いた方法。

4．正しい：選択肢はあらかじめ尺度化した表を使用する方法。

5．**誤り**：「管理濃度」⇒「ばく露限界」。実測値による方法では、化学物質等の気中濃度等を、当該化学物質等のばく露限界と比較する。

【3】**解答　4**

1〜3＆5．正しい。

4．**誤り**：「管理濃度」⇒「ばく露限界」。実測値による方法では、化学物質等の気中濃度等を、当該化学物質等のばく露限界と比較する。

【4】 **解答 2**

1＆3～5．正しい。

2．**誤り**：選択肢の内容はリスク。ハザードは、労働者の就業に係る危険性又は有害性をいう。建設物、設備、原材料、ガス、蒸気、粉じん等により、作業行動その他業務に起因する。

【5】 **解答 3**

疾病のリスク低減措置の優先度が高い順は次のとおり。

①3：化学反応のプロセス等の運転条件の変更。

②1＆2：化学物質等に係る機械設備等の密閉化、局所排気装置の設置等の衛生工学的対策。

③5：作業手順の改善、マニュアルの整備、立入禁止措置等の管理的対策。

④4：化学物質等の有害性に応じた有効な保護具の使用。

【6】 **解答 1**

疾病のリスク低減装置の優先度が高い順は次のとおり。

①ア：化学反応のプロセス等の運転条件の変更、化学物質等の形状の変更等

②ウ：化学物質等に係る機械設備等の密閉化、局所排気装置の設置等の衛生工学的対策

③イ：作業手順の改善、マニュアルの整備、立入禁止措置等の管理的対策

④エ：化学物質等の有害性に応じた有効な保護具の使用

10 労働衛生対策

■ 労働衛生対策

1. 労働衛生対策は、「作業環境管理」、「作業管理」、「健康管理」の3管理が基本となる。

作業環境管理	設備の設置、作業環境測定、作業環境に起因する有害因子の低減措置など
作業管理	作業条件、作業方法の変更、作業強度の軽減、作業姿勢の改善、作業の標準化、保護具の使用など
健康管理	健康診断、健康相談、職場体操など

■ 作業環境管理

1. 作業環境管理の目的は、作業環境に起因する労働者の健康障害を防止することである。

2. 作業環境管理は、有害要因にばく露する機会をなくし、ばく露量を減らす措置を講じる次の**工学的な対策**のことであり、最も基本的な対策である。

①有害物質の製造・使用の中止、**有害性の少ない物質への転換**
②生産工程・作業方法の改良による有害物質発散の**防止**
③設備の密閉化、自動化、遠隔操作、有害工程の**隔離**
④局所排気装置等の設置による汚染物質の**拡散防止**

✓Check　作業環境管理の例（過去問より）

- 使用する塗料を**有害性の低い塗料に変更**し塗装する
- 掘削作業で、土砂等を湿潤な状態に保つための**設備を設ける**
- 有害な化学物質を取り扱う**設備を密閉化する**
- 局所排気装置のフード付の吸い込み気流の**風速を測定する**

■ 作業管理

1. 作業管理は、作業の実態を把握し、作業方法、作業時間、作業姿勢などを評価し、作業の標準化、労働者の教育訓練、適切な労働衛生保護具の選定等の作業方法の改善を行い管理していく。

2. 作業管理の手法は、**労働生理学的手法**や**人間工学的手法**など多岐にわたる。

作業管理の例（過去問より）

- 放射線業務を行う作業場において、**管理区域を設定する**
- 振動工具取扱業務において、振動ばく露時間の制限を行う
- 情報機器作業において、椅子の座り方の**作業姿勢を改善する**
- 有害物質が発散する作業場で**防毒マスク（呼吸用保護具）を使用する**
- 強烈な騒音を発する作業場において、**耳栓・耳覆いを使用する**
- 関係者以外を**立入禁止とする**

■ 健康管理

1. 職場の健康管理には、健康診断の企画、実施及び実施後の措置、健康の保持増進、メンタルヘルス対策、長時間労働者に対する面接指導等がある。
2. 健康診断実施後の措置として、配置転換や保健指導の実施がある。
3. 健康の保持増進の支援として、職場体操の実施がある。

健康管理の例（過去問より）

- 特殊健康診断の**事後措置**として、医師の認めた者の**配置転換**を行う
- **腰痛予防体操**を実施する

▶▶▶ 過去問題 ◀◀◀

【1】労働衛生対策を進めていくに当たっては、作業管理、作業環境管理及び健康管理が必要であるが、次のAからEの対策例について、作業管理に該当するものの組合せは1〜5のうちどれか。[R3.10]

 A 振動工具の取扱い業務において、その振動工具の周波数補正振動加速度実効値の3軸合成値に応じた振動ばく露時間の制限を行う。

 B 有機溶剤業務を行う作業場所に設置した局所排気装置のフード付近の吸い込み気流の風速を測定する。

 C 強烈な騒音を発する場所における作業において、その作業の性質や騒音の性状に応じた耳栓や耳覆いを使用する。

 D 有害な化学物質を取り扱う設備を密閉化する。

 E 鉛健康診断の結果、鉛業務に従事することが健康の保持のために適当でないと医師が認めた者を配置転換する。

 ☑ 1．A，B 2．A，C 3．B，C
  4．C，D 5．D，E

【2】労働衛生対策を進めていくに当たっては、作業環境管理、作業管理及び健康管理が必要であるが、次のAからEの対策例について、作業管理に該当するものの組合せは1～5のうちどれか。［R5.10］

 A 座位での情報機器作業における作業姿勢は、椅子に深く腰をかけて背もたれに背を十分あて、履き物の足裏全体が床に接した姿勢を基本とする。

 B 有機溶剤業務を行う作業場所に設置した局所排気装置のフード付近の気流の風速を測定する。

 C 放射線業務を行う作業場所において、外部放射線による実効線量を算定し、管理区域を設定する。

 D ずい道建設工事の掘削作業において、土石又は岩石を湿潤な状態に保つための設備を稼働する。

 E 介護作業等腰部に著しい負担のかかる作業に従事する労働者に対し、腰痛予防体操を実施する。

 1．A，B 2．A，C 3．B，C
 4．C，D 5．D，E

【3】労働衛生対策を進めていくに当たっては、作業環境管理、作業管理及び健康管理が必要であるが、次のAからEの対策例について、作業環境管理に該当するものの組合せは1～5のうちどれか。［R4.4］

 A 粉じん作業を行う場所に設置した局所排気装置のフード付近の気流の風速を測定する。

 B アーク溶接作業を行う労働者に防じんマスクなどの保護具を使用させることによって、有害物質に対するばく露量を低減する。

 C 鉛健康診断の結果、鉛業務に従事することが健康の保持のために適当でないと医師が認めた者を配置転換する。

 D 放射線業務において、管理区域を設定し、必要のある者以外の者を立入禁止とする。

 E 有機溶剤を使用する塗装方法を、有害性の低い水性塗料の塗装に変更する。

 1．A，D 2．A，E 3．B，C
 4．B，D 5．C，E

【4】労働衛生対策を進めるに当たっては、作業管理、作業環境管理及び健康管理が必要であるが、次のAからEの対策例について、作業管理に該当するものの組合せは1〜5のうちどれか。［R1.10］

　　A　情報機器作業における作業姿勢は、椅子に深く腰をかけて背もたれに背を十分あて、履き物の足裏全体が床に接した姿勢を基本とする。

　　B　有機溶剤業務を行う作業場所に設置した局所排気装置のフード付近の気流の風速を測定する。

　　C　放射線業務において管理区域を設定し、当該場所に立ち入る必要のある者以外の者を立ち入らせない。

　　D　ずい道建設工事の掘削作業において、土石又は岩石を湿潤な状態に保つための設備を設ける。

　　E　じん肺健康診断の結果、粉じん業務に従事することが健康の保持のために適当でないと医師が認めた者を配置転換する。

☑　1．A，B　　2．A，C　　3．B，D
　　4．C，E　　5．D，E

▶▶解答＆解説 ……………………………………………………………

【1】解答　2

A．作業時間の制限により作業負荷が軽減されることは「作業管理」。

B．設備の性能など工学的な対策は「作業環境管理」。

C．耳栓や耳覆いなどの労働衛生保護具の使用に関することは「作業管理」。

D．設備の密閉化など工学的な対策は「作業環境管理」。

E．健康診断の結果を受けての配置転換は「健康管理」。

従って、AとCが「作業管理」となる。

【2】解答　2

A．作業姿勢に関することは「作業管理」。

B．局所排気装置等の管理状態のチェックは、汚染物質の拡散防止のための工学的な対策なので「作業環境管理」。

C．放射線業務を行う作業場所の管理区域の設定は「作業管理」。

D．有害物質発散の防止のための設備を設けることは工学的な対策なので「作業環境管理」。

E．腰痛予防体操の実施は「健康管理」。

従って、AとCが「作業管理」となる。

【3】解答　2

A．設備の性能など工学的な対策は「作業環境管理」。

B．防じんマスクなどの労働衛生保護具の使用に関することは「作業管理」。

C．健康診断の結果を受けての配置転換は「健康管理」。

D．作業場への立ち入りは作業方法に関することなので「作業管理」。

E．塗料の変更による有害物質発散の防止は「作業環境管理」。

従って、AとEが「作業環境管理」となる。

【4】解答　2

A．作業姿勢に関することは「作業管理」。

B．局所排気装置等の管理状態のチェックは、汚染物質の拡散防止のための工学的な対策なので「作業環境管理」。

C．作業場への立ち入りは作業方法に関することなので「作業管理」。

D．有害物質発散の防止のための設備を設けることは工学的な対策なので「作業環境管理」。

E．健康診断の結果を受けての配置転換は「健康管理」。

従って、AとCが「作業管理」となる。

11 作業環境測定

■ 作業環境測定の方法

1. 作業環境測定を行うには、測定の対象、単位作業場所の範囲、A測定・B測定またはC測定・D測定（省略）の実施方法、測定実施の日時等について検討し、具体的な内容を決定する。

①単位作業場所	◎労働者の作業中の行動範囲と有害物質の濃度等の分布状態等を考慮して、作業環境測定が**必要とされる範囲。**
②A測定	◎単位作業場所全体の有害物質の濃度の**平均的な分布を知る**ための測定。 ◎測定点の高さの範囲：**床上50cm以上150cm以下**（騒音の場合は120cm以上150cm以下）
③B測定	◎作業者が発散源にごく近いところで作業したり、間欠的に大量の有害物質を発散させる作業がある場合に、単位作業場所の有害物の発散源に近接した作業位置で、有害物質の**最高濃度を知る**ために行う測定。

■ 作業環境測定の結果の評価

1. 作業環境測定結果は、「**作業環境評価基準**」に従い評価をし、A測定においては、得られた測定値の**幾何平均値**および**幾何標準偏差**を、また、B測定においてはその測定値そのものを評価に用いる。

2. 測定結果は管理濃度を指標として評価する。「**管理濃度**」とは、有害物質に関する**作業環境の状態を評価する**ために、作業環境測定基準に従って単位作業場所について実施した測定結果から、当該単位作業場所の作業環境管理の良否を判断する際の、**管理区分を決定するための指標**である。日本産業衛生学会が勧告している許容濃度などを参考にして、厚生労働省が法令（告示）として定めている。

3. 管理濃度は、作業環境管理の目的に沿うように設定されたもので、個々の**労働者のばく露濃度**との対比を前提として設定されている**許容濃度とは異なる。**

　◇**許容濃度**とは、労働者が1日8時間、週40時間程度、有害物質にばく露される場合に、当該有害物質の平均ばく露濃度が数値以下であれば、ほとんどすべての労働者に健康上悪影響が見られないと判断される濃度。

4．評価結果は、①Ａ測定のみを実施した場合、②Ａ測定及びＢ測定を実施した場合のように評価される。

①Ａ測定のみを実施した場合の管理区分

第一評価値＜管理濃度	第二評価値≦管理濃度≦第一評価値	管理濃度＜第二評価値
第一管理区分	第二管理区分	第三管理区分

②Ａ測定及びＢ測定を実施した場合の管理区分

		A測定		
		第一評価値 ＜管理濃度	第二評価値≦管理濃度 ≦第一評価値	管理濃度 ＜第二評価値
B測定	Ｂ測定値＜管理濃度	第一管理区分		
	管理濃度≦Ｂ測定値 ≦管理濃度×1.5	第二管理区分		
	管理濃度×1.5 ＜Ｂ測定値	第三管理区分		

5．**第一評価値**とは、単位作業場において考えられる、全ての測定点の作業時間内における、気中有害物質濃度の実現値を母集団として分布図を描いた際に、**高濃度側から面積で5％に相当する濃度の推定値**をいう。

6．**第二評価値**とは、単位作業場における気中有害物質の算術平均濃度の推定値である。

7．これら第一評価値及び第二評価値には、単位作業場所における有害物質濃度の平均値だけでなく、空間及び時間による変動の大きさも加味されている。

■ 管理区分の決定例

1．有害物質の管理濃度が100ppmで、**Ａ測定のみ実施**した場合の第一評価値が120ppm、第二評価値が80ppmであったとする。評価は、80ppm≦100ppm≦120ppmで管理濃度は、第二評価値より大きく、第一評価値より小さいので**第二管理区分**となる。

2．また、上記の**Ａ測定**に加え、間欠的に大量の有害物質を発散させる作業があるため、**Ｂ測定も実施**したところ、測定値が160ppmであった。Ｂ測定値が管理濃度100ppmの1.5倍を超えているため、A測定における結果は第二管理区分であっても**第三管理区分**となる。

☑Check　管理区分のまとめ（過去問より）

- A測定の**第一評価値**及びB測定の測定値がいずれも管理濃度に満たない単位作業場所 ⇒ **第一管理区分**

- B測定の測定値が管理濃度の **1.5 倍**を超えている単位作業場所の管理区分
  ⇒ A測定の結果に関係なく**第三管理区分**

■ 管理区分に応じて講ずべき措置

①第一管理区分	作業環境管理が**適切である**と判断される状態。 ◎現在の状態を継続的に維持するように努める。
②第二管理区分	作業環境管理になお**改善の余地がある**と判断される状態。 ◎施設、設備、作業工程又は作業方法等の点検を行い、その結果に基づき作業環境を改善するため必要な措置を講ずるように努める。
③第三管理区分	作業環境管理が**適切でない**と判断される状態。 ◎施設、設備、作業工程又は作業方法等の点検を直ちに実施して、改善措置を講ずる。

▶▶▶ 過去問題 ◀◀◀

【1】厚生労働省の「作業環境測定基準」及び「作業環境評価基準」に基づく作業環境測定及びその結果の評価に関する次の記述のうち、正しいものはどれか。［R4.4］

☑　1．A測定における測定点の高さの範囲は、床上100cm以上150cm以下である。

　2．許容濃度は、有害物質に関する作業環境の状態を単位作業場所の作業環境測定結果から評価するための指標として設定されたものである。

　3．A測定の第二評価値とは、単位作業場所における気中有害物質の算術平均濃度の推定値である。

　4．A測定の第二評価値及びB測定の測定値がいずれも管理濃度に満たない単位作業場所は、第一管理区分になる。

　5．A測定においては、得られた測定値の算術平均値及び算術標準偏差を、また、B測定においてはその測定値そのものを評価に用いる。

【2】厚生労働省の「作業環境測定基準」及び「作業環境評価基準」に基づく作業環境測定及びその結果の評価に関する次の記述のうち、正しいものはどれか。[R3.10/R3.4/R2.10/R2.4]

☑ 1．管理濃度は、有害物質に関する作業環境の状態を単位作業場所の作業環境測定結果から評価するための指標として設定されたものである。

2．原材料を反応槽へ投入する場合など、間欠的に有害物質の発散を伴う作業による気中有害物質の最高濃度は、A測定の結果により評価される。

3．単位作業場所における気中有害物質濃度の平均的な分布は、B測定の結果により評価される。

4．A測定の第二評価値及びB測定の測定値がいずれも管理濃度に満たない単位作業場所は、第一管理区分になる。

5．B測定の測定値が管理濃度を超えている単位作業場所は、A測定の結果に関係なく第三管理区分に区分される。

【3】厚生労働省の「作業環境測定基準」及び「作業環境評価基準」に基づく作業環境測定及びその結果の評価に関する次の記述のうち、誤っているものはどれか。[H31.4]

☑ 1．管理濃度は、有害物質に関する作業環境の状態を単位作業場所の作業環境測定結果から評価するための指標として設定されたものである。

2．A測定は、単位作業場所における有害物質の気中濃度の平均的な分布を知るために行う測定である。

3．B測定は、単位作業場所中の有害物質の発散源に近接する場所で作業が行われる場合において、有害物質の気中濃度の最高値を知るために行う測定である。

4．A測定の第二評価値は、単位作業場所における気中有害物質の幾何平均濃度の推定値である。

5．A測定の第二評価値が管理濃度を超えている単位作業場所の管理区分は、B測定の結果に関係なく第三管理区分となる。

【1】解答　3

1．誤り：「床上 100cm 以上 150cm 以下」⇒「床上 50cm 以上 150cm 以下」。

2．誤り：「許容濃度」⇒「管理濃度」。

3．**正しい。**

4．誤り：「A 測定の第二評価値」⇒「A 測定の第一評価値」。

5．誤り：A 測定においては、得られた測定値の幾何平均値及び幾何標準偏差を評価に用いる。

【2】解答　1

1．**正しい。**

2．誤り：選択肢の内容は B 測定。

3．誤り：選択肢の内容は A 測定。

4．誤り：「A 測定の第二評価値」⇒「A 測定の第一評価値」。

5．誤り：B 測定の測定値が、管理濃度の 1.5 倍を超えている単位作業場所は、A 測定の結果に関係なく第三管理区分になる。

【3】解答　4

1～3＆5．正しい。

4．**誤り**：第二評価値とは、単位作業場における気中有害物質の算術平均濃度の推定値である。

12 局所排気装置

■ 基本的な構造

1. 局所排気装置は、発散源に設けたフードにより、発生源付近の高濃度の有
害物（ガス、蒸気、粉じん等）をできるだけ効率的に捕捉し、排気するもの
である。

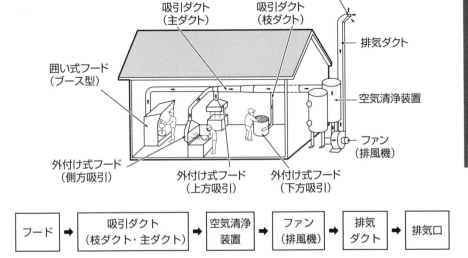

> ・空気清浄装置を付設する局所排気装置を設置する場合、排風機（ファン）は、
> × 「フードに接続した吸引ダクトと空気清浄装置の間」に設けるのではなく、
> ○ 「空気清浄装置と排気ダクトの間」に設ける。

■ フードの型式

1. フードの型式は、構造により「囲い式」「外付け式」「レシーバ式」に区分
される。これらのうち、最も排気効果の優れているのが、囲い式フードである。
　①囲い式フード
　　◎この方式のフードは、カバー型、グローブボックス型、ドラフトチェン
　　バ型、建築ブース型がある。

◎カバー型及びグローブボックス型は、発散源がフードにほぼ完全に囲い込まれていて、隙間・観察口・小作業孔が吸気口となっている。

◎ドラフトチェンバ型及び建築ブース型は、発散源がフードに囲い込まれているが、作業の都合上、**囲いの一面が開口**している。

◎囲い式フードの効果が大きい順は、カバー型・グローブボックス型＞ドラフトチェンバ型＞建築ブース型である。

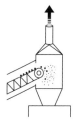 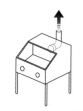 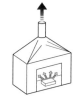 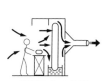

【カバー型】　【グローブボックス型】　【ドラフトチェンバ型】　【建築ブース型】

②外付け式フード

◎有害物質の発散源の近くに設置し、発生する有害物質を吸い込み気流によりフードまで吸引する。

◎囲い式フードと比較して、余分な空気を吸い込むことから、吸引風量を大きくする必要がある。

◎外付け式フードは、できるだけ発散源に近づけて設置する。また、フード開口面の周囲にフランジを付けることで、**フード効果により少ない排風量**で所要の効果を上げることができる。

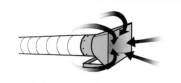

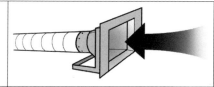

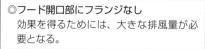

| ◎フード開口部にフランジなし 効果を得るためには、大きな排風量が必要となる。 | ◎フード開口部にフランジあり 気流の整流作用が増し、少ない排風量で効果を得ることができる。 |

◇**排風量**とは、フードから吸い込む空気の量をいう。

◇**整流**とは、気体や液体の流れの乱れを整えること。

◎**外付け式フード**は、**側方吸引型や下方吸引型**の方が上方吸引型のものより、一般的に**有効**である。熱による上昇気流がある場合は、上方吸引型（レシーバ式）が有効な場合もある。

【側方吸引型
（スロット型）】

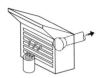
【側方吸引型
（ルーバ型）】

【下方吸引型
（グリッド型）】

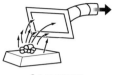
【上方吸引型
（長方形型）】

③レシーバ式フード

◎発散源に一定方向の気流があって、有害物質がその気流に乗って発散するとき、**気流の方向**に沿って粉じん、ガス、蒸気を捕集するフード。

◎キャノピ型フードは、発生源からの熱による**上昇気流**を利用して捕捉し、カバー型は、回転による慣性気流の方向に沿って捕捉する。

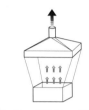
【レシーバ式キャノピ型】

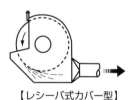
【レシーバ式カバー型】

◇用語

・フランジ（flange）つば。突縁。　・チェンバ（chamber）部屋。
・レシーバ（receiver）受容器。　　・グリッド（grid）格子。
・スロット（slot）細長い隙間。溝。　・ルーバ（louver）よろい窓。よろい戸。
・グローブボックス（glove box）原子番号が同じ同位体を扱うための小箱で、付属のゴム手袋によって外部から操作する。
・ドラフト（draft）箱内の空気を吸引して外部に放出すること。吸引。
・キャノピ（canopy）張り出し屋根。電球のかさ。

✓Check　フードの型式による排気効果の優先順位

高 ↓ 低	囲い式フード	①囲い式カバー型
		②囲い式グローブボックス型
		③囲い式ドラフトチェンバ型
		④囲い式建築ブース型
	外付け式フード	⑤外付け式側方（スロット型・ルーバ型）・下方吸引型（グリッド型）
		⑥外付け式上方吸引型
	レシーバ式フード	⑦キャノピ型・カバー型

■ ダクト及びファン等

1. ダクトはフードで捕捉した有害物質（ガス、粉じん等）及び空気を排気口へ搬送するための導管である。ダクトは枝ダクトとそれらを連結した主ダクトからなる。**断面積を小さくする**（細くする）とダクトの抵抗により**圧力損失が増大し**、大きくする（太くする）と**管内風速**（搬送速度）が**不足する**。また、長さが長くなれば圧力損失が大きくなる。

2. 断面については、**円形**のものがよい。曲がり（ベンド）部分をできるだけ少なくするように配管し、主ダクトと枝ダクトとの合流角度は**45°を超えない**ようにする。

3. 空気清浄装置は、ダクトにより運ばれてくる有害物質の粉じんやガス、蒸気などを大気に放出する前に除去し清浄な空気とする装置である。

4. ファン（排風機）は空気清浄装置の後の、清浄空気が通る位置に設置する。

5. ファン（排風機）に求められる性能は、**制御風速**を基に算出する必要排風量と**静圧**によって決定される。

6. 制御風速は、発生し、飛散しようとする有害物質を補足するために必要な、吸い込み気流の最低風速である。

7. 局所排気装置は定常的に一定量の空気を排出するシステムであるため、当然排気量に見合った給気量が必要であり、**給気量が不足すると排気効果が極端に低下する**。このため、排気量に見合う給気経路の確保が重要である。

■有害物質に係る設備等

1. 有害物を取扱う設備等について、設備の構造上や作業の方法等で密閉化できない場合は、**設備内を外気より圧力を下げた負圧にする**ことで、すき間からの有害物の発散を防止できる。

2. 有害物質を取り扱う設備の密閉化、自動化ができない場合には、局所排気装置等の設置が有効である。

【1】局所排気装置のフードの型式について、排気効果の大小関係として、正しいものは次のうちどれか。[R3.4]

☐ 1. 囲い式カバー型＞囲い式建築ブース型＞外付け式ルーバ型
　　2. 囲い式建築ブース型＞囲い式グローブボックス型＞外付け式ルーバ型
　　3. 囲い式ドラフトチェンバ型＞外付け式ルーバ型＞囲い式カバー型
　　4. 外付け式ルーバ型＞囲い式ドラフトチェンバ型＞囲い式カバー型
　　5. 外付け式ルーバ型＞囲い式建築ブース型＞囲い式グローブボックス型

【2】局所排気装置に関する次の記述のうち、正しいものはどれか。[R5.4]

☐ 1. ダクトの形状には円形、角形などがあり、その断面積を大きくするほど、ダクトの圧力損失が増大する。
　　2. フード開口部の周囲にフランジがあると、フランジがないときに比べ、気流の整流作用が増すため、大きな排風量が必要となる。
　　3. キャノピ型フードは、発生源からの熱による上昇気流を利用して捕捉するもので、レシーバ式フードに分類される。
　　4. スロット型フードは、作業面を除き周りが覆われているもので、囲い式フードに分類される。
　　5. 空気清浄装置を付設する局所排気装置を設置する場合、排風機は、一般に、フードに接続した吸引ダクトと空気清浄装置の間に設ける。

【3】局所排気装置に関する次の記述のうち、正しいものはどれか。[R4.10]

☐ 1. ダクトの形状には円形、角形などがあり、その断面積を大きくするほど、ダクトの圧力損失が増大する。
　　2. フード開口部の周囲にフランジがあると、フランジがないときに比べ、率良く吸引することができる。
　　3. ドラフトチェンバ型フードは、発生源からの飛散速度を利用して捕捉すもので、外付け式フードに分類される。
　　4. スロット型フードは、作業面を除き周りが覆われているもので、囲い式フードに分類される。
　　5. 空気清浄装置を付設する局所排気装置を設置する場合、排風機は、一般に、フードに接続した吸引ダクトと空気清浄装置の間に設ける。

第2章

第一種科目

【４】局所排気装置に関する次の記述のうち、正しいものはどれか。

［R4.4/編集部作成］

☐　1．ダクトの形状には円形、角形などがあり、その断面積を大きくするほど、ダクトの圧力損失が増大する。

　　2．フード開口部の周囲にフランジがあると、フランジがないときに比べ、気流の整流作用が増すため、大きな排風量が必要となる。

　　3．スロット型フードは、発生源からの飛散速度を利用して捕捉するもので、レシーバ式フードに分類される。

　　4．キャノピ型フードは、発生源からの熱による上昇気流を利用して捕捉するもので、レシーバ式フードに分類される。

　　5．空気清浄装置を付設する局所排気装置を設置する場合、排風機は、一般に、フードに接続した吸引ダクトと空気清浄装置の間に設ける。

【５】局所排気装置に関する次の記述のうち、正しいものはどれか。

［R2.4/R1.10/H31.4］

☐　1．ダクトの形状には円形、角形などがあり、その断面積を大きくするほど、ダクトの圧力損失が増大する。

　　2．フード開口部の周囲にフランジがあると、フランジがないときに比べ、気流の整流作用が増すので、大きな排風量が必要となる。

　　3．ドラフトチェンバ型フードは、発生源からの飛散速度を利用して捕捉するもので、外付け式フードに分類される。

　　4．建築ブース型フードは、作業面を除き周りが覆われているもので、外付け式フードに分類される。

　　5．ダクトは、曲がり部分をできるだけ少なくするように配管し、主ダクトと枝ダクトとの合流角度は 45° を超えないようにする。

【6】有害物質を発散する屋内作業場の作業環境改善に関する次の記述のうち、正しいものはどれか。［R5.10/編集部作成］

☐ 1．有害物質を取り扱う装置を構造上又は作業上の理由で完全に密閉できない場合は、装置内の圧力を外気圧より高くする。

2．局所排気装置を設置する場合は、給気量が不足すると排気効果が低下するので、排気量に見合った給気経路を確保する。

3．有害物質を発散する作業工程では、局所排気装置の設置を密閉化や自動化より優先して検討する。

4．局所排気装置を設ける場合、ダクトが細すぎると搬送速度が不足し、太すぎると圧力損失が増大することを考慮して、ダクト径を決める。

5．局所排気装置に設ける空気清浄装置は、一般に、ダクトに接続された排風機を通過した後の空気が通る位置に設置する。

【7】局所排気装置のフードの型式の名称とその模式図の組合せとして、誤っているものは次のうちどれか。［編集部作成］

☐ 1．外付け式
グリッド型

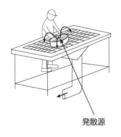

発散源

2．囲い式
ドラフトチェンバ型

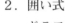
作業口

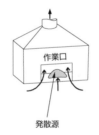

発散源

3．レシーバ式
キャノピ型

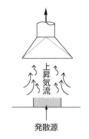

上昇気流

発散源

4．外付け式
ルーバ型

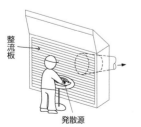

整流板

発散源

5．外付け式
スロット型

グラインダー

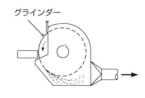

【1】 **解答　1**

排気効果の大きい順は次のとおり。

『囲い式フード（カバー型 ⇒ グローブボックス型 ⇒ ドラフトチェンバ型 ⇒ 建築ブース型） ⇒ 外付け式フード（スロット型 ⇒ ルーバ型 ⇒ グリッド型）』

【2】 **解答　3**

1. 誤り：ダクトの断面積を大きくするほど、ダクトの圧力損失は減少するが、管内風速（搬送速度）は遅くなる。
2. 誤り：フランジがあることで気流の整流作用が増し、少ない排風量で効果を得ることができる。
3. **正しい。**
4. 誤り：スロット型フードは、外付け式フードに分類される。作業面を除き周りが覆われているのは、囲い式のドラフトチェンバ型・建築ブース型である。
5. 誤り：吸引ダクト⇒空気清浄装置⇒排風機（ファン）⇒排気ダクトの順に設置する。

【3】 **解答　2**

1. 誤り：ダクトの断面積を大きくするほど、ダクトの圧力損失は減少するが、管内風速（搬送速度）は遅くなる。
2. **正しい。**
3. 誤り：ドラフトチェンバ型フードは、囲い式フードに分類される。
4. 誤り：スロット型フードは、外付け式フードに分類される。作業面を除き周りが覆われているのは、囲い式のドラフトチェンバ型・建築ブース型である。
5. 誤り：吸引ダクト⇒空気清浄装置⇒排風機（ファン）⇒排気ダクトの順に設置する。

【4】 **解答　4**

1. 誤り：ダクトの断面積を大きくするほど、ダクトの圧力損失は減少するが、管内風速（搬送速度）は遅くなる。
2. 誤り：フランジがあることで気流の整流作用が増し、少ない排風量で効果を得ることができる。
3. 誤り：スロット型フードは、外付け式フードに分類される。
4. **正しい。**
5. 誤り：吸引ダクト⇒空気清浄装置⇒排風機（ファン）⇒排気ダクトの順に設置する。

【5】 **解答　5**

1. 誤り：ダクトの断面積を大きくするほど、ダクトの圧力損失は減少するが、管内風速（搬送速度）は遅くなる。
2. 誤り：フランジがあることで気流の整流作用が増し、少ない排風量で効果を得ることができる。
3. 誤り：ドラフトチェンバ型フードは、囲い式フードに分類される。
4. 誤り：建築ブース型フードは、囲い式フードに分類される。
5. **正しい。**

【6】 解答 2

1. 誤り：「装置内の圧力を外気圧より高くする」⇒「装置内の圧力を外気圧よりわず
  かに低くする」。

2. **正しい。**

3. 誤り：有害物質の密閉化や自動化を、局所排気装置の設置より優先して検討する。

4. 誤り：ダクトが太すぎると搬送速度が不足し、細すぎると圧力損失が増大する。

5. 誤り：一般に、ダクト⇒空気清浄装置⇒排風機（ファン）⇒排気ダクトの順に設置する。

【7】 解答 5

1〜4. 正しい。

5. **誤り**：図の局所排気装置のフードは、レシーバ式カバー型。

13 労働衛生保護具

■ 呼吸用保護具

1. 呼吸用保護具は、次のように分類される。

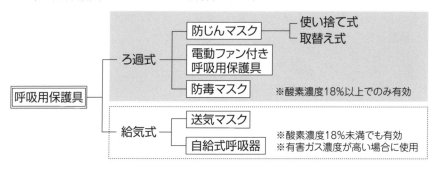

【使い捨て式防じんマスク】

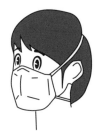

【使い捨て式防じんマスク】

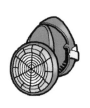

【取替え式（半面型）
防じんマスク】

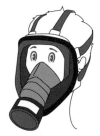

【取替え式（全面型）
防毒マスク】

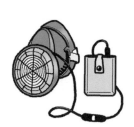

【電動ファン付き呼吸用保護具】

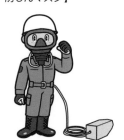

【送気マスク】

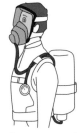

【自給式呼吸器】

2. 酸素濃度 18％未満の場所（酸素欠乏場所）では、送気マスクや自給式呼吸器（空気呼吸器）等を使用する。防じんマスク、電動ファン付き呼吸用保護具、防毒マスクを使用してはならない。

3．また高濃度の汚染（高濃度の有害ガス）に対しても、防毒マスクではなく、送気マスクや自給式呼吸器を使用すること。有害ガス濃度が高いと防毒マスクの吸収缶が短時間で**除毒能力を失ってしまう**恐れがある。

4．呼吸用保護具を着用する際は、顔と面体の間にタオル、接顔メリヤス等を当てたりせず、**密着性を確保するため締めひもで適正に締め、耳にかけることなく、後頭部で固定する。**

5．防じんマスク及び特定の防毒マスク、電動ファン付き呼吸用保護具については、ヒュームのような微細な粒子に対しても**有効な厚生労働大臣の定める**規格を具備したものを使用することが必要であり、**型式検定合格標章**がついているものを使用しなければならない。

■ 防じんマスク

1．防じんマスクは、環境空気中に浮遊する粉じん、ミスト、**ヒューム**等の粒子状物質を吸入することにより発生するじん肺などの呼吸器障害を防止するため、粒子状物質をろ過材（フィルタ）によって補集する保護具である。**有害ガスが存在する場合は使用できない。**

2．防じんマスクは、作業の条件や種類に応じて適したものを選択する必要がある。

3．作業に適した形状と性能により、**使い捨て式防じんマスクと取替え式防じんマスクを**使い分ける。**取替え式防じんマスクは、**顔面とマスクの面体の密着性に優れており、**有害性の高い物質**を取り扱う作業に適している。ろ過材によって粉じんをろ過した清浄空気を吸気弁から吸入し、呼気は排気弁から排出する構造となっている。

4．**使い捨て式防じんマスクは、**使用限度時間に達した場合又は使用限度時間内であっても、作業に支障をきたすような息苦しさを感じたり、著しい型くずれが生じた際は廃棄する。

5．高濃度ばく露のおそれがあると認められるときは、取替え式のうち、できるだけ粉じん**捕集効率が高く**、かつ、**排気弁の動的漏れ率が低い**ものを選ぶこと。（厚労省労働基準局長通達：「防じんマスクの選択・使用等について」より）

6．防じんマスクのろ過材に付着した粉じんを除去する際は、圧縮空気で吹き飛ばしたり、ろ過材を強くたたいて払い落としたりせず、付着した粉じん等が再飛散しないよう**容器又は袋に詰めた状態で廃棄**する。

✓Check **防じんマスクの手入れ**（過去問・編集者が受験した内容より）

> ▪ ろ過材に付着した粉じんについて、「圧縮空気で吹き飛ばす」「ろ過材を強くた
> たいて払い落とす」「よく乾燥させて、軽くたたいて払い落とす」は、いずれ
> も**不適切**である。

■ 防毒マスク

1. 環境空気中の有害なガス、蒸気を吸入することにより発生する中毒などの
健康障害を防止するため、ガス、蒸気を吸収缶により除去する保護具である。

2. 防毒マスクの吸収缶は、**対象ガスの種類、濃度に応じて適合したものを選**
択して使用する。２種類以上の有害ガスが混在する場合、対象ガスの種類や、
濃度が不明な場合は使用してはならない。

《主な吸収缶の種類及び色》

吸収缶の区分	色
ハロゲンガス用※	灰／黒（二色の配色）
有機ガス用※	黒
一酸化炭素用※	赤
アンモニア用※	緑
亜硫酸ガス用※	黄赤
シアン化水素用	青
硫化水素用	黄

※印は型式検定に合格したものであること。

《防毒マスクの使用区分》

種類	ガス又は蒸気の濃度（使用範囲）
隔離式	２％以下の大気中で使用（アンモニアにあっては３％）
直結式	１％以下の大気中で使用（アンモニアにあっては1.5％）
直結式小型	0.1％以下で大気中で使用する非緊急用のもの

3. ガス又は蒸気状の有害物質が粉じん等と混在している作業環境中では、粉
じんを捕集する防じん機能を有する**防毒マスク**を選択すること。また、防じ
ん機能を有する防毒マスクには、吸収缶のろ過材がある部分に**白線**が入って
いる。

4. 防毒マスクの吸収缶が除毒能力を喪失するまでの時間（着用可能時間）を
破過時間という。

✓Check　防毒マスクの吸収缶の選択（過去問より）

> ▪ ２種類以上の有毒ガスが混在している場合には、
> ×「そのうち最も毒性の強いガス用の防毒マスクを使用」ではなく、
> ○「送気マスクや空気呼吸器などを使用し、防毒マスクを使用してはならない」。

■ 電動ファン付き呼吸用保護具

１．電動ファン付き呼吸用保護具は、空気中に浮遊する粉じん、ミスト、ヒューム等の粒子状物質をろ過材（フィルタ）によって除去し、清浄化した空気を電動ファンによって作業者に給気する器具である。

■ 送気マスク

１．送気マスクは、清浄な空気をパイプやホースなどにより作業者に給気する呼吸用保護具であり、自然の大気を空気源とするホースマスクと圧縮空気を空気源とするエアラインマスクがある。

■ 自給式呼吸器

１．自給式呼吸器は、清浄な空気をボンベに詰めたものを空気源として作業者に供給する空気呼吸器と、高圧酸素容器等から酸素を供給する酸素呼吸器がある。

✓Check　送気マスクと自給式呼吸器（過去問より）

> ▪ 清浄な空気をボンベに詰めたものを空気源として供給する呼吸用保護具は、
> ×「送気マスク」「エアラインマスク」ではなく、
> ○「自給式呼吸器」の空気呼吸器である。

■ 聴覚保護具

１．騒音作業者の聴覚を騒音ばく露から保護し、聴力障害の発生を防止するのが聴覚保護具である。聴覚保護具には、耳栓及び耳覆い（イヤーマフ）がある。

【耳覆い】　　　【耳栓】

２．耳栓と耳覆いのどちらを選ぶかは、作業の性質や騒音の性状で決まる。非常に強烈な騒音に対しては、両者の併用も有効である。

■ 保護めがね・保護面

1. 保護めがね及び保護面は、研磨、研削、切断、はつり、粉砕、めっき、化学分析、化学薬品取扱いなどの作業において、飛散する粒子や、薬品の飛沫などによる眼の障害を防ぐ目的で使用する。

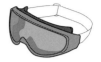

【保護めがね】

■ 遮光保護具

1. 遮光保護具は、溶接作業、溶鉱炉等の炉前作業、レーザー取扱い作業などで、**有害光線を遮断する**ことにより、眼の障害を防ぐ目的で使用する。

2. 溶接作業の種類に応じて、**適切な遮光度番号の**ものを選定して使用する。

【遮光保護具】

■ 塗布剤（保護クリーム）

1. 保護クリームは、皮膚の露出部に適当なクリームを塗布して保護層をつくり、作業中に有害な物質が**直接皮膚に付着しないようにする**目的で使用する。

2. 保護クリームは、作業に就く前に塗布し、**作業終了とともに完全に洗い落**とす。皮膚の手入れ用クリームとは別のものである。

3. 保護クリームを塗布している場合であっても、皮膚障害を引き起こすことがあるため、有害性の強い化学物質に**直接触れたりしてはならない**。

※「防音保護具」の名称が「聴覚保護具」に変更されたため、問題文を一部変更しています。

【1】労働衛生保護具に関する次の記述のうち、誤っているものはどれか。
　　　　　　　　　　　　　　　　　　　　　　　　　［R5.4/R2.4/編集部作成］

☑　1．ガス又は蒸気状の有害物質が粉じんと混在している作業環境中で防毒マスクを使用するときは、防じん機能を有する防毒マスクを選択する。

　　2．防毒マスクの吸収缶の色は、一酸化炭素用は赤色で、有機ガス用は黒色である。

　　3．送気マスクは、清浄な空気をボンベに詰めたものを空気源として作業者に供給する自給式呼吸器である。

　　4．遮光保護具には、遮光度番号が定められており、溶接作業などの作業の種類に応じて適切な遮光度番号のものを使用する。

　　5．騒音作業における聴覚保護具（防音保護具）として、耳覆い（イヤーマフ）又は耳栓のどちらを選ぶかは、作業の性質や騒音の特性で決まるが、非常に強烈な騒音に対しては両者の併用も有効である。

【2】労働衛生保護具に関する次の記述のうち、正しいものはどれか。［R4.10］

☑　1．保護めがねは、紫外線などの有害光線による眼の障害を防ぐ目的で使用するもので、飛散粒子、薬品の飛沫などによる障害を防ぐ目的で使用するものではない。

　　2．保護クリームは、皮膚の露出部に塗布して、作業中に有害な物質が直接皮膚に付着しないようにする目的で使用するものであるので、有害性の強い化学物質を直接素手で取り扱うときには、必ず使用する。

　　3．防じんマスクは作業に適したものを選択し、高濃度の粉じんのばく露のおそれがあるときは、できるだけ粉じんの捕集効率が高く、かつ、排気弁の動的漏れ率が低いものを選ぶ。

　　4．複数の種類の有毒ガスが混在している場合には、そのうち最も毒性の強いガス用の防毒マスクを使用する。

　　5．エアラインマスクは、清浄な空気をボンベに詰めたものを空気源として供給する呼吸用保護具で、自給式呼吸器の一種である。

【3】呼吸用保護具に関する次の記述のうち、正しいものはどれか。［R4.4］

☑ 1．防毒マスクの吸収缶の色は、一酸化炭素用は黒色で、硫化水素用は黄色である。

2．防じん機能を有する防毒マスクには、吸収缶のろ過材がある部分に白線が入れてある。

3．型式検定合格標章のある防じんマスクでも、ヒュームのような微細な粒子に対しては効果がない。

4．防じんマスクの手入れの際、ろ過材に付着した粉じんは圧搾空気などで吹き飛ばして除去する。

5．直結式防毒マスクは、隔離式防毒マスクよりも有害ガスの濃度が高い大気中で使用することができる。

【4】呼吸用保護具に関する次の記述のうち、正しいものはどれか。［R3.10］

☑ 1．防毒マスクの吸収缶の色は、一酸化炭素用は黒色で、有機ガス用は赤色である。

2．高濃度の有害ガスに対しては、防毒マスクではなく、送気マスクか自給式呼吸器を使用する。

3．型式検定合格標章のある防じんマスクでも、ヒュームのような微細な粒子に対して使用してはならない。

4．防じんマスクの手入れの際、ろ過材に付着した粉じんは圧縮空気で吹き飛ばすか、ろ過材を強くたたいて払い落として除去する。

5．防じんマスクは作業に適したものを選択し、顔面とマスクの面体の高い密着性が要求される有害性の高い物質を取り扱う作業については、使い捨て式のものを選ぶ。

【5】呼吸用保護具に関する次の記述のうち、誤っているものはどれか。

［R3.4］

☑ 1．有機ガス用防毒マスクの吸収缶の色は黒色であり、一酸化炭素用防毒マスクの吸収缶の色は赤色である。

2．ガス又は蒸気状の有害物質が粉じんと混在している作業環境中で防毒マスクを使用するときは、防じん機能を有する防毒マスクを選択する。

3．酸素濃度18％未満の場所で使用できる呼吸用保護具には、送気マスク、空気呼吸器のほか、電動ファン付き呼吸用保護具がある。

　4．使い捨て式防じんマスクは、面体ごとに、型式検定合格標章の付された
　　ものを使用する。

　5．防じんマスクは、面体と顔面との間にタオルなどを当てて着用しては
　　ならない。

【6】呼吸用保護具に関する次の記述のうち、正しいものはどれか。［R1.10］

☑　1．防じんマスクは作業に適したものを選択し、顔面とマスクの面体の高
　　い密着性が要求される有害性の高い物質を取り扱う作業については、使
　　い捨て式のものを選ぶ。

　2．防じんマスクの面体の接顔部に接顔メリヤスを使用すると、マスクと
　　顔面との密着性が良くなる。

　3．2種類以上の有害ガスが混在している場合には、そのうち最も毒性の
　　強いガス用の防毒マスクを使用する。

　4．吸収缶が、除毒能力を喪失するまでの時間を破過時間という。

　5．ハロゲンガス用防毒マスクの吸収缶の色は、黄色である。

【7】呼吸用保護具に関する次の記述のうち、誤っているものはどれか。

［H31.4］

☑　1．有機ガス用防毒マスクの吸収缶の色は黒色であり、シアン化水素用防
　　毒マスクの吸収缶の色は青色である。

　2．ガス又は蒸気状の有害物質が粉じんと混在している作業環境中で防毒
　　マスクを使用するときは、防じん機能を有する防毒マスクを選択する。

　3．酸素濃度18％未満の場所で使用できる呼吸用保護具には、送気マスク、
　　空気呼吸器のほか、電動ファン付き呼吸用保護具がある。

　4．送気マスクは、清浄な空気をパイプ、ホースなどにより作業者に供給
　　する呼吸用保護具である。

　5．空気呼吸器は、ボンベに充てんされた清浄空気を作業者に供給する自
　　給式呼吸器である。

【1】**解答　3**

1〜2＆4〜5．正しい。

3．**誤り**：送気マスクは、清浄な空気をパイプやホースなどにより作業者に給気する呼吸用保護具である。自給式呼吸器には、ボンベに充てんされた清浄空気を作業者に供給する空気呼吸器等がある。

【2】**解答　3**

1．誤り：保護めがねは研磨作業などで発散する粒子や、化学薬品の取扱いで薬品の飛沫による眼の障害を防ぐものであり、紫外線などの有害光線による眼の障害を防ぐ目的で使用するのは遮光保護具である。

2．誤り：保護クリームを塗布していても、有害性の強い化学物質を直接素手で触れると皮膚障害を引き起こす可能性があるので直接触れてはならない。

3．**正しい。**

4．誤り：2種類以上の有害ガスが混在している場合や、対象ガスの種類や濃度が不明な場合は送気マスクや自給式呼吸器を使用し、防毒マスクを使用してはならない。

5．誤り：エアラインマスクは、圧縮空気を空気源とする送気マスクの一種である。

【3】**解答　2**

1．誤り：「一酸化炭素用は黒色」⇒「一酸化炭素用は赤色」。

2．**正しい。**

3．誤り：型式検定合格標章のある防じんマスクは、ヒュームに対しても有効である。

4．誤り：付着した粉じん等は、再飛散しないように容器又は袋に詰めた状態で廃棄する。圧縮空気で吹き飛ばすなどしてはならない。

5．誤り：有害ガス又は蒸気の濃度における防毒マスクの使用範囲について、隔離式はガス濃度2％以下、直結式は1％以下の大気中で使用できる。

【4】**解答　2**

1．誤り：防毒マスクの吸収缶の色は、一酸化炭素用は赤色、有機ガス用は黒色である。

2．**正しい。**

3．誤り：型式検定合格標章のある防じんマスクは、ヒュームに対しても有効である。

4．誤り：付着した粉じん等は、再飛散しないように容器又は袋に詰めた状態で廃棄する。圧縮空気で吹き飛ばすなどしてはならない。

5．誤り：「使い捨て式」⇒「取替え式」。

【5】**解答　3**

1〜2＆4〜5．正しい。

3．**誤り**：酸素濃度18％未満の場所では、電動ファン付き呼吸用保護具、防じんマスク、防毒マスクを使用してはならない。

【6】 解答　4

1．誤り：「使い捨て式」⇒「取替え式」。

2．誤り：面体の接顔部に接顔メリヤスを使用すると密着性が悪くなり、粉じんがマスク内に漏れ込むおそれがある。

3．誤り：2種類以上の有害ガスが混在している場合や、対象ガスの種類や濃度が不明な場合は送気マスクや自給式呼吸器を使用し、防毒マスクを使用してはならない。

4．**正しい。**

5．誤り：ハロゲンガス用の吸収缶の色は、灰／黒（二色の配色）である。

【7】 解答　3

1～2＆4～5．正しい。

3．**誤り**：酸素濃度18％未満の場所では、電動ファン付き呼吸用保護具、防じんマスク、防毒マスクを使用してはならない。

14 特殊健康診断

■ 特殊健康診断の目的

1．一般の健康診断は労働者の全般的な健康障害や疾病を対象としているのに対し、特殊健康診断はある**特定の健康障害**を対象としている。

2．そのため、類似の他の疾患との判別と業務起因性についての判断が、一般健康診断よりも**一層強く求められる**。

■ 特殊健康診断の時期

1．事業者は、有害業務に常時従事する労働者を対象に、配置前、**当該業務への配置替えの際**、及びその後定期に、特殊健康診断を実施しなければならない。

2．有害業務への配置替えの際に行う特殊健康診断は、業務適正の判断と、その後の業務の影響を調べるための**基礎資料を得る**とする。

3．有害物質による健康障害の大部分は、初期又は軽度の場合、ほとんど無自覚で、諸検査の結果により早期に発見されることが多い。ただし、急性のものはすぐに症状が現れる。

4．特殊健康診断の実施に当たっては、適切な健診デザインを行うために、労働者を従事させている**作業内容**と、有害要因への**ばく露状況**をあらかじめ調べておくようにする。

　◇**健診デザイン**とは、健診の計画及び準備（健診の種類、項目、問診票など）を事前に作成すること。

■ 生物学的半減期

1．生物学的半減期は、体内に取り込まれた有害物質が代謝排泄されることにより、半減するまでの平均的な期間をいう。**鉛は長く、有機溶剤は短い**。

2．鉛健康診断における採尿・採血時期に比べ、**有機溶剤等健康診断**における**採尿時期は作業終了後**など厳重な管理を要する。

3．生物学的（ばく露）モニタリングとは、作業環境から有害物質のばく露やその健康影響を生体試料を測定することである。有機溶剤に関する一部の特殊健康診断では、**尿中代謝物を個々に測定する**。

　◇**代謝物**とは、薬物や異物が体内で受けた代謝によって変換した物質。

《生物学的モニタリング検査》

有害物の種類	検査項目
キシレン	尿中のメチル馬尿酸
N,N‐ジメチルホルムアミド	尿中のN‐メチルホルムアミド
トルエン	尿中の馬尿酸
スチレン	尿中のマンデル酸及びフェニルグリオキシル酸
ノルマルヘキサン	尿中の2,5‐ヘキサンジオン
テトラクロロエチレン	尿中のトリクロロ酢酸又は総三塩化物
1,1,1‐トリクロロエタン	
トリクロロエチレン	
鉛	尿中のデルタアミノレブリン酸

■ 振動健康診断

1. 振動工具によるレイノー現象（白指症）（144ページ）は、寒くなる冬に発症することが多い。
2. 振動健康診断は6か月以内ごとに1回実施することが定められている。振動障害の有無の評価には冬季が適している。

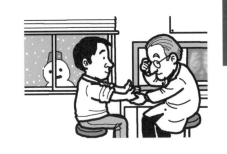

■ その他の特殊健康診断

1. 溶接ヒュームやマンガンの特殊健康診断では、**握力検査**を実施し、神経系の障害を検査する。
2. 放射線業務従事者、有機溶剤業務従事者の健康診断項目については「第1章　**8**有害業務の特別な健康診断」（49ページ）参照。

【1】特殊健康診断に関する次の記述のうち、正しいものはどれか。［R4.4］

☑ 1．有害物質による健康障害は、多くの場合、諸検査の異常などの他覚的所見より、自覚症状が先に出現するため、特殊健康診断では問診の重要性が高い。

2．特殊健康診断における生物学的モニタリングによる検査は、有害物の体内摂取量や有害物による健康影響の程度を把握するための検査である。

3．体内に取り込まれた鉛の生物学的半減期は、数時間と短いので、鉛健康診断における採尿及び採血の時期は、厳重にチェックする必要がある。

4．振動工具の取扱い業務に係る健康診断において、振動障害の有無を評価するためには、夏季における実施が適している。

5．情報機器作業に係る健康診断では、眼科学的検査などとともに、上肢及び下肢の運動機能の検査を行う。

【2】有害業務従事者に対する特殊健康診断に関する次の記述のうち、誤っているものはどれか。［編集部作成］

☑ 1．有害業務への配置替えの際に行う特殊健康診断には、業務適性の判断と、その後の業務の影響を調べるための基礎資料を得る目的がある。

2．特殊健康診断において適切な健診デザインを行うためには、作業内容と有害要因へのばく露状況を把握する必要がある。

3．溶接ヒュームやマンガンを取り扱う業務従事者に対する特殊健康診断には、握力検査が含まれる。

4．電離放射線業務に従事する者は、動脈硬化の進展の有無を測る眼底検査が含まれる。

5．多くの有機溶剤は、生物学的半減期が短いので、有機溶剤等健康診断における尿中の代謝物の量の検査のための採尿の時刻は、厳重にチェックする必要がある。

【3】有害化学物質とその生物学的モニタリング指標として用いられる尿中の代謝物との組合せとして、正しいものは次のうちどれか。［R5.10］

☑ 1．トルエン………………………… トリクロロ酢酸
　　2．キシレン………………………… メチル馬尿酸
　　3．スチレン………………………… 馬尿酸
　　4．N,N－ジメチルホルムアミド …… デルタ－アミノレブリン酸
　　5．鉛………………………………… マンデル酸

【4】有害化学物質とその生物学的モニタリング指標として用いられる尿中の代謝物等との組合せとして、誤っているものは次のうちどれか。［R3.4］

☑ 1．鉛………………………… デルタアミノレブリン酸
　　2．スチレン………………… メチルホルムアミド
　　3．トルエン………………… 馬尿酸
　　4．ノルマルヘキサン………… 2,5－ヘキサンジオン
　　5．トリクロロエチレン……… トリクロロ酢酸

【5】特殊健康診断に関する次の文中の（　）内に入れるAからCの語句の組合せとして、正しいものは1～5のうちどれか。［R5.4］

「特殊健康診断において有害物の体内摂取量を把握する検査として、生物学的モニタリングがあり、スチレンについては、尿中の（A）及びフェニルグリオキシル酸の総量を測定し、（B）については、（C）中のデルタアミノレブリン酸の量を測定する。」

　　　　　　　　　　A　　　　　B　　　C
☑ 1．馬尿酸　　　　　　鉛　　　尿
　　2．馬尿酸　　　　　　水銀　　血液
　　3．メチル馬尿酸　　　鉛　　　血液
　　4．マンデル酸　　　　水銀　　血液
　　5．マンデル酸　　　　鉛　　　尿

【6】特殊健康診断に関する次の文中の（　）内に入れるAからCの語句の組合せとして、正しいものは1～5のうちどれか。［R4.10］

「特殊健康診断において有害物の体内摂取量を把握する検査として、生物学的モニタリングがあり、ノルマルヘキサンについては、尿中の（A）の量を測定し、（B）については、（C）中のデルタアミノレブリン酸の量を測定する。」

	A	B	C
1.	2,5-ヘキサンジオン	鉛	尿
2.	2,5-ヘキサンジオン	鉛	血液
3.	シクロヘキサノン	鉛	尿
4.	シクロヘキサノン	水銀	尿
5.	シクロヘキサノン	水銀	血液

【7】特殊健康診断に関する次の文中の（　）内に入れるAからCの語句の組合せとして、正しいものは1～5のうちどれか。

［R3.10/R2.4/R1.10/編集部作成］

「特殊健康診断において、有害物の体内摂取量を把握する検査として生物学的モニタリングがあり、トルエンについては尿中の（A）を測定し、（B）については、（C）中のデルタアミノレブリン酸を測定する。」

	A	B	C
1.	馬尿酸	鉛	尿
2.	馬尿酸	鉛	血液
3.	マンデル酸	鉛	尿
4.	マンデル酸	水銀	尿
5.	マンデル酸	水銀	血液

▶▶解答＆解説 ……………………………………………………………………………………

【1】解答　2

1. 誤り：有害物質による健康障害の多くは急性発症を除き、初期又は軽度の場合はほとんど無自覚で、諸検査の結果により発見されることが多い。

2. **正しい。**

3. 誤り：鉛健康診断における尿の採取は任意の時期でよい。生物学的半減期が数時間と短いのは、有機溶剤である。

4．誤り：「夏季」⇒「冬季」。

5．誤り：情報機器作業に係る健康診断では、視力検査などの眼科学的検査の他、上肢の運動機能などの筋骨格系に関する検査を行う。下肢の運動機能の検査は行わない。第4章「10．情報機器作業のガイドライン」（317ページ）。

【2】解答　4

1～3＆5．正しい。

4．**誤り**：電離放射線業務に従事する者は、白血球数や白内障に関する眼の検査が含まれる。第1章「8．有害業務の特別な健康診断」（49ページ）。眼底検査は、有機溶剤の二硫化炭素の項目。

【3】解答　2

1．誤り：トルエン…馬尿酸。

2．**正しい。**

3．誤り：スチレン…マンデル酸。

4．誤り：N，N－ジメチルホルムアミド…N－メチルホルムアミド。

5．誤り：鉛…デルタ-アミノレブリン酸。

【4】解答　2

1＆3～5．正しい。

2．**誤り**：スチレン…尿中のマンデル酸。N－メチルホルムアミドを測定するのはN，N－ジメチルホルムアミド。

【5】解答　5

「特殊健康診断において、有害物の体内摂取量を把握する検査として、生物学的モニタリングがあり、スチレンについては、尿中の（A：**マンデル酸**）及びフェニルグリオキシル酸の総量を測定し、（B：**鉛**）については、（C：**尿**）中のデルタアミノレブリン酸を測定する。」

第1章「8．有害業務の特別な健康診断」（49ページ）。

【6】解答　1

「特殊健康診断において有害物の体内摂取量を把握する検査として、生物学的モニタリングがあり、ノルマルヘキサンについては、尿中の（A：**2,5-ヘキサンジオン**）の量を測定し、（B：**鉛**）については、（C：**尿**）中のデルタアミノレブリン酸の量を測定する。」

第1章「8．有害業務の特別な健康診断」（49ページ）。

【7】解答　1

「特殊健康診断において、有害物の体内摂取量を把握する検査として生物学的モニタリングがあり、トルエンについては尿中の（A：**馬尿酸**）を測定し、（B：**鉛**）については、（C：**尿**）中のデルタアミノレブリン酸を測定する。」

第1章「8．有害業務の特別な健康診断」（49ページ）。

MEMO

関係法令
有害業務に係るもの以外のもの
第一種・第二種共通科目

第3章

※過去公表問題のうち7割が、第一種・第二種とも同じ問題で出題されています。

※出題時期のあとに「二種」とあるものは、二種で公表された問題です。しかし、二種のみで公表された問題であっても一種の内容に含まれているため、勉強をお勧めします。実際、編集者が試験を受けた際に出題されたこともありました。

1 労働安全衛生法

■ 労働安全衛生法の目的 ［安衛法第１条］

１．この法律は、労働災害の防止のための危害防止基準の確立、責任体制の明確化及び自主的活動の促進の措置を講ずる等その防止に関する総合的計画的な対策を推進することにより職場における労働者の安全と健康を確保するとともに、快適な職場環境の形成を促進することを目的とする。

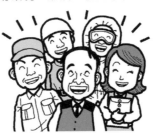

▶▶▶ 過去問題 ◀◀◀

【１】労働安全衛生法の目的に関する次の文中の（　）内に入れるAからCの語句の組合せとして、法令上、正しいものは１〜５のうちどれか。［H25.10］

「この法律は、労働基準法と相まって、労働災害の防止のための危害防止基準の確立、（A）の明確化及び（B）の促進の措置を講ずる等その防止に関する総合的計画的な対策を推進することにより職場における労働者の安全と健康を確保するとともに、（C）の形成を促進することを目的とする。」

	A	B	C
1.	責任体制	安全衛生管理	安全文化
2.	責任体制	自主的活動	快適な職場環境
3.	事業者責任	健康管理	快適な職場環境
4.	管理体制	自主的活動	安全文化
5.	管理体制	安全衛生管理	安全文化

▶▶解答＆解説 ……………………………………………………………

【１】解答　2

◎安衛法第１条（労働安全衛生法の目的）第１項。

2 安全衛生管理体制

■ 総括安全衛生管理者 ［安衛法第10条］

1. 事業者は、安衛令第2条で定める規模の事業場ごとに、**総括安全衛生管理者を選任**し、その者に**安全管理者**※、衛生管理者の指揮をさせるとともに、労働災害等を防止するための業務を統括管理させなければならない。

> ⑤その他**労働災害を防止**するため必要な業務
> ア: 安全衛生に関する方針の表明に関すること
> イ: **危険性又は有害性等の調査及びその結果に基づき講ずる措置**に関すること
> ウ: 安全衛生に関する計画の作成、実施、評価及び改善に関すること

※**安全管理者**は、労働者の危険又は健康障害を防止するための措置のうち、安全に係る技術的事項を事業者が管理させる者で、厚生労働大臣が定める研修を修了しなくてはならない。

2. 総括安全衛生管理者は、当該事業場においてその事業の実施を**統括管理する者**をもって充てなければならない。

3. 都道府県労働局長は、労働災害を防止するため必要があると認めるときは、総括安全衛生管理者の業務の執行について事業者に**勧告**することができる。

■ 総括安全衛生管理者の選任 ［安衛則第2条］

1. 安衛法第10条第1項の規定による総括安全衛生管理者の選任は、総括安全衛生管理者を選任すべき事由が発生した日から**14日以内**に行わなければならない。

2. 事業者は、**総括安全衛生管理者を選任**したときは、遅滞なく、選任報告書を、当該事業場の所在地を管轄する**労働基準監督署長**（以下「所轄労働基準監督署長」という。）に提出しなければならない。

■ 総括安全衛生管理者の代理者 ［安衛則第3条］

1. 事業者は、総括安全衛生管理者が旅行、疾病、事故その他やむを得ない事由によって職務を行うことができないときは、**代理者を選任**しなければならない。

■ 総括安全衛生管理者を選任すべき事業場［安衛令第2条］

1. 総括安全衛生管理者を選任すべき事業場は、次に掲げる業種の区分に応じ、常時当該各号に掲げる数以上の労働者を使用する事業場とする。

業　種	事業場の労働者数
①林業、鉱業、建設業、運送業及び清掃業	100人以上
②製造業（物の加工業を含む）、電気業、ガス業、熱供給業、水道業、通信業、各種商品卸売業、家具・建具・じゅう器等卸売業、各種商品小売業、家具・建具・じゅう器小売業、燃料小売業、旅館業、ゴルフ場業、自動車整備業及び機械修理業	300人以上
③その他の業種（金融業、医療業、警備業、飲食店等）	1,000人以上

■ 衛生管理者［安衛法第12条］

1. 事業者は、安衛則第7条で定める規模の事業場ごとに、衛生管理者の資格を有する者のうちから、当該事業場の業務の区分に応じて、**衛生管理者を選任**し、その者に衛生に係る技術的事項を管理させなければならない。

■ 衛生管理者の選任［安衛則第7条］

1. 衛生管理者の選任は、次に定めるところにより行わなければならない。
   ① 衛生管理者を選任すべき事由が発生した日から**14日以内**に選任すること。
   ② その事業場に**専属の者**を選任すること。ただし、2人以上の衛生管理者を選任する場合において、当該衛生管理者の中に**労働衛生コンサルタント※**がいるときは、当該者のうち1人については、この限りでない。

   ※**労働衛生コンサルタント**は、事業者の求めに応じ報酬を得て、労働者の衛生の水準の向上を図るため、事業場の衛生についての診断及びこれに基づく指導を行う専門家で、厚生労働省の試験に合格する必要がある。

   ◎**専属**とは、その事業場だけに属し、他の事業場には属さないこと。

   ③ 次に掲げる業種の区分に応じ、それぞれに掲げる者のうちから**選任**すること。

業　種	資格者
農林畜水産業、鉱業、建設業、**製造業**（物の加工業を含む）、電気業、ガス業、水道業、熱供給業、**運送業**、自動車整備業、機械修理業、医療業及び清掃業	◎第一種衛生管理者免許取得者 ◎衛生工学衛生管理者免許取得者 ◎医師　◎歯科医師 ◎労働衛生コンサルタント

業　種	資格者
その他の業種 （通信業、卸売業、各種商品小売業、燃料小売業、旅館業、ゴルフ場業、警備業等）	◎第一種衛生管理者免許取得者 ◎第二種衛生管理者免許取得者 ◎衛生工学衛生管理者免許取得者 ◎医師　　◎歯科医師 ◎労働衛生コンサルタント

④事業場の規模に応じ、次の表に掲げる**数以上**の衛生管理者を選任すること。

事業場の規模 （常時使用する労働者数）	衛生管理者数
50人以上　　　　200人以下	1人
200人を超え　　500人以下	2人
500人を超え　1,000人以下	3人
1,000人を超え2,000人以下	4人
2,000人を超え3,000人以下	5人
3,000人を超える場合	6人

※50人以上は50人を含み、200人以下は200人を含む。
200人超は201人からとなる。

⑤次に掲げる事業場にあっては、衛生管理者のうち少なくとも**1人**を**専任**の**衛生管理者**とすること。

常時1,000人を超える労働者を使用する事業場
常時500人を超える労働者を使用する事業場で、坑内労働又は**有害な業務**※に常時30人以上の労働者を従事させるもの

※「多量の高熱物体・低温物体」を取り扱う業務など「第1章　**1**安全衛生管理体制」（10ページ）参照。

◎**専任**とは、もっぱらその任務だけに当たること。

⑥常時500人を超える労働者を使用する事業場で、坑内労働又は有害な業務※に常時30人以上の労働者を従事させるものにあっては、衛生管理者のうち1人を**衛生工学衛生管理者免許**を受けた者のうちから選任すること。

※「多量の高熱物体」を取り扱う業務など「第1章　**1**安全衛生管理体制」（10ページ）参照。

2. 事業者は、**衛生管理者を選任**したときは、遅滞なく、様式第3号による**報告書**（選任報告書）を、当該事業場の所在地を管轄する労働基準監督署長に提出しなければならない。

> ・常時500人を超え1,000人以下の労働者を使用し、そのうち**深夜業を含む業**
> **務に常時30人以上の労働者を従事させる事業場**

■ 安全衛生推進者等 ［安衛法第12条の2］

1. 事業者は、林業等（安衛令第2条第1項①）及び製造業等（安衛令第2条第1項②）で常時10人以上50人未満の労働者を使用する事業場ごとに、安全衛生推進者を選任（1名）し、その者に労働災害を防止するための業務を担当させなければならない。また、**常時10人以上50人未満の労働者を使用し、林業等又は製造業等以外のその他の業種である場合は、衛生推進者を選任（1名）し、その者に労働災害を防止するための業務を担当させるもの**とする。

常時10人～50人未満の労働者	林業等＆製造業等	⇒ 安全衛生推進者
	その他の業種（金融業等）	⇒ 衛生推進者

※50人未満は50人を含まない。

▶▶▶ 過去問題 ◀◀◀

【1】 総括安全衛生管理者に関する次の記述のうち、法令上、誤っているものはどれか。［R4.10］

☐ 1. 総括安全衛生管理者は、事業場においてその事業の実施を統括管理する者又はこれに準ずる者を充てなければならない。

2. 都道府県労働局長は、労働災害を防止するため必要があると認めるときは、総括安全衛生管理者の業務の執行について事業者に勧告することができる。

3. 総括安全衛生管理者は、選任すべき事由が発生した日から14日以内に選任しなければならない。

4. 総括安全衛生管理者を選任したときは、遅滞なく、選任報告書を、所轄労働基準監督署長に提出しなければならない。

5. 危険性又は有害性等の調査及びその結果に基づき講ずる措置に関することは、総括安全衛生管理者が統括管理する業務のうちの一つである。

【2】常時使用する労働者数が100人で、次の業種に属する事業場のうち、法令上、総括安全衛生管理者の選任が義務付けられていないものの業種はどれか。［R5.4/編集部作成（一種）］

☑ 1．林業 2．清掃業 3．燃料小売業
4．建設業 5．運送業

【3】常時使用する労働者数が300人で、次の業種に属する事業場のうち、法令上、総括安全衛生管理者の選任が義務付けられていない業種はどれか。
［R3.10/R2.4/H31.4］

☑ 1．通信業 2．各種商品小売業 3．旅館業
4．ゴルフ場業 5．医療業

【4】事業場の衛生管理体制に関する次の記述のうち、法令上、誤っているものはどれか。ただし、衛生管理者の選任の特例はないものとする。
［R5.10（二種）］

☑ 1．常時300人以上の労働者を使用する各種商品小売業の事業場では、総括安全衛生管理者を選任しなければならない。
2．常時50人以上の労働者を使用する通信業の事業場では、第二種衛生管理者免許を受けた者のうちから衛生管理者を選任することができる。
3．常時50人以上の労働者を使用する運送業の事業場では、第二種衛生管理者免許を受けた者のうちから衛生管理者を選任することができる。
4．常時50人以上の労働者を使用するゴルフ場業の事業場では、第二種衛生管理者免許を有する者のうちから衛生管理者を選任することができる。
5．常時50人以上の労働者を使用する旅館業の事業場では、第二種衛生管理者免許を有する者のうちから衛生管理者を選任することができる。

【5】事業場の衛生管理体制に関する次の記述のうち、法令上、誤っているものはどれか。ただし、衛生管理者の選任の特例はないものとする。

［R4.10（二種）］

☑ 1．常時200人以上の労働者を使用する各種商品小売業の事業場では、総括安全衛生管理者を選任しなければならない。

2．常時1,000人を超え2,000人以下の労働者を使用する事業場では、4人以上の衛生管理者を選任しなければならない。

3．常時50人以上の労働者を使用する燃料小売業の事業場では、第二種衛生管理者免許を受けた者のうちから衛生管理者を選任することができる。

4．2人以上の衛生管理者を選任する場合、そのうち1人についてはその事業場に専属でない労働衛生コンサルタントのうちから選任することができる。

5．衛生管理者を選任したときは、遅滞なく、法定の様式による報告書を、所轄労働基準監督署長に提出しなければならない。

【6】事業場の衛生管理体制に関する次の記述のうち、法令上、誤っているものはどれか。［R4.4（二種）］

☑ 1．常時200人以上の労働者を使用する各種商品小売業の事業場では、総括安全衛生管理者を選任しなければならない。

2．常時1,000人を超え2,000人以下の労働者を使用する事業場では、4人以上の衛生管理者を選任しなければならない。

3．常時50人以上の労働者を使用する通信業の事業場では、第二種衛生管理者免許を受けた者のうちから衛生管理者を選任することができる。

4．2人以上の衛生管理者を選任する場合、そのうち1人についてはその事業場に専属でない労働衛生コンサルタントのうちから選任することができる。

5．常時700人の労働者を使用し、そのうち深夜業を含む業務に常時500人以上の労働者を従事させる事業場では、その事業場に専属の産業医を選任しなければならない。

【7】事業場の衛生管理体制に関する次の記述のうち、法令上、正しいものはどれか。ただし、衛生管理者及び産業医の選任の特例はないものとする。

[R3.10（二種）/R2.10（二種）/R2.4（二種）]

☑ 1．衛生管理者を選任したときは、遅滞なく、所定の様式による報告書を、所轄労働基準監督署長に提出しなければならない。

2．常時2,000人を超え3,000人以下の労働者を使用する事業場では、4人の衛生管理者を選任しなければならない。

3．常時50人以上の労働者を使用する警備業の事業場では、第二種衛生管理者免許を有する者のうちから衛生管理者を選任することができない。

4．常時800人以上の労働者を使用する事業場では、その事業場に専属の産業医を選任しなければならない。

5．常時300人を超え500人未満の労働者を使用し、そのうち、深夜業を含む業務に常時100人の労働者を従事させる事業場では、衛生工学衛生管理者の免許を受けた者のうちから衛生管理者を選任しなければならない。

【8】衛生管理者の選任について、法令上、定められているものは次のうちどれか。ただし、衛生管理者の選任の特例はないものとする。[R1.10（二種）]

☑ 1．衛生管理者は、選任すべき事由が発生してから30日以内に選任しなければならない。

2．常時使用する労働者数が60人の旅館業の事業場では、第二種衛生管理者免許を有する者のうちから衛生管理者を選任することができる。

3．常時使用する労働者数が1,000人を超え2,000人以下の事業場では、少なくとも3人の衛生管理者を選任しなければならない。

4．常時使用する労働者数が3,000人を超える事業場では、6人の衛生管理者のうち2人まで、事業場に専属でない労働衛生コンサルタントのうちから選任することができる。

5．常時使用する労働者数が2,000人以上の事業場では、専任の衛生管理者を2人以上選任しなければならない。

【9】事業場の衛生管理体制に関する次の記述のうち、法令上、定められていないものはどれか。ただし、衛生管理者及び産業医の選任の特例はないものとする。［H31.4（二種）］

　1．総括安全衛生管理者の選任は、総括安全衛生管理者を選任すべき事由が発生した日から14日以内に行わなければならない。

　2．常時1,000人を超え2,000人以下の労働者を使用する事業場では、4人以上の衛生管理者を選任しなければならない。

　3．常時50人以上の労働者を使用するゴルフ場業の事業場では、第二種衛生管理者免許を有する者のうちから衛生管理者を選任することができる。

　4．常時1,000人以上の労働者を使用する事業場では、その事業場に専属の産業医を選任しなければならない。

　5．常時500人を超え1,000人以下の労働者を使用し、そのうち、深夜業を含む業務に常時30人以上の労働者を従事させる事業場では、衛生管理者のうち少なくとも1人を専任の衛生管理者としなければならない。

【10】衛生管理者又は衛生推進者の選任について、法令に違反しているものは次のうちどれか。ただし、衛生管理者の選任の特例はないものとする。
［R5.4（二種）］

　1．常時200人の労働者を使用する医療業の事業場において、衛生工学衛生管理者免許を受けた者のうちから衛生管理者を1人選任している。

　2．常時200人の労働者を使用する旅館業の事業場において、第二種衛生管理者免許を有する者のうちから衛生管理者を1人選任している。

　3．常時60人の労働者を使用する電気業の事業場において、第二種衛生管理者免許を有する者のうちから衛生管理者を1人選任している。

　4．常時600人の労働者を使用する各種商品小売業の事業場において、3人の衛生管理者のうち2人を事業場に専属で第一種衛生管理者免許を有する者のうちから選任し、他の1人を事業場に専属でない労働衛生コンサルタントから選任している。

　5．常時1,200人の労働者を使用する各種商品卸売業の事業場において、第二種衛生管理者免許を有する者のうちから、衛生管理者を4人選任し、そのうち1人を専任の衛生管理者としているが、他の3人には他の業務を兼務させている。

▶▶解答＆解説 ⋯⋯⋯⋯⋯⋯⋯⋯⋯⋯⋯⋯⋯⋯⋯⋯⋯⋯⋯⋯⋯⋯⋯⋯⋯⋯⋯

【1】解答　1

1．**誤り**：「総括管理する者又はこれに準ずる者」⇒「統括管理する者」。準ずる者は不可である。安衛法第10条（総括安全衛生管理者）第2項。

2．**正しい**：安衛法第10条（総括安全衛生管理者）第3項。

3．**正しい**：安衛則第2条（総括安全衛生管理者の選任）第1項。

4．**正しい**：安衛則第2条（総括安全衛生管理者の選任）第2項。

5．**正しい**：安衛法第10条（総括安全衛生管理者）第1項⑤イ。

【2】解答　3

1～2＆4～5．いずれも総括安全衛生管理者の選任が義務付けられている。安衛令第2条（総括安全衛生管理者を選任すべき事業場）第1項①。

3．**義務なし**：燃料小売業は、常時使用する労働者が300人以上の場合は、総括安全衛生管理者の選任が義務付けられる。安衛令第2条（総括安全衛生管理者を選任すべき事業場）第1項②。

【3】解答　5

1～4．いずれも総括安全衛生管理者の選任が義務付けられている。安衛令第2条（総括安全衛生管理者を選任すべき事業場）第1項②。

5．**義務なし**：医療業は、常時使用する労働者が1,000人以上の場合は、総括安全衛生管理者の選任が義務付けられる。安衛令第2条（総括安全衛生管理者を選任すべき事業場）第1項③。

【4】解答　3

1．**正しい**：安衛令第2条（総括安全衛生管理者を選任すべき事業場）第1項②。

2＆4～5．**正しい**：安衛則第7条（衛生管理者の選任）第1項③。

3．**誤り**：運送業の事業場では、第一種衛生管理者免許、衛生工学衛生管理者免許を有する者又は医師、歯科医師、労働衛生コンサルタントから衛生管理者を選任するため第二種衛生管理者免許を有する者からは選任できない。安衛則第7条（衛生管理者の選任）第1項③。

【5】解答　1

1．**誤り**：各種商品小売業は、常時使用する労働者が300人以上の場合が、総括安全衛生管理者の選任が義務付けられる。安衛令第2条（総括安全衛生管理者を選任すべき事業場）第1項②。

2．**正しい**：安衛則第7条（衛生管理者の選任）第1項④。

3．**正しい**：燃料小売業は「その他の業種」に含まれるため、第二種衛生管理者免許を有する者から選任できる。安衛則第7条（衛生管理者の選任）第1項③。

4．**正しい**：安衛則第7条（衛生管理者の選任）第1項②。

5．**正しい**：安衛則第7条（衛生管理者の選任）第2項。

【6】解答　1

1. **誤り**：各種商品小売業は、常時使用する労働者が300人以上の場合が、総括安全衛生管理者の選任が義務付けられる。安衛令第2条（総括安全衛生管理者を選任すべき事業場）第1項②。

2. 正しい：安衛則第7条（衛生管理者の選任）第1項④。

3. 正しい：通信業は「その他の業種」に含まれるため、第二種衛生管理者免許を有する者から選任できる。安衛則第7条（衛生管理者の選任）第1項③。

4. 正しい：安衛則第7条（衛生管理者の選任）第1項②。

5. 正しい：安衛則第13条（産業医の選任）第1項③ヌ（211ページ）。

【7】解答　1

1. **正しい**：安衛則第7条（衛生管理者の選任）第2項。

2. 誤り：「4人」⇒「5人」。安衛則第7条（衛生管理者の選任）第1項④。

3. 誤り：警備業の事業場では、第一種衛生管理者免許、第二種衛生管理者免許、衛生工学衛生管理者免許を有する者、又は労働衛生コンサルタントから衛生管理者を選任できる。安衛則第7条（衛生管理者の選任）第1項③。

4. 誤り：「常時800人以上」⇒「常時1000人以上」。安衛則第13条（産業医の選任）第1項③（211ページ）。

5. 誤り：「常時500人を超える労働者を使用する事業場で、有害業務等（深夜業は含まれない）に常時30人以上従事」している場合は、衛生工学衛生管理者の免許を有する者から衛生管理者を選任しなければならない。設問の場合は該当しない。安衛則第7条（衛生管理者の選任）第1項⑥。

【8】解答　2

1. 誤り：「30日以内」⇒「14日以内」。安衛則第7条（衛生管理者の選任）第1項①。

2. **正しい**：安衛則第7条（衛生管理者の選任）第1項③。

3. 誤り：「3人」⇒「4人」。安衛則第7条（衛生管理者の選任）第1項④。

4. 誤り：「2人」⇒「1人」。常時3,000人を超える労働者を使用する事業場では6人の衛生管理者を選任し、当該衛生管理者の中に労働衛生コンサルタントがいるときは、そのうち1人については専属の者でなくてもよい。安衛則第7条（衛生管理者の選任）第1項②・④。

5. 誤り：常時1,000人を超える労働者を使用する事業場では、衛生管理者のうち少なくとも1人を専任の衛生管理者とすること。2人以上選任する必要はない。安衛則第7条（衛生管理者の選任）第1項⑤。

【9】解答　5

1. 正しい：安衛則第2条（総括安全衛生管理者の選任）第1項。

2. 正しい：安衛則第7条（衛生管理者の選任）第1項④。

3. 正しい：ゴルフ場業は「その他の業種」に含まれるため、第二種衛生管理者免許を有する者からも選任できる。安衛則第7条（衛生管理者の選任）第1項③。

4．正しい：安衛則第 13 条（産業医の選任）第 1 項③（211 ページ）。

5．**誤り**：「常時 1,000 人を超える労働者を使用する事業場」、「500 人を超える事業場で、有害業務（深夜業は含まれない）に 30 人以上従事」している場合は、衛生管理者のうち少なくとも 1 人を専任としなければならない。設問の場合は該当しない。安衛則第 7 条（衛生管理者の選任）第 1 項⑤。

【10】解答　3

1．違反なし：安衛則第 7 条（衛生管理者の選任）第 1 項③・④。

2．違反なし：安衛則第 7 条（衛生管理者の選任）第 1 項③・④。

3．**違反あり**：電気業で常時 60 人の労働者を使用する事業場では、第一種衛生管理者免許、衛生工学衛生管理者免許を有する者、又は労働衛生コンサルタントから衛生管理者を 1 人以上選任する。従って、第二種衛生管理者免許を有する者からは選任できない。安衛則第 7 条（衛生管理者の選任）第 1 項③・④。

4．違反なし：安衛則第 7 条（衛生管理者の選任）第 1 項②・③・④。

5．違反なし：安衛則第 7 条（衛生管理者の選任）第 1 項③・④・⑤。

3 衛生管理者の職務

■ 衛生管理者の職務［安衛法第10条・第12条］

1．事業者は、安衛則第7条で定める規模の事業場ごとに、衛生管理者の資格を有する者のうちから、当該事業場の業務の区分に応じて、**衛生管理者を選任し**、その者に**総括安全衛生管理者が統括管理すべき業務のうち、衛生に係る技術的事項を管理**させなければならない。

①**労働者の危険又は健康障害を防止するための措置**に関すること
②**労働者の安全又は衛生のための教育の実施**に関すること
③**健康診断の実施その他健康の保持増進のための措置**に関すること
④**労働災害の原因の調査及び再発防止対策**に関すること
⑤**その他労働災害を防止するため必要な業務** 　ア：安全衛生に関する方針の表明に関すること 　イ：危険性又は有害性等の調査及びその結果に基づき講ずる措置に関すること 　ウ：安全衛生に関する計画の作成、実施、評価及び改善に関すること

■ 衛生管理者の定期巡視及び権限の付与［安衛則第11条］

1．衛生管理者は、少なくとも**毎週1回作業場等を巡視**し、設備、作業方法又は衛生状態に有害のおそれがあるときは、直ちに、労働者の健康障害を防止するため必要な措置を講じなければならない。

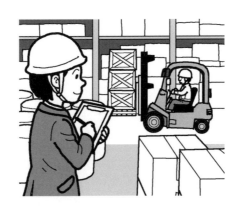

【1】衛生管理者の職務又は業務として、法令上、定められていないものは次のうちどれか。ただし、次のそれぞれの業務は衛生に関する技術的事項に限るものとする。［R3.4］

☑ 1．健康診断の実施その他健康の保持増進のための措置に関すること。
　2．労働災害の原因の調査及び再発防止対策に関すること。
　3．安全衛生に関する方針の表明に関すること。
　4．少なくとも毎週1回作業場等を巡視し、衛生状態に有害のおそれがあるときは、直ちに、労働者の健康障害を防止するため必要な措置を講ずること。
　5．労働者の健康を確保するため必要があると認めるとき、事業者に対し、労働者の健康管理等について必要な勧告をすること。

【2】事業者が衛生管理者に管理させるべき業務として、法令上、誤っているものは次のうちどれか。ただし、次のそれぞれの業務のうち衛生に係る技術的事項に限るものとする。［R2.10/R1.10］

☑ 1．安全衛生に関する方針の表明に関すること。
　2．労働者の健康管理等について、事業者に対して行う必要な勧告に関すること。
　3．安全衛生に関する計画の作成、実施、評価及び改善に関すること。
　4．労働災害の原因の調査及び再発防止対策に関すること。
　5．健康診断の実施その他健康の保持増進のための措置に関すること。

【1】解答　5

1〜3．正しい：いずれも衛生管理者が行うべき業務となる。安衛法第10条・12条（衛生管理者の職務）第1項、順に③、④、⑤ア。

4．正しい：安衛則第11条（衛生管理者の定期巡視及び権限の付与）第1項。

5．**誤り**：産業医が行うべき業務である。安衛法第13条（産業医等）第5項（211ページ）。

【2】解答　2

1＆3〜5．正しい：いずれも衛生管理者が行うべき業務となる。安衛法第10条・12条（衛生管理者の職務）第1項、順に⑤ア、⑤ウ、④、③。

2．**誤り**：産業医が行うべき業務である。安衛法第13条（産業医等）第5項（211ページ）。

第**3**章　関係法令（有害業務以外のもの）

4 産業医

■ **産業医等**［安衛法第13条・安衛令第5条・安衛則第14条の2］

1. 事業者は、**常時50人以上の労働者**を使用する事業場ごとに、医師のうちから**産業医**を選任し、その者に労働者の健康管理等を行わせなければならない。

2. 産業医は、労働者の健康管理等を行うのに必要な医学に関する知識について厚生労働省令で定める要件を備えた者でなければならない。

4. 産業医を選任した事業者は、産業医に対し、次に掲げる**情報**を**提供**しなければならない。

> ③労働者の**業務に関する情報**であって産業医が労働者の健康管理等を適切に行うために必要と認めるもの

5. 産業医は、労働者の健康を確保するため必要があると認めるときは、事業者に対し、**労働者の健康管理等について必要な勧告**をすることができる。

■ **産業医の選任**［安衛則第13条］

1. 産業医の選任は、次に定めるところにより行わなければならない。

> ①産業医を選任すべき事由が発生した日から**14日以内**に選任すること。
>
> ②次に掲げる者**以外**の者のうちから選任すること。
>
> > ハ　事業場においてその事業の実施を**統括管理する者**
>
> ③**常時1,000人以上**の労働者を使用する事業場、又は次に掲げる業務に**常時500人以上**の労働者を従事させる事業場にあっては、その事業場に**専属**の者を選任すること。
>
> > ト　重量物の取扱い等重激な業務
> >
> > ヌ　深夜業を含む業務
>
> ④**常時3,000人を超える**労働者を使用する事業場にあっては、**2人以上**の産業医を選任すること。

✓Check　**代理者の選任**（過去問より）

> ▪ 産業医がやむを得ない事由によって職務を行うことができない場合であっても、代理の産業医を選任する**必要はない**

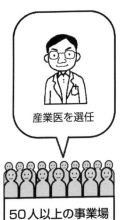

産業医を選任

50人以上の事業場

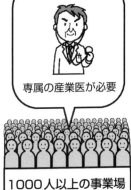

専属の産業医が必要

1000人以上の事業場

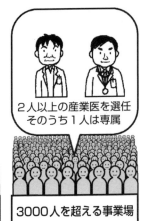

2人以上の産業医を選任
そのうち1人は専属

3000人を超える事業場

4. 事業者は、産業医が**辞任**したとき又は産業医を**解任**したときは、遅滞なく、その旨及びその理由を**衛生委員会又は安全衛生委員会**に**報告**しなければならない。

■ **産業医及び産業歯科医の職務等** ［安衛則第14条］

1. 産業医の職務は、次に掲げる事項で**医学に関する専門的知識を必要とする**ものとする。

①健康診断の実施及び、その結果に基づく労働者の健康を保持するための措置に関すること
②面接指導の実施並びに、これらの結果に基づく労働者の健康を保持するための措置に関すること
③心理的な負担の程度を把握するための検査の実施並びに、面接指導の実施及びその結果に基づく労働者の健康を保持するための措置に関すること
④作業環境の維持管理に関すること
⑤作業の管理に関すること
⑥労働者の健康管理に関すること
⑦健康教育、健康相談その他労働者の健康の保持増進を図るための、措置に関すること
⑧衛生教育に関すること
⑨労働者の健康障害の原因の調査及び、再発防止のための措置に関すること

3．産業医は、第１項各号に掲げる事項について、**総括安全衛生管理者**に対して勧告し、又は衛生管理者に対して指導し、若しくは助言することができる。

☑Check　**産業医の職務**（過去問より）

> ・「安全衛生に関する方針の表明に関すること」は職務に含まれ**ない**

■ 産業医による勧告等［安衛則第14条の3］

2．事業者は、産業医から労働者の健康管理等について勧告を受けたときは、次に掲げる事項を記録し、これを**3年間保存**しなければならない。

①当該勧告の内容
②当該勧告を踏まえて**講じた措置の内容** （措置を講じない場合にあっては、その旨及びその理由）

■ 産業医に対する権限の付与等［安衛則第14条の4］

2．事業者が産業医に付与すべき権限には、次に掲げる事項に関する権限が含まれるものとする。

①事業者又は総括安全衛生管理者に対して意見を述べること
②労働者の健康管理等を実施するために必要な情報を労働者から収集すること
③労働者の健康を確保するため緊急の必要がある場合において、労働者に対して必要な措置をとるべきことを指示すること

■ 産業医の定期巡視［安衛則第15条］

1．産業医は、少なくとも**毎月1回作業場等**を巡視し、作業方法又は衛生状態に有害のおそれがあるときは、直ちに、労働者の健康障害を防止するため必要な措置を講じなければならない。ただし、産業医が、事業者から、毎月1回以上、次に掲げる情報の提供を受けている場合であって、**事業者の同意を得ている**ときは、**2か月に1回以上**にすることができる。

①衛生管理者が行う巡視の結果
②労働者の健康障害を防止し、又は労働者の健康を保持するために必要な情報であって、衛生委員会又は安全衛生委員会における調査審議を経て事業者が産業医に提供することとしたもの

第一種・第二種共通科目

■ **法令等の周知**［安衛法第101条・安衛則98条の2］

2．産業医を選任した事業者は、その事業場における産業医の業務の内容その他の産業医の業務に関する事項で次に定めるものを、**常時各作業場の見やすい場所に掲示し、又は備え付ける**ことその他の厚生労働省令で定める方法により、**労働者に周知**させなければならない。

①事業場における産業医の**業務の具体的な内容**
②産業医に対する**健康相談の申出の方法**
③産業医による労働者の**心身の状態に関する情報の取扱いの方法**

▶▶▶ 過去問題 ◀◀◀

【1】産業医に関する次の記述のうち、法令上、誤っているものはどれか。ただし、産業医の選任の特例はないものとする。［R5.10］

☑ 1．産業医を選任しなければならない事業場は、常時50人以上の労働者を使用する事業場である。

2．常時使用する労働者数が2,000人を超える事業場では、産業医を2人以上選任しなければならない。

3．重量物の取扱い等重激な業務に常時500人以上の労働者を従事させる事業場では、その事業場に専属の産業医を選任しなければならない。

4．産業医が、事業者から、毎月1回以上、所定の情報の提供を受けている場合であって、事業者の同意を得ているときは、産業医の作業場等の巡視の頻度を、毎月1回以上から2か月に1回以上にすることができる。

5．産業医は、労働者に対する衛生教育に関することであって、医学に関する専門的知識を必要とする事項について、総括安全衛生管理者に対して勧告することができる。

【2】産業医に関する次の記述のうち、法令上、誤っているものはどれか。
［R3.10］

☑ 1．産業医を選任した事業者は、産業医に対し、労働者の業務に関する情報であって産業医が労働者の健康管理等を適切に行うために必要と認めるものを提供しなければならない。

2．産業医を選任した事業者は、その事業場における産業医の業務の具体的な内容、産業医に対する健康相談の申出の方法、産業医による労働者の心身の状態に関する情報の取扱いの方法を、常時各作業場の見やすい場所に掲示し、又は備え付ける等の方法により、労働者に周知させなければならない。

3．産業医は、衛生委員会に対して労働者の健康を確保する観点から必要な調査審議を求めることができる。

4．産業医は、衛生委員会を開催した都度作成する議事概要を、毎月1回以上、事業者から提供されている場合には、作業場等の巡視の頻度を、毎月1回以上から2か月に1回以上にすることができる。

5．事業者は、産業医から労働者の健康管理等について勧告を受けたときは、当該勧告の内容及び当該勧告を踏まえて講じた措置の内容（措置を講じない場合にあっては、その旨及びその理由）を記録し、これを3年間保存しなければならない。

【3】産業医に関する次の記述のうち、法令上、誤っているものはどれか。
［R4.10/R3.4］

☑ 1．常時使用する労働者数が50人以上の事業場において、厚生労働大臣の指定する者が行う産業医研修の修了者等の所定の要件を備えた医師であっても、当該事業場においてその事業を統括管理する者は、産業医として選任することはできない。

2．産業医が、事業者から、毎月1回以上、所定の情報の提供を受けている場合であって、事業者の同意を得ているときは、産業医の作業場等の巡視の頻度を、毎月1回以上から2か月に1回以上にすることができる。

3．事業者は、産業医が辞任したとき又は産業医を解任したときは、遅滞なく、その旨及びその理由を衛生委員会又は安全衛生委員会に報告しなければならない。

4．事業者は、産業医が旅行、疾病、事故その他やむを得ない事由によって職務を行うことができないときは、代理者を選任しなければならない。

5．事業者が産業医に付与すべき権限には、労働者の健康管理等を実施するために必要な情報を労働者から収集することが含まれる。

【4】総括安全衛生管理者又は産業医に関する次の記述のうち、法令上、誤っているものはどれか。ただし、産業医の選任の特例はないものとする。

［R4.4］

☑ 1．総括安全衛生管理者は、事業場においてその事業の実施を統括管理する者をもって充てなければならない。

　　2．都道府県労働局長は、労働災害を防止するため必要があると認めるときは、総括安全衛生管理者の業務の執行について事業者に勧告することができる。

　　3．総括安全衛生管理者が旅行、疾病、事故その他やむを得ない事由によって職務を行うことができないときは、代理者を選任しなければならない。

　　4．産業医は、衛生委員会を開催した都度作成する議事概要を、毎月1回以上、事業者から提供されている場合には、作業場等の巡視の頻度を、毎月1回以上から2か月に1回以上にすることができる。

　　5．事業者は、産業医から労働者の健康管理等について勧告を受けたときは、当該勧告の内容及び当該勧告を踏まえて講じた措置の内容（措置を講じない場合にあっては、その旨及びその理由）を記録し、これを3年間保存しなければならない。

【5】産業医の職務として、法令に定められていない事項は次のうちどれか。ただし、次のそれぞれの事項のうち医学に関する専門的知識を必要とするものに限るものとする。［H31.4/編集部作成（一種）］

☑ 1．衛生教育に関すること。

　　2．作業環境の維持管理に関すること。

　　3．作業の管理に関すること。

　　4．労働者の健康障害の原因の調査及び再発防止のための措置に関すること。

　　5．安全衛生に関する方針の表明に関すること。

▶▶解答＆解説 ⋯⋯⋯⋯⋯⋯⋯⋯⋯⋯⋯⋯⋯⋯⋯⋯⋯⋯⋯⋯⋯⋯⋯⋯⋯⋯⋯⋯⋯⋯

【1】解答　2

1．正しい：安衛令第5条（産業医を選任すべき事業場）第1項。

2．誤り：「2,000人を超える」⇒「3,000人を超える」。安衛則第13条（産業医の選任等）第1項④。

3．正しい：安衛則第13条（産業医の選任等）第1項③ト。

4．正しい：安衛則第15条（産業医の定期巡視）第1項。

5．正しい：安衛則第14条（産業医及び産業歯科医の職務等）第1項、第3項。

【2】解答　4

1．正しい：安衛法第13条（産業医等）第4項、安衛則第14条の2（産業医に対する情報の提供）第1項③。

2．正しい：安衛法第101条（法令等の周知）第2項、安衛則第98条の2（法令等の周知の方法等）第2項①～③。

3．正しい：安衛則第23条（委員会の会議）第5項（219ページ）。

4．**誤り**：事業者の同意を得なければ、議事概要を毎月1回以上事業者から提供されている場合であっても、巡視の頻度を2か月に1回以上にすることはできない。安衛則第15条（産業医の定期巡視）第1項②。

5．正しい：安衛則第14条の3（産業医による勧告等）第2項①・②。

【3】解答　4

1．正しい：産業医は、事業場においてその事業の実施を統括管理する者からは選任できない。安衛則第13条（産業医の選任等）第1項②ハ。

2．正しい：安衛則第15条（産業医の定期巡視）第1項。

3．正しい：安衛則第13条（産業医の選任等）第4項。

4．**誤り**：産業医には代理者を選任しなければならないという規定はない。

5．正しい：安衛則第14条の4（産業医に対する権限の付与等）第2項②。

【4】解答　4

1．正しい：安衛法第10条（総括安全衛生管理者）第2項（197ページ）。

2．正しい：安衛法第10条（総括安全衛生管理者）第3項。

3．正しい：安衛則第3条（総括安全衛生管理者の代理者）第1項（197ページ）。

4．**誤り**：事業者の同意を得なければ、議事概要を毎月1回以上事業者から提供されている場合であっても、巡視の頻度を2か月に1回以上にすることはできない。安衛則第15条（産業医の定期巡視）第1項②。

5．正しい：安衛則第14条の3（産業医による勧告等）第2項①・②。

【5】解答　5

1～4．いずれも産業医の職務として定められている。安衛則第14条（産業医及び産業歯科医の職務等）第1項、順に⑧、④、⑤、⑨。

5．**定めなし**：安全衛生に関する方針の表明は、総括安全衛生管理者の職務である。安衛法第10条（総括安全衛生管理者）第1項、安衛則第3条の2（総括安全衛生管理者が統括管理する業務）第1項①（197ページ）。

5 衛生委員会

■ 衛生委員会 ［安衛法第18条］

1．事業者は、**常時50人以上の労働者**を使用する事業場ごとに、衛生委員会を設けなければならない。

2．衛生委員会の委員は、次の者をもって構成する。ただし、①の者である委員は、1人とする。

①**総括安全衛生管理者**、又は総括安全衛生管理者以外の者で当該事業場においてその事業の実施を統括管理するもの、若しくはこれに準ずる者のうちから**事業者が指名した者**
②**衛生管理者**のうちから**事業者が指名した者**
③**産業医**のうちから**事業者が指名した者** ※その事業場に専属の産業医でなくてもよい
④当該事業場の労働者で、衛生に関し経験を有する者のうちから事業者が指名した者

3．事業者は、当該事業場の労働者で、作業環境測定を実施している**作業環境測定士**であるものを衛生委員会の委員として指名することができる。

4．衛生委員会の議長は、第2項①の委員がなるものとする。事業者は、第2項①の委員以外の**委員の半数**については、当該事業場に労働者の過半数で組織する労働組合があるときにおいてはその**労働組合**、労働者の過半数で組織する労働組合がないときにおいては**労働者の過半数を代表する者の推薦**に基づき指名しなければならない。

✓Check　**衛生委員会の委員の指名**（過去問より）

- 議長以外の委員の**半数**は労働者の過半数の代表者の推薦に基づき指名しなければならない。**全員ではない**
- 産業医を指名する場合、その事業場に**専属の者でなくてもよい**
- 衛生管理者として選任している**労働衛生コンサルタントも専属の者でなくてもよい**

■ 安全衛生委員会 ［安衛法第19条］

1．事業者は、**安全委員会及び衛生委員会**を設けなければならないときは、それぞれの委員会の設置に代えて、**安全衛生委員会を設置**することができる。

■ 委員会の付議事項［安衛則第22条］

1. 衛生委員会の付議事項には、次の事項が含まれるものとする。

> ⑨**長時間にわたる労働**による労働者の**健康障害の防止**を図るための**対策の樹立**に関すること。

> ⑩労働者の**精神的健康の保持増進**を図るための**対策の樹立**に関すること。

> ⑪化学物質の自律的な管理の実施状況の調査審議※

※リスクアセスメント対象物のばく露の必要な低減措置を講じ、ばく露低減措置の内容について、労働者の意見を聴く機会を設け、作業記録を保存する等の措置に関すること。

◇**付議**とは、会議にかけること。

■ 委員会の会議［安衛則第23条］

1. 事業者は、安全委員会、衛生委員会又は安全衛生委員会（以下「委員会」という）を**毎月１回以上開催**するようにしなければならない。

3. 事業者は、委員会の開催の都度、遅滞なく、委員会における議事の概要を次に掲げるいずれかの方法によって**労働者に周知**させなければならない。

> ②書面を労働者に交付すること。

> ③磁気テープ、磁気ディスク等に記録し、かつ労働者がその内容を常時確認できる機器を設置すること。

4. 事業者は、委員会における議事で重要なものに係る記録を作成して、これを**３年間保存**しなければならない。

5. 産業医は、**衛生委員会**又は安全衛生委員会に対して労働者の健康を確保する観点から必要な**調査審議**を求めることができる。

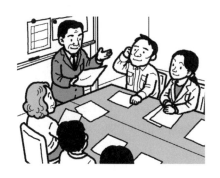

【1】 衛生委員会に関する次の記述のうち、法令上、誤っているものはどれか。
[R5.10]

☑ 1．衛生委員会の議長を除く委員の半数については、事業場に労働者の過半数で組織する労働組合がないときは、労働者の過半数を代表する者の推薦に基づき指名しなければならない。

2．衛生委員会の議長は、原則として、総括安全衛生管理者又は総括安全衛生管理者以外の者で事業場においてその事業の実施を統括管理するもの若しくはこれに準ずる者のうちから事業者が指名した委員がなるものとする。

3．事業場に専属ではないが、衛生管理者として選任している労働衛生コンサルタントを、衛生委員会の委員として指名することができる。

4．作業環境測定を外部の作業環境測定機関に委託して実施している場合、当該作業環境測定を実施している作業環境測定士を、衛生委員会の委員として指名することができる。

5．衛生委員会の付議事項には、長時間にわたる労働による労働者の健康障害の防止を図るための対策の樹立に関することが含まれる。

【2】 衛生委員会に関する次の記述のうち、法令上、正しいものはどれか。
[R5.4]

☑ 1．衛生委員会の議長は、衛生管理者である委員のうちから、事業者が指名しなければならない。

2．産業医のうち衛生委員会の委員として指名することができるのは、当該事業場に専属の産業医に限られる。

3．衛生管理者として選任しているが事業場に専属でない労働衛生コンサルタントを、衛生委員会の委員として指名することはできない。

4．当該事業場の労働者で、作業環境測定を実施している作業環境測定士を衛生委員会の委員として指名することができる。

5．衛生委員会は、毎月1回以上開催するようにし、議事で重要なものに係る記録を作成して、これを5年間保存しなければならない。

【3】衛生委員会に関する次の記述のうち、法令上、正しいものはどれか。

[R4.4]

☑ 1．衛生委員会の議長は、衛生管理者である委員のうちから、事業者が指名しなければならない。

2．衛生委員会の議長を除く委員の半数は、事業場に労働者の過半数で組織する労働組合があるときにおいてはその労働組合、労働者の過半数で組織する労働組合がないときにおいては労働者の過半数を代表する者が指名しなければならない。

3．衛生管理者として選任しているが事業場に専属でない労働衛生コンサルタントを、衛生委員会の委員として指名することはできない。

4．衛生委員会の付議事項には、労働者の精神的健康の保持増進を図るための対策の樹立に関することが含まれる。

5．衛生委員会は、毎月1回以上開催するようにし、議事で重要なものに係る記録を作成して、これを5年間保存しなければならない。

【4】衛生委員会に関する次の記述のうち、法令上、正しいものはどれか。

[R2.10/R2.4]

☑ 1．衛生委員会の議長は、衛生管理者である委員のうちから、事業者が指名しなければならない。

2．衛生委員会の議長を除く全委員は、事業場に労働者の過半数で組織する労働組合がないときは、労働者の過半数を代表する者の推薦に基づき指名しなければならない。

3．衛生管理者として選任しているが事業場に専属ではない労働衛生コンサルタントを、衛生委員会の委員として指名することはできない。

4．当該事業場の労働者で、衛生に関し経験を有するものを衛生委員会の委員として指名することができる。

5．作業環境測定を作業環境測定機関に委託している場合、衛生委員会の委員として、当該機関に所属する作業環境測定士を指名しなければならない。

▶▶解答＆解説 ……………………………………………………………………………………

【1】解答　4

1．正しい：安衛法第18条（衛生委員会）第4項。

2．正しい：安衛法第18条（衛生委員会）第2項①。

3．正しい：安衛則第7条（衛生管理者の選任）第1項②（198ページ）、安衛法第18条（衛生委員会）第2項②。

4．**誤り**：衛生委員会の委員とする作業環境測定士は、事業場に専属の労働者である必要がある。安衛法第18条（衛生委員会）第3項。

5．正しい：安衛則第22条（衛生委員会の付議事項）第1項⑨。

【2】**解答　4**

1．誤り：衛生委員会の議長は、委員のうち総括安全衛生管理者など統括管理するもの、または準ずる者から事業者が指名する。安衛法第18条（衛生委員会）第4項。

2．誤り：委員として指名する産業医は、事業場に専属の者でなくてもよい。安衛法第18条（衛生委員会）第2項③。

3．誤り：衛生管理者として選任している、事業場に専属でない労働衛生コンサルタントを委員として指名できる。安衛則第7条（衛生管理者の選任）第1項②（198ページ）、安衛法第18条（衛生委員会）第2項②。

4．**正しい**：安衛則第18条（衛生委員会）第3項。

5．誤り：「5年間保存」⇒「3年間保存」。安衛則第23条（委員会の会議）第1項、第4項。

【3】**解答　4**

1．誤り：衛生委員会の議長は、委員のうち総括安全衛生管理者など統括管理するもの、または準ずる者から事業者が指名する。安衛法第18条（衛生委員会）第4項。

2．誤り：「労働者の過半数を代表する者が指名」⇒「労働者の過半数を代表する者の推薦に基づき指名」。安衛法第18条（衛生委員会）第4項。

3．誤り：衛生管理者として選任している、事業場に専属でない労働衛生コンサルタントを委員として指名できる。安衛則第7条（衛生管理者の選任）第1項②（198ページ）、安衛法第18条（衛生委員会）第2項②。

4．**正しい**：安衛則第22条（委員会の付議事項）第1項⑩。

5．誤り：「5年間保存」⇒「3年間保存」。安衛則第23条（委員会の会議）第1項、第4項。

【4】**解答　4**

1．誤り：衛生委員会の議長は、委員のうち総括安全衛生管理者など統括管理するもの、または準ずる者から事業者が指名する。安衛法第18条（衛生委員会）第4項。

2．誤り：「議長を除く全委員」⇒「議長を除く委員の半数」。安衛法第18条（衛生委員会）第4項。

3．誤り：衛生管理者として選任している、事業場に専属でない労働衛生コンサルタントを委員として指名できる。安衛則第7条（衛生管理者の選任）第1項②（198ページ）、安衛法第18条（衛生委員会）第2項②。

4．**正しい**：安衛法第18条（衛生委員会）第2項④。

5．誤り：当該事業場の労働者の作業環境測定士を委員として指名できるが、委託機関の作業環境測定士を指名することはできない。また、必ず作業環境測定士を指名する規定はない。安衛則第18条（衛生委員会）第3項。

6 安全衛生教育

※令和4年5月の法改正により、令和6年4月1日から省略規定が廃止されます。

■ 安全衛生教育 ［安衛法第59条］

1. 事業者は、労働者を**雇い入れた**ときは、当該労働者に対し、安衛則第35条で定めるところにより、その従事する業務に関する**安全又は衛生のための教育**を行わなければならない。

2. 第1項の規定は、労働者の**作業内容を変更**したときについても準用する。

☑Check 雇入れ時の安全衛生教育

- 労働者数や雇用形態（期間を定めて使用される者やパートタイム労働者など）にかかわらず、教育を**省略できない**。

■ 雇入れ時等の教育 ［安衛則第35条］

1. 事業者は、労働者を雇い入れ、又は労働者の作業内容を変更したときは、当該労働者に対し、遅滞なく、次の事項のうち当該労働者が従事する業務に関する安全又は衛生のため必要な事項について、教育を行わなければならない。ただし、安衛令第2条（総括安全衛生管理者を選任すべき事業場）第1項③のその他の業種※（198ページ）である場合は、①～④までの教育を省略することができる。

※金融業、医療業、警備業、飲食店などが該当する。

①機械等、原材料等の危険性又は有害性及びこれらの取扱い方法に関すること
②安全装置、有害物抑制装置又は保護具の性能及びこれらの取扱い方法に関すること
③作業手順に関すること
④作業開始時の点検に関すること
⑤当該業務に関して発生するおそれのある**疾病の原因**及び**予防**に関すること
⑥整理、整頓及び清潔の保持に関すること
⑦事故時等における応急措置及び退避に関すること
⑧上記①～⑦のほか、当該業務に関する安全又は衛生のために必要な事項

2. 事業者は、第1項①～⑧に掲げる事項の全部又は一部に関し**十分な知識及び技能を有している**と認められる労働者については、当該事項についての**教育を省略**することができる。

○…省略できる　×…省略できない

教育内容	金融業、医療業、警備業、飲食業	通信業、各種商品小売業、旅館業、ゴルフ場業
作業手順	○	×
作業開始時の点検	○	×
整理、整頓、清潔の保持	×	×
事故時等の措置、退避	×	×

※上記表 ▨▨▨ は全ての業種が教育を省略できない。

第3章 関係法令（有害業務以外のもの）

▶▶▶ 過去問題 ◀◀◀

【1】雇入れ時の安全衛生教育に関する次の記述のうち、法令上、正しいものはどれか。[R4.4（二種）/R3.4（二種）]

☐　1．常時使用する労働者が10人未満である事業場では、教育を省略することができる。

2．1か月以内の期間を定めて雇用する者については、危険又は有害な業務に従事する者を除き、教育を省略することができる。

3．飲食店の事業場においては、教育事項のうち「作業手順に関すること」については省略することができる。

4．旅館業の事業場においては、教育事項のうち「作業開始時の点検に関すること」については省略することができる。

5．教育を行ったときは、教育の受講者、教育内容等の記録を作成して、これを1年間保存しなければならない。

【2】雇入れ時の安全衛生教育に関する次の記述のうち、法令上、誤っている
ものはどれか。[R2.4（二種）]

☑ 1．1か月以内の期間を定めて雇用するパートタイム労働者についても、
教育を行わなければならない。

2．教育事項の全部又は一部に関し十分な知識及び技能を有していると認
められる労働者については、当該事項についての教育を省略することが
できる。

3．金融業の事業場においては、教育事項のうち、「整理、整頓及び清潔
の保持に関すること」については省略することができない。

4．旅館業の事業場においては、教育事項のうち、「作業手順に関するこ
と」については省略することができる。

5．警備業の事業場においては、教育事項のうち、「作業開始時の点検に
関すること」については省略することができる。

【3】雇入れ時の安全衛生教育における次のAからDの教育事項について、法
令上、金融業、医療業、警備業の事業場において省略できるものの組合せ
は1～5のうちどれか。[R3.10（二種）/R2.10（二種）/R1.10（二種）]

A 従事させる業務に関して発生するおそれのある疾病の原因及び予
防に関すること。

B 作業開始時の点検に関すること。

C 整理、整頓及び清潔の保持に関すること。

D 作業手順に関すること。

☑ 1．A，B　　2．A，C　　3．B，C
4．B，D　　5．C，D

【1】解答　3

1＆2．誤り：雇入れ時の安全衛生教育は、労働者数、業務の内容、雇用形態（期間を定めて使用される者など）にかかわらず、省略できない。安衛法第59条（安全衛生教育）第1項。

3．**正しい**：飲食店は、安衛令第2条（総括安全衛生管理者を選任すべき事業場）第1項③の「その他の業種」（198ページ）に該当するため、「作業手順に関すること」についての教育は省略できる。安衛則第35条（雇入れ時等の教育）第1項③。

4．誤り：旅館業は、安衛令第2条（総括安全衛生管理者を選任すべき事業場）第1項②に該当するため、「作業開始時の点検に関すること」についての教育は省略できない。安衛則第35条（雇入れ時等の教育）第1項④。

5．誤り：雇い入れ時の安全衛生教育の記録については、保存義務の定めがない。

【2】解答　4

1．正しい：雇入れ時の安全衛生教育は、雇用形態（期間を定めて使用される者など）にかかわらず行わなければならない。安衛法第59条（安全衛生教育）第1項。

2．正しい：安衛則第35条（雇入れ時等の教育）第2項。

3．正しい：「整理、整頓及び清潔の保持に関すること」については、業種にかかわらず省略できない。安衛則第35条（雇入れ時等の教育）第1項⑥。

4．**誤り**：旅館業は、安衛令第2条（総括安全衛生管理者を選任すべき事業場）第1項②（198ページ）に該当するため、「作業手順に関すること」についての教育は省略できない。安衛則第35条（雇入れ時等の教育）第1項③。

5．正しい：警備業は、安衛令第2条（総括安全衛生管理者を選任すべき事業場）第1項③の「その他の業種」に該当するため、「作業開始時の点検に関すること」についての教育は省略できる。安衛則第35条（雇入れ時等の教育）第1項④。

【3】解答　4

金融業、医療業、警備業は、安衛令第2条（総括安全衛生管理者を選任すべき事業場）第1項③の「その他の業種」に該当するため、雇入れ時の教育においては、安衛則第35条（雇入れ時等の教育）第1項①〜④を省略できる。

A＆C．業種にかかわらず省略できない。安衛則第35条（雇入れ時等の教育）第1項⑤、⑥。

B＆D．**業種により省略できる**：安衛則第35条（雇入れ時等の教育）第1項④、③。

従って、BとDが正しいものの組み合わせとなる。

7　健康診断

■ 雇入時の健康診断 ［安衛則第43条］

1. 事業者は、**常時使用する**労働者を雇い入れるときは、当該労働者に対し、次の項目について医師による**健康診断を行わなければならない**。ただし、医師による健康診断を受けた後、**3か月を経過しない者を雇い入れる場合**において、その者が当該健康診断の結果を証明する書面を提出したときは、当該健康診断の項目に相当する項目については、雇い入れ時の健康診断を**必要としない**。

①既往歴及び業務歴の調査
②自覚症状及び他覚症状の有無の検査
③身長、体重、腹囲、視力及び**聴力**（1,000Hz及び**4,000Hz**）の検査
④胸部エックス線検査
⑤血圧の測定
⑥貧血検査（血色素量、赤血球数）
⑦肝機能検査（GOT、GPT、γ－GTP）
⑧血中脂質検査（LDL・HDLコレステロール、血清トリグリセライド）
⑨血糖検査
⑩尿検査（尿糖及び尿蛋白の有無）
⑪心電図検査

☑Check　雇入時の健康診断について（過去問より）

> ・原則として検査項目を省略することや他の検査方法に代えることはできない

■ 定期健康診断 ［安衛則第44条］

1. 事業者は、**常時使用する**労働者に対し1年以内ごとに1回、定期に、次の項目について医師による**健康診断を行わなければならない**。

①既往歴及び業務歴の調査	
②**自覚症状及び他覚症状の有無の検査**	
③身長、体重、腹囲、視力及び聴力（1,000Hz及び4,000Hz）の検査	（省略可）
④**胸部エックス線検査**及び喀痰検査	（省略可）
⑤血圧の測定	

⑥貧血検査（血色素量、赤血球数）	（省略可）
⑦肝機能検査（GOT、GPT、γ－GTP）	（省略可）
⑧血中脂質検査（LDL・HDL コレステロール、血清トリグリセライド）	（省略可）
⑨血糖検査	（省略可）
⑩尿検査（尿糖及び尿蛋白の有無）	
⑪心電図検査	（省略可）

2．定期健康診断において、第1項③※、④、⑥～⑨、⑪に掲げる項目については、厚生労働大臣が定める基準に基づき、医師が必要でないと認めるときは、省略することができる。

　※③は、身長（20歳以上）、腹囲（40歳未満（35歳を除く）、妊娠中の女性等、BMIが20未満、BMIが22未満で自己申告した者）のみ省略可

4．第1項③に掲げる項目（聴力の検査に限る）は、45歳未満の者（35歳及び40歳の者を除く）については、同項の規定にかかわらず、医師が適当と認める聴力（1,000Hz 又は4,000Hzの音に係る聴力を除く）の検査をもって代えることができる。

■ 特定業務従事者の健康診断［安衛則第45条］

1．事業者は、第13条第1項③に掲げる業務（深夜業を含む）に常時従事する労働者に対し、当該業務への配置替えの際及び6か月以内ごとに1回、定期に、第44条第1項各号に掲げる項目について医師による健康診断を行わなければならない。この場合において、同項④の項目（胸部エックス線検査）については、1年以内ごとに1回、定期に行えば足りるものとする。

■ 海外派遣労働者の健康診断［安衛則第45条の2］

2．事業者は、本邦外の地域に6か月以上派遣した労働者を本邦の地域内における業務に就かせるとき（一時的に就かせるときを除く。）は、当該労働者に対し、第44条第1項各号に掲げる項目及び厚生労働大臣が定める項目のうち医師が必要であると認める項目について、医師による健康診断を行わなければならない。

■ 健康診断の結果についての医師等からの意見聴取［安衛法第66条の4］

1. 事業者は、健康診断の結果（当該健康診断の項目に異常の所見があると診断された労働者に係るものに限る。）に基づき、当該労働者の健康を保持するために必要な措置について、次に定めるところにより、医師又は歯科医師の意見を聴かなければならない。

①健康診断が行われた日から**3か月以内**に行うこと
②聴取した医師又は歯科医師の意見を健康診断個人票に記載すること

■ 健康診断結果の記録の作成［安衛則第51条］

1. 事業者は、健康診断の結果に基づき、健康診断個人票を作成して、これを**5年間保存**しなければならない。

■ 健康診断の結果の通知［安衛則第51条の4］

1. 事業者は、法第66条第4項又は第43条、第44条若しくは第45条から第48条までの健康診断を受けた労働者に対し、**遅滞なく**、当該健康診断の結果を通知しなければならない。

■ 健康診断結果報告［安衛則第52条］

1. **常時50人以上**の労働者を使用する事業者は、定期健康診断（定期のもの※に限る。）を行ったときは、遅滞なく、定期健康診断結果報告書を**所轄労働基準監督署長**に提出しなければならない。

※定期のものとは、定期健康診断、特定業務従事者健康診断、特殊健康診断。

【1】労働安全衛生規則に基づく医師による健康診断に関する次の記述のうち、誤っているものはどれか。〔R5.10/R5.4〕

☑ 1．雇入時の健康診断において、医師による健康診断を受けた後3か月を経過しない者が、その健康診断結果を証明する書面を提出したときは、その健康診断の項目に相当する項目を省略することができる。

2．雇入時の健康診断の項目のうち、聴力の検査は、1,000Hz及び4,000Hzの音について行わなければならない。

3．深夜業を含む業務に常時従事する労働者に対し、6か月以内ごとに1回、定期に、健康診断を行わなければならないが、胸部エックス線検査については、1年以内ごとに1回、定期に、行うことができる。

4．定期健康診断を受けた労働者に対し、健康診断を実施した日から3か月以内に、当該健康診断の結果を通知しなければならない。

5．定期健康診断の結果に基づき健康診断個人票を作成して、これを5年間保存しなければならない。

【2】労働安全衛生規則に基づく医師による健康診断について、法令に違反しているものは次のうちどれか。〔R3.10/R2.10/R2.4/R1.10〕

☑ 1．雇入時の健康診断において、医師による健康診断を受けた後3か月を経過しない者が、その健康診断結果を証明する書面を提出したときは、その健康診断の項目に相当する項目を省略している。

2．雇入時の健康診断の項目のうち、聴力の検査は、35歳及び40歳の者並びに45歳以上の者に対しては、1,000Hz及び4,000Hzの音について行っているが、その他の年齢の者に対しては、医師が適当と認めるその他の方法により行っている。

3．深夜業を含む業務に常時従事する労働者に対し、6か月以内ごとに1回、定期に、健康診断を行っているが、胸部エックス線検査は、1年以内ごとに1回、定期に、行っている。

4．事業場において実施した定期健康診断の結果、健康診断項目に異常所見があると診断された労働者については、健康を保持するために必要な措置について、健康診断が行われた日から3か月以内に、医師から意見聴取を行っている。

5．常時50人の労働者を使用する事業場において、定期健康診断の結果については、遅滞なく、所轄労働基準監督署長に報告を行っているが、雇入時の健康診断の結果については報告を行っていない。

【3】労働安全衛生規則に基づく医師による雇入時の健康診断に関する次の記述のうち、誤っているものはどれか。［R4.4］

☑　1．医師による健康診断を受けた後3か月を経過しない者を雇い入れる場合、その健康診断の結果を証明する書面の提出があったときは、その健康診断の項目に相当する雇入時の健康診断の項目は省略することができる。

2．雇入時の健康診断では、40歳未満の者について医師が必要でないと認めるときは、貧血検査、肝機能検査等一定の検査項目を省略することができる。

3．事業場において実施した雇入時の健康診断の項目に異常の所見があると診断された労働者については、その結果に基づき、健康を保持するために必要な措置について、健康診断が行われた日から3か月以内に、医師の意見を聴かなければならない。

4．雇入時の健康診断の結果に基づき、健康診断個人票を作成して、これを5年間保存しなければならない。

5．常時50人以上の労働者を使用する事業場であっても、雇入時の健康診断の結果については、所轄労働基準監督署長に報告する必要はない。

【4】労働安全衛生規則に基づく医師による雇入時の健康診断に関する次の記述のうち、誤っているものはどれか。［H31.4］

☑ 1．医師による健康診断を受けた後、3か月を経過しない者を雇い入れる場合、その健康診断の結果を証明する書面の提出があったときは、その健康診断の項目に相当する雇入時の健康診断の項目を省略することができる。

2．雇入時の健康診断における聴力の検査は、1,000ヘルツ及び3,000ヘルツの音に係る聴力について行わなければならない。

3．雇入時の健康診断の項目には、血糖検査が含まれているが、血液中の尿酸濃度の検査は含まれていない。

4．雇入時の健康診断の結果に基づき、健康診断個人票を作成して、これを5年間保存しなければならない。

5．雇入時の健康診断の結果については、事業場の規模にかかわらず、所轄労働基準監督署長に報告する必要はない。

【5】労働安全衛生規則に基づく次の定期健康診断項目のうち、厚生労働大臣が定める基準に基づき、医師が必要でないと認めるときは、省略することができる項目に該当しないものはどれか。［R4.10］

☑ 1．自覚症状の有無の検査　　2．腹囲の検査
3．胸部エックス線検査　　4．心電図検査　　5．血中脂質検査

▶▶解答&解説 ‥‥‥‥‥‥‥‥‥‥‥‥‥‥‥‥‥‥‥‥‥‥‥‥‥‥‥‥‥‥‥‥

【1】解答　4
1．正しい：安衛則第43条（雇入時の健康診断）第1項。
2．正しい：安衛則第43条（雇入時の健康診断）第1項③。
3．正しい：安衛則第45条（特定業務従事者の健康診断）第1項。
4．誤り：健康診断の結果の通知は、遅滞なく行わなければならない。安衛則第51条の4（健康診断の結果の通知）第1項。
5．正しい：安衛則第51条（健康診断結果の記録の作成）第1項。

【2】解答　2
1．違反なし：安衛則第43条（雇入時の健康診断）第1項。
2．違反あり：定期の健康診断の場合は違反にならないが、雇入時の健康診断の場合は年齢等関係なく、検査方法を他の方法に変えることはできない。安衛則第43条（雇入時の健康診断）第1項。

3．違反なし：安衛則第 45 条（特定業務従事者の健康診断）第 1 項。

4．違反なし：安衛法第 66 条の 4（健康診断の結果についての医師等からの意見聴取）第 1 項①。

5．違反なし：常時 50 人以上の労働者を使用する事業場において、定期健康診断の結果は報告しなければならないが、雇入時の健康診断の結果は報告しなくてもよい。安衛則第 52 条（健康診断結果報告）第 1 項。

【3】解答　2

1．正しい：安衛則第 43 条（雇入時の健康診断）第 1 項。

2．**誤り**：雇入時の健康診断は全ての項目について行わなければならず、省略できる項目はない。省略できる項目があるのは、定期健康診断である。安衛則第 43 条・44 条（雇入時及び定期の健康診断）第 1 項、第 2 項。

3．正しい：安衛法第 66 条の 4（健康診断の結果についての医師等からの意見聴取）第 1 項①。

4．正しい：安衛則第 51 条（健康診断結果の記録の作成）第 1 項。

5．正しい：雇入時の健康診断の結果は、労働者数にかかわらず報告しなくてもよい。安衛則第 52 条（健康診断結果報告）第 1 項。

【4】解答　2

1．正しい：安衛則第 43 条（雇入時の健康診断）第 1 項。

2．**誤り**：「3,000 ヘルツ」⇒「4,000 ヘルツ」。安衛則第 43 条（雇入時の健康診断）第 1 項③。

3．正しい：安衛則第 43 条（雇入時の健康診断）第 1 項⑨。

4．正しい：安衛則第 51 条（健康診断結果の記録の作成）第 1 項。

5．正しい：常時 50 人以上の労働者を使用する事業場においては、定期健康診断の結果は報告しなければならないが、雇入時の健康診断の結果は報告しなくてもよい。安衛則第 52 条（健康診断結果報告）第 1 項。

【5】解答　1

1．**省略できない**：安衛則第 44 条（定期の健康診断）第 1 項②。

2～4．省略できる：安衛則第 44 条（定期の健康診断）第 1 項、順に③、④、⑪、⑧、第 2 項。

8 医師による面接指導

【長時間にわたる労働に関する面接指導等】

■ 面接指導等 ［安衛法第66条の8］

1．事業者は、その労働時間の状況その他の事項が労働者の健康の保持を考慮して安衛則第52条の2（面接指導の対象となる労働者の要件等）で定める要件に該当する労働者に対し、安衛則第52条の3（面接指導の実施方法等）で定めるところにより、医師による面接指導を行わなければならない。

　◇**面接指導**とは、問診その他の方法により心身の状況を把握し、これに応じて面接により必要な指導を行うことをいう。

■ 面接指導の対象となる労働者の要件等 ［安衛則第52条の2］

1．医師による面接指導の対象は、休憩時間を除き1週間当たり40時間を超えて労働させた場合におけるその超えた時間が1か月当たり80時間を超え、かつ、疲労の蓄積が認められる者であることとする。

■ 面接指導の実施方法等 ［安衛則第52条の3］

1．面接指導は、安衛則第52条の2第1項の要件に該当する**労働者の申出**により行うものとする。

3．事業者は、労働者から第1項の申出があったときは、**遅滞なく**、面接指導を行わなければならない。

■ 面接指導等 ［安衛法第66条の8］

2．労働者は、事業者が行う面接指導を受けなければならない。ただし、**事業者の指定した医師が行う面接指導を受けることを希望しない場合**において、他の医師の行う面接指導を受け、その結果を証明する書面を事業者に提出したときは、この限りでない。

✓Check　面接指導を行う医師について

> ・当該事業場の産業医でなくてもよい

■ 労働者の希望する医師による面接指導の証明 ［安衛則第52条の5］

1．安衛法第66条の8第2項ただし書の書面は、当該労働者の受けた面接指導について、次に掲げる事項を記載したものでなければならない。

①実施年月日
②当該労働者の氏名
③面接指導を行った医師の氏名
④当該労働者の疲労の蓄積の状況
⑤前号に掲げるもののほか、当該労働者の心身の状況

■ 面接指導の結果についての医師からの意見聴取

［安衛法第66条の8］

4．事業者は、第1項又は第2項ただし書の規定による面接指導の結果に基づき、当該労働者の健康を保持するために必要な措置について、厚生労働省令で定めるところにより、**医師の意見を聴かなければならない**。

［安衛則第52条の7］

1．面接指導の結果に基づく安衛法第66条の8第4項の規定による医師からの意見聴取は、面接指導が行われた後、**遅滞なく行わなければならない**。

■ 面接指導結果の記録の作成 ［安衛則第52条の6］

1．事業者は、面接指導（安衛法第66条の8第2項ただし書きの場合において当該労働者が受けたものを含む）の結果に基づき、当該面接指導の結果の**記録を作成**して、これを**5年間保存**しなければならない。

2．面接指導の結果の記録は、安衛則第52条の5第1項①～⑤に掲げる事項及び安衛法第66条の8第4項の規定による**医師の意見を記載**したものでなければならない。

■ 面接指導実施のための労働時間の把握

［安衛法第66条の8の3・安衛則第52条の7の3］

1．事業者は、医師による面接指導又は長時間労働者への医師による面接指導を実施するため、**タイムカードによる記録**、パーソナルコンピュータ等の電子計算機の使用時間の記録等の**客観的な方法**その他の適切な方法により、労働者の労働時間の状況を把握しなければならない。

✓Check　面接指導の対象労働者について

> ▪ 面接指導の対象労働者の要件に、監督又は管理の地位にある者も含まれる

【1】労働時間の状況等が一定の要件に該当する労働者に対して、法令により実施することが義務付けられている医師による面接指導に関する次の記述のうち、正しいものはどれか。ただし、新たな技術、商品又は役務の研究開発に係る業務に従事する者及び高度プロフェッショナル制度の対象者はいないものとする。[R5.4]

☑　1．面接指導の対象となる労働者の要件は、原則として、休憩時間を除き1週間当たり40時間を超えて労働させた場合におけるその超えた時間が1か月当たり80時間を超え、かつ、疲労の蓄積が認められる者であることとする。

　　2．事業者は、面接指導を実施するため、タイムカードによる記録等の客観的な方法その他の適切な方法により、監督又は管理の地位にある者を除き、労働者の労働時間の状況を把握しなければならない。

　　3．面接指導を行う医師として事業者が指定することのできる医師は、当該事業場の産業医に限られる。

　　4．事業者は、面接指導の対象となる労働者の要件に該当する労働者から面接指導を受ける旨の申出があったときは、申出の日から3か月以内に、面接指導を行わなければならない。

　　5．事業者は、面接指導の結果に基づき、当該面接指導の結果の記録を作成して、これを3年間保存しなければならない。

【2】労働時間の状況等が一定の要件に該当する労働者に対して、法令により実施することが義務付けられている医師による面接指導に関する次の記述のうち、正しいものはどれか。ただし、新たな技術、商品又は役務の研究開発に係る業務に従事する者及び高度プロフェッショナル制度の対象者はいないものとする。[R4.10]

☑　1．面接指導の対象となる労働者の要件は、原則として、休憩時間を除き1週間当たり40時間を超えて労働させた場合におけるその超えた時間が1か月当たり100時間を超え、かつ、疲労の蓄積が認められる者であることとする。

2．事業者は、面接指導を実施するため、タイムカードによる記録等の客観的な方法その他の適切な方法により、労働者の労働時間の状況を把握しなければならない。

　3．面接指導の結果は、健康診断個人票に記載しなければならない。

　4．事業者は、面接指導の結果に基づき、労働者の健康を保持するために必要な措置について、原則として、面接指導が行われた日から3か月以内に、医師の意見を聴かなければならない。

　5．事業者は、面接指導の結果に基づき、当該面接指導の結果の記録を作成して、これを3年間保存しなければならない。

【3】労働時間の状況等が一定の要件に該当する労働者に対して、法令により実施することとされている医師による面接指導の結果に基づく記録に記載しなければならない事項として定められていないものは、次のうちどれか。

［H31.4］

☑　1．面接指導を行った医師の氏名

　2．面接指導を受けた労働者の氏名

　3．面接指導を受けた労働者の家族の状況

　4．面接指導を受けた労働者の疲労の蓄積の状況

　5．面接指導の結果に基づき、労働者の健康を保持するために必要な措置について医師から聴取した意見

▶▶解答＆解説 ………………………………………………………………………

【1】解答　1

1．**正しい**：安衛則第52条の2（面接指導の対象となる労働者の要件等）第1項。

2．**誤り**：面接指導の対象労働者について、監督又は管理の地位にある者を除くという規定はない。安衛法第66条の8の3（面接指導実施のための労働時間の把握）第1項、安衛則第52条の7の3（法第66条の8の3の厚生労働省令で定める方法等）第1項。

3．**誤り**：面接指導を行う医師は当該事業場の産業医でなくてもよい。安衛法第66条の8（面接指導等）第2項。

4．**誤り**：「3か月以内」⇒「遅滞なく」。安衛則第52条の3（面接指導の実施方法等）第3項。

5．**誤り**：「3年間保存」⇒「5年間保存」。安衛則第52条の6（面接指導結果の記録の作成）第1項。

【2】解答　2

1．誤り：「1か月当たり100時間」⇒「1か月当たり80時間」。安衛則第52条の2
（面接指導の対象となる労働者の要件等）第1項。

2．**正しい**：安衛法第66条の8の3（面接指導実施のための労働時間の把握）第1項、
安衛則第52条の7の3（法第66条の8の3の厚生労働省令で定める方法等）第1項。

3．誤り：面接指導の結果の記録は作成しなければならないが、健康診断個人票への記
載に関する規定はない。安衛則第52条の6（面接指導結果の記録の作成）第1項。

4．誤り：「3か月以内」⇒「遅滞なく」。安衛法第66条の8（面接指導等）第4項、
安衛則第52条の7（面接指導の結果についての医師からの意見聴取）第1項。

5．誤り：「3年間保存」⇒「5年間保存」。安衛則第52条の6（面接指導結果の記録
の作成）第1項。

【3】解答　3

1～2＆4．定めあり：安衛則第52条の5（労働者の希望する医師による面接指導の
証明）第1項、順に③、②、④。

3．**定めなし。**

5．定めあり：安衛則第52条の6（面接指導結果の記録の作成）第2項。

9 派遣中の労働災害

■ 労働者死傷病報告 ［安衛則第97条］

1. 事業者は、労働者が労働災害その他就業中又は事業場内もしくはその附属建設物内における負傷、窒息又は急性中毒により死亡し、又は休業したときは、遅滞なく、労働者死傷病報告書を所轄労働基準監督署長に提出しなければならない。

■ 派遣中の労働者に係る労働者死傷病報告の送付
［労働者派遣法施行規則第42条］

1. 派遣先の事業を行う者は、安衛則第97条第1項の規定により派遣中の労働者に係る労働者死傷病報告書を所轄労働基準監督署長に提出したときは、遅滞なく、その写しを当該派遣中の労働者を雇用する派遣元の事業の事業者に送付しなければならない。

▶▶▶ 過去問題 ◀◀◀

【1】労働者死傷病報告に関する次の文中の（ ）内に入れるA及びBの語句の組合せとして、法令上、正しいものは1〜5のうちどれか。

［編集部作成（一種）］

「派遣労働者が派遣先で労働災害により休業した場合の労働者死傷病報告書の提出義務者は（A）の事業者であり、その提出先は（B）である。」

	A	B
☑ 1.	派遣元	派遣元の所轄労働基準監督署長
2.	派遣元	派遣先の所轄労働基準監督署長
3.	派遣先	派遣元の所轄労働基準監督署長
4.	派遣先	派遣先の所轄労働基準監督署長
5.	派遣元及派遣先双方	それぞれの所轄労働基準監督署長

【1】解答　5

「派遣労働者が派遣先で労働災害により休業した場合の労働者死傷病報告書の提出義務
者は（Ａ：**派遣元及び派遣先双方**）の事業者であり、その提出先は（Ｂ：**それぞれの
所轄労働基準監督署長**）である。」

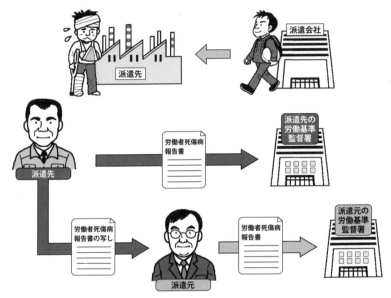

つまり、労働者死傷病報告書は、派遣先と派遣元の双方がそれぞれの所轄労働基準監
督署に提出しなければならない。安衛則第97条（労働者死傷病報告）第1項、労働
者派遣法施行規則第42条（派遣中の労働者に係る労働者死傷病報告の送付）第1項。

第3章

関係法令（有害業務以外のもの）

10 ストレスチェック

■ 心理的な負担の程度を把握するための検査等 ［安衛法第66条の10］

1. 常時50人以上の労働者を使用する事業場の事業者は、労働者に対し、医師、保健師その他の厚生労働省令で定める者（以下この条において「医師等」という。）による心理的な負担の程度を把握するための検査（**ストレスチェック**）を行わなければならない。

2. 事業者は、**検査を受けた労働者**に対し、**検査を行った医師等**から検査の**結果が通知**されるようにしなければならない。この場合において、医師等は、あらかじめ検査を受けた労働者の同意を得ないで、当該労働者の検査の結果を事業者に提供してはならない。

3. 事業者は、検査の結果通知を受けた労働者であって、心理的な負担の程度が労働者の健康の保持を考慮して厚生労働省令で定める要件に該当するものが医師による面接指導を受けることを希望する旨を申し出たときは、当該申出をした労働者に対し、厚生労働省令で定めるところにより、**医師による面接指導**を行わなければならない。

■ 心理的な負担の程度を把握するための検査の実施方法 ［安衛則第52条の９］

1. 事業者は、常時使用する労働者に対し、１年以内ごとに１回、定期に、次に掲げる事項について心理的な負担の程度を把握するための検査を行わなければならない。

①職場における当該労働者の**心理的な負担**の原因に関する項目
②当該労働者の心理的な負担による**心身の自覚症状**に関する項目
③職場における他の労働者による当該労働者への**支援**に関する項目

■ 検査の実施者等 ［安衛則第52条の10］

1. 心理的な負担の程度を把握するための検査を行う医師等は、次に掲げる者とする。

①医師	②保健師
③検査を行うために必要な知識についての研修であって厚生労働大臣が定めるものを修了した歯科医師、看護師、精神保健福祉士又は公認心理師	

2. 検査を受ける労働者について解雇、昇進又は異動に関して直接の権限を持つ監督的地位にある者は、検査の実施の事務に従事してはならない。

■ 面接指導の対象となる労働者の要件 ［安衛則第52条の15］

1．検査の結果、心理的な負担の程度が高い者であって、面接指導を受ける必要があると当該検査を行った**医師等が認めた**ものであることとする。

■ 面接指導の実施方法等 ［安衛則第52条の16］

1．医師による面接指導の申出は、要件に該当する労働者が検査の結果の通知を受けた後、**遅滞なく**行うものとする。

2．事業者は、面接指導の対象となる心理的な負担の程度が高い労働者から申出があったときは、**遅滞なく**、面接指導を行わなければならない。

■ 面接指導結果の記録の作成 ［安衛則第52条の18］

1．事業者は、面接指導の結果に基づき、当該面接指導の結果の記録を作成して、これを**5年間**保存しなければならない。

■ 面接指導の結果についての医師からの意見聴取 ［安衛則第52条の19］

1．面接指導の結果に基づく医師からの意見聴取は、面接指導が行われた後、**遅滞なく**行わなければならない。

▶▶▶ 過去問題 ◀◀◀

【1】労働安全衛生法に基づく労働者の心理的な負担の程度を把握するための検査（以下「ストレスチェック」という。）及びその結果等に応じて実施される医師による面接指導に関する次の記述のうち、法令上、正しいものはどれか。［R5.10／編集部作成］

☑ 1．ストレスチェックを受ける労働者について解雇、昇進又は異動に関して直接の権限を持つ監督的地位にある者は、ストレスチェックの実施の事務に従事してはならない。

2．事業者は、ストレスチェックの結果が、衛生管理者及びストレスチェックを受けた労働者に通知されるようにしなければならない。

3．面接指導を行う医師として事業者が指名できる医師は、当該事業場の産業医に限られる。

4．面接指導の結果は、健康診断個人票に記載しなければならない。

5．事業者は、面接指導の結果に基づき、当該労働者の健康を保持するため必要な措置について、面接指導が行われた日から3か月以内に、医師の意見を聴かなければならない。

【2】労働安全衛生法に基づく心理的な負担の程度を把握するための検査（以下「ストレスチェック」という。）及びその結果等に応じて実施される医師による面接指導に関する次の記述のうち、法令上、正しいものはどれか。
[R4.4/R3.10]

☐ 1．常時50人以上の労働者を使用する事業場においては、6か月以内ごとに1回、定期に、ストレスチェックを行わなければならない。

2．事業者は、ストレスチェックの結果が、衛生管理者及びストレスチェックを受けた労働者に通知されるようにしなければならない。

3．労働者に対するストレスチェックの事項は、「職場における当該労働者の心理的な負担の原因」、「当該労働者の心理的な負担による心身の自覚症状」及び「職場における他の労働者による当該労働者への支援」に関する項目である。

4．事業者は、ストレスチェックの結果、心理的な負担の程度が高い労働者全員に対し、医師による面接指導を行わなければならない。

5．事業者は、医師による面接指導の結果に基づき、当該面接指導の結果の記録を作成して、これを3年間保存しなければならない。

【3】労働安全衛生法に基づく心理的な負担の程度を把握するための検査（以下「ストレスチェック」という。）の結果に基づき実施する医師による面接指導に関する次の記述のうち、正しいものはどれか。[R3.4]

☐ 1．面接指導を行う医師として事業者が指名できる医師は、当該事業場の産業医に限られる。

2．面接指導の結果は、健康診断個人票に記載しなければならない。

3．事業者は、ストレスチェックの結果、心理的な負担の程度が高い労働者であって、面接指導を受ける必要があると当該ストレスチェックを行った医師等が認めたものが面接指導を受けることを希望する旨を申し出たときは、当該申出をした労働者に対し、面接指導を行わなければならない。

4．事業者は、面接指導の対象となる要件に該当する労働者から申出があったときは、申出の日から3か月以内に、面接指導を行わなければならない。

5．事業者は、面接指導の結果に基づき、当該労働者の健康を保持するため必要な措置について、面接指導が行われた日から3か月以内に、医師の意見を聴かなければならない。

【4】労働安全衛生法に基づく心理的な負担の程度を把握するための検査について、医師及び保健師以外の検査の実施者として、次のAからDの者のうち正しいものの組合せは1〜5のうちどれか。ただし、実施者は、法定の研修を修了した者とする。［R5.4］

    A　公認心理師　　　　　　B　歯科医師

    C　衛生管理者　　　　　　D　産業カウンセラー

☑　1．A，B　　2．A，D　　3．B，C

    4．B，D　　5．C，D

【5】労働安全衛生法に基づく心理的な負担の程度を把握するための検査について、医師及び保健師以外の検査の実施者として、次のAからDの者のうち正しいものの組合せは1〜5のうちどれか。ただし、実施者は、法定の研修を修了した者とする。［R4.10（二種）］

    A　歯科医師　　　　　　　B　労働衛生コンサルタント

    C　衛生管理者　　　　　　D　公認心理師

☑　1．A，B　　2．A，D　　3．B，C

    4．B，D　　5．C，D

【6】労働安全衛生法に基づく心理的な負担の程度を把握するための検査について、医師及び保健師以外の検査の実施者として、次のAからDの者のうち正しいものの組合せは1〜5のうちどれか。ただし、実施者は、法定の研修を修了した者とする。［R2.4］

    A　産業カウンセラー　　　　B　看護師

    C　衛生管理者　　　　　　　D　精神保健福祉士

☑　1．A，B　　2．A，D　　3．B，C

    4．B，D　　5．C，D

▶▶解答＆解説 ‥‥‥

【1】解答　1

1．**正しい**：安衛則第52条の10（検査の実施者等）第2項。

2．誤り：検査結果の通知は、ストレスチェックを受けた労働者に対してのみ行われなければならない。安衛法第66条の10（心理的な負担の程度を把握するための検査等）第2項。

3．誤り：面接指導の実施者は、当該事業場の産業医でなくてもよい。外部の医師、保健師などでも可能。安衛法第66条の10（心理的な負担の程度を把握するための検査等）第1項、安衛則第52条の10（検査の実施者等）第1項①～③。

4．誤り：面接指導の結果の記録は作成しなければならないが、健康診断個人票への記載の規定はない。安衛則第52条の18（面接指導結果の記録の作成）第1項。

5．誤り：医師からの意見聴取は面接指導が行われた後、遅滞なく行わなければならない。安衛則第52条の19（面接指導の結果についての医師からの意見聴取）第1項。

【2】解答　3

1．誤り：「6か月以内ごとに1回」⇒「1年以内ごとに1回」。安衛則第52条の9（心理的な負担の程度を把握するための検査の実施方法）第1項。

2．誤り：検査結果の通知は、ストレスチェックを受けた労働者に対してのみ行われなければならない。安衛法第66条の10（心理的な負担の程度を把握するための検査等）第2項。

3．**正しい**：安衛則第52条の9（心理的な負担の程度を把握するための検査の実施方法）第1項①～③。

4．誤り：心理的な負担の程度が高い労働者のうち、当該検査を行った医師等が必要であると認めたものに対して面接指導を行う。安衛則第52条の15（面接指導の対象となる労働者の要件）第1項。

5．誤り：「3年間」⇒「5年間」。安衛則第52条の18（面接指導結果の記録の作成）第1項。

【3】解答　3

1．誤り：面接指導の実施者は、当該事業場の産業医でなくてもよい。外部の医師、保健師などでも可能。安衛法第66条の10（心理的な負担の程度を把握するための検査等）第1項、安衛則第52条の10（検査の実施者等）第1項①～③。

2．誤り：面接指導の結果は、健康診断個人票とは別に記録を作成しなければならない。安衛則第52条の18（面接指導結果の記録の作成）第1項。

3．**正しい**：安衛則第52条の15（面接指導の対象となる労働者の要件）第1項、安衛則52条の16（面接指導の実施方法等）第2項。

4．誤り：該当する労働者から申出があったときは、遅滞なく、面接指導を行わなければならない。安衛則第52条の16（面接指導の実施方法等）第2項。

5．誤り：「面接指導が行われた日から3か月以内に」⇒「遅滞なく」。安衛則第52条の19（面接指導の結果についての医師からの意見聴取）第1項。

【4】**解答　1**

A＆B.　**正しい**：検査の実施者は、医師、保健師のほか看護師、精神保健福祉士、歯科
　　医師、公認心理師である。安衛則第52条の10（検査の実施者等）第1項①～③。

C＆D.　誤り：衛生管理者、産業カウンセラーは検査の実施者にはならない。

従って、AとBが正しいものの組み合わせとなる。

【5】**解答　2**

A＆D.　**正しい**：検査の実施者は、医師、保健師のほか看護師、精神保健福祉士、歯科
　　医師、公認心理師である。安衛則第52条の10（検査の実施者等）第1項①～③。

C＆D.　誤り：衛生管理者、労働衛生コンサルタントは検査の実施者にはならない。

従って、AとDが正しいものの組み合わせとなる。

【6】**解答　4**

A＆C.　誤り：産業カウンセラーや衛生管理者は検査の実施者にはならない。

B＆D.　**正しい**：検査の実施者は、医師、保健師のほか看護師、精神保健福祉士、歯科
　　医師、公認心理師である。安衛則第52条の10（検査の実施者等）第1項①～③。

従って、BとDが正しいものの組み合わせとなる。

11 労働衛生コンサルタント

■ 業 務 [安衛法第81条]

2. 労働衛生コンサルタントは、労働衛生コンサルタントの名称を用いて、他人の求めに応じ報酬を得て、労働者の衛生の水準の向上を図るため、事業場の衛生についての**診断及びこれに基づく指導**を行なうことを業とする。

■ 登 録 [安衛法第84条]

1. 労働衛生コンサルタント**試験に合格した者**は、厚生労働省に備える労働衛生コンサルタント名簿に、氏名、事務所の所在地その他厚生労働省令で定める事項の**登録**を受けて、労働衛生コンサルタントとなることができる。

■ 登録の取消し・義務 [安衛法第85条・86条]

2. 厚生労働大臣は、コンサルタントが次の規定に**違反**したときは、その登録を取り消すことができる。

> ②その業務に関して知り得た秘密を漏らし、又は盗用してはならない。

■ 書類(帳簿)の保存等 [安衛法第103条・コンサル則第22条]

3. コンサルタントは、厚生労働省令で定めるところにより、その業務に関する事項で、厚生労働省令で定めるものを記載した帳簿を備え、これを記載の日から**3年間保存**しなければならない。

■ 試験の区分 [コンサル則第10条]

1. 労働衛生コンサルタント試験の厚生労働省令で定める区分は、次のとおりとする。

①保健衛生	②労働衛生工学

【1】労働衛生コンサルタントに関する次の記述のうち、法令上、誤っているものはどれか。［R5.10（二種）］

☑ 1．労働衛生コンサルタントは、他人の求めに応じ報酬を得て、労働者の衛生の水準の向上を図るため、事業場の衛生についての診断及びこれに基づく指導を行うことを業とする。

2．労働衛生コンサルタント試験には、保健衛生及び労働衛生工学の2つの区分がある。

3．労働衛生コンサルタント試験に合格した者は、厚生労働大臣の指定する指定登録機関に備える労働衛生コンサルタント名簿に、氏名、生年月日等所定の事項の登録を受けることにより、労働衛生コンサルタントとなることができる。

4．労働衛生コンサルタントが、その業務に関して知り得た秘密を漏らし、又は盗用したときは、その登録を取り消されることがある。

5．労働衛生コンサルタントの診断及び指導を受けた事業者は、その記録を作成して、これを3年間保存しなければならない。

▶▶解答＆解説 ……………………………………………………………………

【1】解答　5

1．正しい：安衛法第81条（業務）第2項。

2．正しい：コンサル則第10条（試験の区分）第1項①、②。

3．正しい：安衛法第84条（登録）第1項。

4．正しい：安衛法第85条（登録の取消し）第2項、第86条（義務）第2項。

5．**誤り**：コンサルタントが依頼者の氏名等を記載して保存する義務はあるが、事業者に選択肢のような義務の規定はない。安衛法第103条（書類の保存等）第3項、コンサル則第22条（帳簿）第1項。

12 労働安全衛生規則

■ 気 積［安衛則第600条］

1. 事業者は、労働者を常時就業させる屋内作業場の気積を、設備の占める容積及び床面から4mを超える高さにある空間を除き、労働者1人について、10m³以上としなければならない。

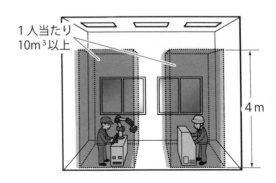

1人当たり 10m³以上

4m

■ 換 気［安衛則第601条］

1. 事業者は、労働者を常時就業させる屋内作業場においては、窓その他の開口部の直接外気に向って開放することができる部分の面積が、**常時床面積の20分の1以上**になるようにしなければならない。ただし、換気が十分行われる性能を有する設備を設けたときは、この限りでない。

　◇法令では「常時床面積」と表記しているが、この場合、「常時、開放することのできる窓の面積は、床面積の～」と理解する。

■ 照 度［安衛則第604条］

1. 事業者は、労働者を常時就業させる場所の**作業面の照度**を、次の表に掲げる基準に適合させなければならない。ただし、特殊な作業を行う作業場については、この限りでない。

作業の区分	精密な作業	普通の作業	粗な作業
基準	300ルクス以上	150ルクス以上	70ルクス以上

※事務所則では令和4年12月1日改正により、一般的な事務作業は300ルクス以上、付随的な事務作業は150ルクス以上と2区分になります。

■ 採光及び照明［安衛則第605条］

2. 事業者は、労働者を常時就業させる場所の照明設備について、**6か月以内ごとに1回**、定期に、点検しなければならない。

■ 休憩設備 ［安衛則第613条］

1．事業者は、労働者が有効に利用することができる**休憩の設備を設ける**ように努めなければならない。

■ 休養室等 ［安衛則第618条］

1．事業者は、**常時50人以上又は常時女性30人以上**の労働者を使用するときは、労働者が臥床することのできる休養室又は休養所を、男性用と女性用に区別して設けなければならない。

■ 清掃等の実施 ［安衛則第619条］

1．事業者は、次に掲げる措置を講じなければならない。

> ①日常行う清掃のほか、**大掃除を、6か月以内ごとに1回**、定期に、統一的に行うこと。
>
> ②ねずみ、昆虫等の発生場所、生息場所及び侵入経路並びにねずみ、昆虫等による被害の状況について、**6か月以内ごとに1回**、定期に、統一的に調査を実施し、当該調査の結果に基づき、ねずみ、昆虫等の発生を防止するため必要な措置を講ずること。

■ 便 所 ［安衛則第628条］

1．事業者は、次に定めるところにより便所を設けなければならない。ただし、坑内等特殊な作業場でこれによることができないやむを得ない事由がある場合で、適当な数の便所又は便器を備えたときは、この限りでない。

> ③男性用小便所の箇所数は、同時に就業する**男性労働者30人以内ごとに1個以上**とすること。

※独立個室型の便所（バリアフリートイレ）を設置する場合は、一定程度設置したものとして取り扱うことができる。

■ 食堂及び炊事場 ［安衛則第630条］

1．事業者は、事業場に附属する食堂又は炊事場については、次に定めるところによらなければならない。

> ②食堂の床面積は、食事の際の一人について、1m²以上とすること。
>
> ⑪炊事従業員専用の休憩室及び便所を設けること。
>
> ⑮炊事場には、炊事場専用の履物を備え、土足のまま立ち入らせないこと。

【1】事業場の建築物、施設等に関する措置について、労働安全衛生規則の衛生基準に違反していないものは次のうちどれか。［R5.10］

☑ 1．常時男性35人、女性10人の労働者を使用している事業場で、労働者が臥床することのできる男女別々の休養室又は休養所を設けていない。

2．常時50人の労働者を就業させている屋内作業場の気積が、設備の占める容積及び床面から4mを超える高さにある空間を除き450m³となっている。

3．日常行う清掃のほか、毎年1回、12月下旬の平日を大掃除の日と決めて大掃除を行っている。

4．事業場に附属する食堂の床面積を、食事の際の1人について、0.5m²としている。

5．労働衛生上の有害業務を有しない事業場において、窓その他の開口部の直接外気に向かって開放することができる部分の面積が、常時床面積の25分の1である屋内作業場に、換気設備を設けていない。

【2】事業場の建築物、施設等に関する措置について、労働安全衛生規則の衛生基準に違反していないものは次のうちどれか。［R5.4（二種）］

☑ 1．常時男性5人及び女性35人の労働者を使用している事業場で、男女共用の休憩室のほかに、女性用の臥床することのできる休養室を設けているが、男性用の休養室や休養所は設けていない。

2．60人の労働者を常時就業させている屋内作業場の気積を、設備の占める容積及び床面から3mを超える高さにある空間を除き600m³としている。

3．労働衛生上の有害業務を有しない事業場において、窓その他の開口部の直接外気に向かって開放することができる部分の面積が、常時床面積の25分の1である屋内作業場に、換気設備を設けていない。

4．事業場に附属する食堂の床面積を、食事の際の1人について、0.8m²としている。

5．日常行う清掃のほか、1年以内ごとに1回、定期に、統一的に大掃除を行っている。

第3章

第一種・第二種共通科目

【3】事業場の建築物、施設等に関する措置について、労働安全衛生規則の衛生基準に違反していないものは次のうちどれか。［R4.4］

☑ 1．日常行う清掃のほか、1年以内ごとに1回、定期に、統一的に大掃除を行っている。

　 2．男性25人、女性25人の労働者を常時使用している事業場で、労働者が臥床することのできる休養室又は休養所を男性用と女性用に区別して設けていない。

　 3．60人の労働者を常時就業させている屋内作業場の気積が、設備の占める容積及び床面から4mを超える高さにある空間を除き、500m³となっている。

　 4．事業場に附属する食堂の床面積を、食事の際の1人について、0.8m²としている。

　 5．労働衛生上の有害業務を有しない事業場において、窓その他の開口部の直接外気に向かって開放することができる部分の面積が、常時床面積の15分の1である屋内作業場に、換気設備を設けていない。

【4】事業場の建築物、施設等に関する措置について、労働安全衛生規則の衛生基準に違反しているものは次のうちどれか。［R2.10］

☑ 1．常時50人の労働者を就業させている屋内作業場の気積が、設備の占める容積及び床面から4mを超える高さにある空間を除き400m³となっている。

　 2．ねずみ、昆虫等の発生場所、生息場所及び侵入経路並びにねずみ、昆虫等による被害の状況について、6か月以内ごとに1回、定期に、統一的に調査を実施し、その調査結果に基づき、必要な措置を講じている。

　 3．常時男性5人と女性25人の労働者が就業している事業場で、女性用の臥床できる休養室を設けているが、男性用には、休養室の代わりに休憩設備を利用させている。

　 4．事業場に附属する食堂の床面積を、食事の際の1人について、1.1m²となるようにしている。

　 5．労働者を常時就業させる場所の作業面の照度を、精密な作業については750ルクス、粗な作業については200ルクスとしている。

【5】事業場の建築物、施設等に関する措置について、労働安全衛生規則の衛生基準に違反していないものは次のうちどれか。［編集部作成］

☑ 1．事業場に附属する炊事場の入口には、土足のまま立ち入ることができるように、洗浄剤を含浸させたマットを設置している。

2．常時、男性20人、女性25人の労働者を使用している事業場で、休憩の設備を設けているが、労働者が臥床することのできる休養室又は休養所を男女別に設けていない。

3．事業場に附属する食堂の炊事従業員について、専用の便所を設けているが、休憩室は一般従業員と共用のもののみを設けている。

4．60人の労働者を常時就業させている屋内作業場の気積が、設備の占める容積及び床面から4mを超える高さにある空間を除き500m³となっている。

5．日常行う清掃のほか、1年ごとに1回、定期に、大掃除を行っている。

【6】事業場の建築物、施設等に関する措置について、労働安全衛生規則の衛生基準に違反していないものは次のうちどれか。［編集部作成］

☑ 1．労働者を常時就業させる屋内作業場に、換気が十分行われる設備を設けたので、労働者1人当たりの気積を8m³としている。

2．常時男性5人及び女性35人の労働者を使用している事業場で、男女共用の休憩室のほかに、女性用の臥床することのできる休養室を設けているが、男性用の休養室や休養所は設けていない。

3．坑内等特殊な作業場以外の作業場において、男性用小便所の箇所数は、同時に就業する男性労働者50人以内ごとに1個以上としている。

4．事業場に附属する食堂の床面積を、食事の際の1人について、0.8m²としている。

5．精密な作業を常時行う場所の作業面の照度を350ルクスとしている。

【7】ある屋内作業場の床面から4mをこえない部分の容積が150m³であり、かつ、このうちの設備の占める分の容積が55m³であるとき、法令上、常時就業させることのできる最大の労働者数は次のうちどれか。

［R4.10（二種）/R3.4］

☑ 1．4人　　2．9人　　3．10人
4．15人　　5．19人

【1】解答　1

1. **違反なし**：常時 45 人、女性は 10 人の労働者を使用している事業場のため、臥床できる休養室又は休養所を男女別に設ける必要はない。安衛則第 618 条（休養室等）第 1 項。

2. 違反あり：常時 50 人の労働者が就業しているため、必要とされる気積は設備の占める容積及び床面から 4 m を超える高さにある空間を除き 500m³（50 人 × 10m³）としなければならない。安衛則第 600 条（気積）第 1 項。

3. 違反あり：清掃等の実施について、大掃除は 6 か月以内ごとに行わなければならない。安衛則第 619 条（清掃等の実施）第 1 項①。

4. 違反あり：食堂の床面積は、食事の際の 1 人について 1 m²以上としなければならない。安衛則第 630 条（食堂及び炊事場）第 1 項②。

5. 違反あり：換気設備が設けられていない場合、直接外気に向かって開放することができる部分の面積は、常時床面積の 20 分の 1 以上としなければならない。安衛則第 601 条（換気）第 1 項。

【2】解答　2

1. 違反あり：常時女性 30 人以上の労働者を使用している事業場のため、臥床できる休憩室又は休養室を男女別に設けなければならない。安衛則第 613 条（休憩設備）第 1 項、安衛則第 618 条（休養室等）第 1 項。

2. **違反なし**：安衛則第 600 条（気積）第 1 項。

3. 違反あり：「25 分の 1」⇒「20 分の 1 以上」。安衛則第 601 条（換気）第 1 項。

4. 違反あり：「0.8m²」⇒「1 m²以上」。安衛則第 630 条（食堂及び炊事場）第 1 項②。

5. 違反あり：「1 年以内ごとに 1 回」⇒「6 か月以内ごとに 1 回」。安衛則第 619 条（清掃等の実施）第 1 項①。

【3】解答　5

1. 違反あり：「1 年以内ごとに 1 回」⇒「6 か月以内ごとに 1 回」。安衛則第 619 条（清掃等の実施）第 1 項①。

2. 違反あり：常時 50 人以上の労働者を使用している事業場であるため、臥床することのできる休養室又は休養所を男女別にして設けなければならない。安衛則第 613 条（休憩設備）第 1 項、安衛則第 618 条（休養室等）第 1 項。

3. 違反あり：500m³ ÷ 60 人＝ 8.3…m³ となり、基準の 10m³ 以上に適合していない。安衛則第 600 条（気積）第 1 項。

4. 違反あり：「0.8m²」⇒「1 m² 以上」。安衛則第 630 条（食堂及び炊事場）第 1 項②。

5. **違反なし**：換気設備が設けられていない屋内作業場では、開放することのできる窓の面積が常時床面積の 20 分の 1 以上であること。15 分の 1 は 20 分の 1 以上になるので適合している。安衛則第 601 条（換気）第 1 項。

【4】解答　1

1. **違反あり**：労働者1人当たりの気積は、400m³÷50人＝8m³。基準の10m³以上に適合していない。安衛則第600条（気積）第1項。

2. 違反なし：安衛則第619条（清掃等の実施）第1項②。

3. 違反なし：常時30人、女性25人の労働者を使用している事業場のため、臥床できる休養室又は休養所を男女別に設ける必要はない。休養室の代わりに休憩所の設置でもよい。安衛則第613条（休憩設備）第1項、安衛則第618条（休養室等）第1項。

4. 違反なし：安衛則第630条（食堂及び炊事場）第1項②。

5. 違反なし：作業面の照度は、精密な作業の場合は300ルクス以上、粗な作業の場合は70ルクス以上が必要であるため基準に適合している。安衛則第604条（照度）第1項。

【5】解答　2

1. 違反あり：炊事場には炊事場専用の履物を備え、土足のまま立ち入らせてはならない。安衛則第630条（食堂及び炊事場）第1項⑮。

2. **違反なし**：常時45人、女性25人の労働者を使用している事業場のため、臥床できる休養室又は休養所を男女別に設ける必要はない。安衛則第613条（休憩設備）第1項、安衛則第618条（休養室等）第1項。

3. 違反あり：炊事従業員については、専用の便所のほか、一般の労働者と区別した専用の休憩室を設けなければならない。安衛則第630条（食堂及び炊事場）第1項⑪。

4. 違反あり：500m³÷60人＝8.3…m³となり、基準の10m³以上に適合していない。安衛則第600条（気積）第1項。

5. 違反あり：「1年ごとに1回」⇒「6か月以内ごとに1回」。安衛則第619条（清掃等の実施）第1項①。

【6】解答　5

1. 違反あり：「8m³」⇒「10m³以上」。安衛則第600条（気積）第1項。

2. 違反あり：常時女性35人の労働者を使用している事業場のため、臥床できる休憩室又は休養室を男女別に設けなければならない。安衛則第613条（休憩設備）第1項、安衛則第618条（休養室等）第1項。

3. 違反あり：「50人以内ごと」⇒「30人以内ごと」。安衛則第628条（便所）1項③。

4. 違反あり：「0.8m²」⇒「1m²以上」。安衛則第630条（食堂及び炊事場）第1項②。

5. **違反なし**：300ルクス以上であるため基準に適合している。安衛則第604条（照度）第1項。

【7】解答　2

はじめに屋内作業場の床容積を求める。

150m³（床面の容積）－55m³（設備の占める容積）＝95m³（作業場の床容積）

次に、1人当たりの気積を10m³として、常時就業させることができる最大の労働者数を求める。95m³（屋内作業場の床容積）÷10m³（労働者1人当たりの気積）＝9.5⇒9人となる。安衛則600条（気積）第1項。

■ 空気調和設備等による調整［事務所則第５条］

１．事業者は、空気調和設備又は機械換気設備を設けている場合は、室に供給される空気が、次に掲げる基準に適合するように、**当該設備を調整しなければ**ならない。

> ①当該空気１m³中に含まれる浮遊粉じん量（１気圧、温度25℃とした場合の重量。以下同じ。）が、**0.15mg以下**であること。
>
> ②当該空気中に占める**一酸化炭素**の含有率が、**100万分の10以下**（外気が汚染されているために、一酸化炭素の含有率が100万分の10以下の空気を供給することが困難な場合は、**100万分の20以下**）、二酸化炭素の含有率が、**100万分の1,000以下**であること。
>
> ③当該空気１m³中に含まれる**ホルムアルデヒド**の量が、**0.1mg以下**であること。

２．事業者は、前項の設備により室に流入する空気が、特定の労働者に直接、断続して及ばないようにし、かつ、室の気流を **0.5m/s以下**としなければならない。

３．事業者は、空気調和設備を設けている場合は、室の気温が **18℃以上28℃以下**及び相対湿度が **40%以上70%以下**になるように努めなければならない。

■ 作業環境測定等［事務所則第７条］

１．事業者は、中央管理方式の空気調和設備を設けた建築物の事務室について、２か月以内ごとに１回、定期に、次の事項を測定しなければならない。

①一酸化炭素及び二酸化炭素の含有率	②室温及び外気温	③相対湿度

■ 修繕、模様替え後の測定［事務所則第７条の２］

１．事業者は、室の建築、大規模の修繕又は大規模の模様替を行ったときは、当該建築等を行った室における空気中の**ホルムアルデヒド**の濃度について、当該建築等を完了し、当該室の使用を開始した日以後最初に到来する6月から9月までの期間に１回、測定しなければならない。

■ 点検等 ［事務所則第9条］

1. 事業者は、**機械による換気のための設備**について、はじめて使用するとき、分解して改造又は修理を行ったとき、及び**2か月以内ごとに1回**、定期に、異常の有無を点検し、その結果を記録して、これを**3年間**保存しなければならない。

■ 病原体による室内の空気汚染の防止 ［事務所則第9条の2］

1. 事業者は、**空気調和設備**を設けている場合は、病原体によって室の内部の空気が汚染されることを防止するため、次の各号に掲げる措置を講じなければならない。

> **②冷却塔及び冷却水**
> ◎当該冷却塔の使用開始時及び使用を開始した後、**1か月以内ごとに1回**、定期に、その汚れの状況を点検し、必要に応じ、その清掃及び換水等を行う
>
> **③加湿装置**
> ◎当該加湿装置の使用開始時及び使用を開始した後、**1か月以内ごとに1回**、定期に、その汚れの状況を点検し、必要に応じ、その清掃等を行う
>
> **④空気調和設備内に設けられた排水受け**
> ◎当該排水受けの使用開始時及び使用を開始した後、**1か月以内ごとに1回**、定期に、その汚れ及び閉塞の状況を点検し、必要に応じ、その清掃等を行う

◎**冷却塔**とは、水などの熱媒体を大気に接触させて冷却する熱交換器の一種であり、屋外に設置する。

■ 燃焼器具 ［事務所則第6条］

2. 事業者は、**燃焼器具**を使用するときは、発熱量が著しく少ないものを除き、**毎日**、当該器具の異常の有無を点検しなければならない。

■ 照度等 ［事務所則第10条］

3. 事業者は、**室の照明設備**について、**6か月以内ごとに1回**、定期に、点検しなければならない。

✓Check　点検時期のまとめ

▪ 燃焼器具	毎日
▪ 空気調和設備の冷却塔及び冷却水／加湿装置／排水受け	1か月以内ごとに1回
▪ 中央管理方式の空気調和設備を設けた建築物の事務室の一酸化炭素、二酸化炭素等の測定 ▪ 機械による換気のための設備	2か月以内ごとに1回
▪ 室の照明設備	6か月以内ごとに1回

【1】事務室の設備の定期的な点検等に関する次の記述のうち、法令上、正しいものはどれか。［R5.4（二種）］

☑ 1．機械による換気のための設備については、3か月以内ごとに1回、定期に、異常の有無を点検しなければならない。

2．燃焼器具を使用するときは、発熱量が著しく少ないものを除き、1か月以内ごとに1回、定期に、異常の有無を点検しなければならない。

3．空気調和設備内に設けられた排水受けについては、原則として、2か月以内ごとに1回、定期に、その汚れ及び閉塞の状況を点検しなければならない。

4．空気調和設備の加湿装置については、原則として、2か月以内ごとに1回、定期に、その汚れの状況を点検しなければならない。

5．空気調和設備の冷却塔及び冷却水については、原則として、1か月以内ごとに1回、定期に、その汚れの状況を点検し、必要に応じ、その清掃及び換水等を行わなければならない。

【2】事務室の空気環境の測定、設備の点検等に関する次の記述のうち、法令上、誤っているものはどれか。［R4.10/R4.4（二種）/R3.4（二種）/R2.4（二種）］

☑ 1．中央管理方式の空気調和設備を設けた建築物内の事務室については、空気中の一酸化炭素及び二酸化炭素の含有率を、6か月以内ごとに1回、定期に、測定しなければならない。

2．事務室の建築、大規模の修繕又は大規模の模様替を行ったときは、その事務室における空気中のホルムアルデヒドの濃度を、その事務室の使用を開始した日以後所定の時期に1回、測定しなければならない。

3．燃焼器具を使用するときは、発熱量が著しく少ないものを除き、毎日、異常の有無を点検しなければならない。

4．事務室において使用する機械による換気のための設備については、2か月以内ごとに1回、定期に、異常の有無を点検しなければならない。

5．空気調和設備内に設けられた排水受けについては、原則として、1か月以内ごとに1回、定期に、その汚れ及び閉塞の状況を点検しなければならない。

【3】事務室の空気環境の調整に関する次の文中の（ ）内に入れるA及びB の数値の組合せとして、法令上、正しいものは1～5のうちどれか。

［R3.10（二種）］

「空気調和設備又は機械換気設備を設けている場合は、室に供給される空気が、次に適合するように当該設備を調整しなければならない。

① 1気圧、温度25℃とした場合の当該空気 1 m³ 中に含まれる浮遊粉じん量が（A）mg以下であること。

② 1気圧、温度25℃とした場合の当該空気 1 m³ 中に含まれるホルムアルデヒドの量が（B）mg以下であること。」

	A	B
☑ 1.	0.15	0.1
2.	0.15	0.3
3.	0.5	0.1
4.	0.5	0.3
5.	0.5	0.5

【4】事務室の空気環境の調整に関する次の文中の（ ）内に入れるA及びB の数値の組合せとして、法令上、正しいものは1～5のうちどれか。

［R5.10（二種）/R2.4/H31.4（二種）/編集部作成（一種）］

「① 空気調和設備又は機械換気設備を設けている場合は、室に供給される空気が、1気圧、温度25℃とした場合の当該空気中に占める二酸化炭素の含有率が100万分の（A）以下となるように、当該設備を調整しなければならない。

② ①の設備により室に流入する空気が、特定の労働者に直接、継続して及ばないようにし、かつ、室の気流を（B）m/s以下としなければならない。」

	A	B
☑ 1.	1,000	0.3
2.	1,000	0.5
3.	2,000	0.3
4.	2,000	0.5
5.	2,000	1

▶▶解答＆解説 ┈┈

【1】解答　5

1．誤り：「3か月以内ごとに1回」⇒「2か月以内ごとに1回」。事務所則第9条（点検等）第1項。

2．誤り：「1か月以内ごとに1回」⇒「毎日」。事務所則第6条（燃焼器具）第2項。

3．誤り：「2か月以内ごとに1回」⇒「1か月以内ごとに1回」。事務所則第9条の2（病原体による室内の空気汚染の防止）第1項④。

4．誤り：「2か月以内ごとに1回」⇒「1か月以内ごとに1回」。事務所則第9条の2（病原体による室内の空気汚染の防止）第1項③。

5．**正しい**：事務所則第9条の2（病原体による室内の空気汚染の防止）第1項②。

【2】解答　1

1．**誤り**：「6か月以内ごとに1回」⇒「2か月以内ごとに1回」。事務所則第7条（作業環境測定等）第1項①。

2．正しい：使用開始後の所定の期間とは最初に到来する6月〜9月のことで、その間に1回測定すること。事務所則第7条の2（修繕、模様替え後の測定）第1項。

3．正しい：事務所則第6条（燃焼器具）第2項。

4．正しい：事務所則第9条（点検等）第1項。

5．正しい：事務所則第9条の2（病原体による室内の空気汚染の防止）第1項④。

【3】解答　1

「空気調和設備又は機械換気設備を設けている場合は、室に供給される空気が、次に適合するように当該設備を調整しなければならない。

①1気圧、温度25℃とした場合の当該空気1m³中に含まれる浮遊粉じん量が（A：**0.15**）mg以下であること。

②1気圧、温度25℃とした場合の当該空気1m³中に含まれるホルムアルデヒドの量が（B：**0.1**）mg以下であること。」事務所則第5条（空気調和設備等による調整）第1項①・③。

【4】解答　2

「①空気調和設備又は機械換気設備を設けている場合は、室に供給される空気が、1気圧、温度25℃とした場合の当該空気中に占める二酸化炭素の含有率が100万分の（A：**1,000**）以下となるように、当該設備を調整しなければならない。

②①の設備により室に流入する空気が、特定の労働者に直接、継続して及ばないようにし、かつ、室の気流を（B：**0.5**）m/s以下としなければならない。」事務所則第5条（空気調和設備等による調整）第1項②、第2項。

第3章　関係法令（有害業務以外のもの）

14 労働時間・休憩・休日

■ 法定労働時間［労基法第32条］

1. 使用者は、労働者に、休憩時間を除き1週間について40時間を超えて、労働させてはならない。

2. 使用者は、1週間の各日については、労働者に、休憩時間を除き1日について8時間を超えて、労働させてはならない。

◆変形労働時間制には、1か月単位、1年単位の変形労働時間制がある。

■ フレックスタイム制［労基法第32条の3］

1. 使用者は、就業規則その他これに準ずるものにより、その労働者に係る始業及び終業の時刻をその労働者の決定に委ねることとした労働者については、当該事業場の労働者の過半数で組織する労働組合がある場合においてはその労働組合、労働者の過半数で組織する労働組合がない場合においては労働者の過半数を代表する者との書面による協定により、次に掲げる事項を定めたときは、清算期間として定められた期間を平均し1週間当たりの労働時間が40時間を超えない範囲内において、1日8時間又は1週間40時間を超えて労働させることができる。

①フレックスタイム制の対象となる労働者の範囲
②フレックスタイム制の清算期間は、3か月以内の期間に限るものとする
③清算期間における総労働時間

◇清算期間とは、フレックスタイム制を実施したとき、実際に労働した時間と、あらかじめ定めた総労働時間との清算をするための期間のこと。

■ 災害等による臨時の必要がある場合の時間外労働等［労基法第33条］

1. 災害その他避けることのできない事由によって、臨時の必要がある場合においては、使用者は、行政官庁の許可を受けて、その必要の限度において労働時間を延長し、又は休日に労働させることができる。

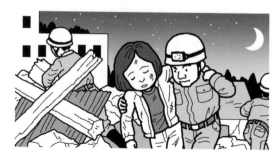

■ 休　憩［労基法第34条］

1. 使用者は、労働時間が6時間を超える場合においては少くとも45分、8時間を超える場合においては少くとも1時間の休憩時間を労働時間の途中に与えなければならない。

■ 時間外及び休日の労働［労基法第36条］

1. 使用者は、当該事業場に、労働者の過半数で組織する労働組合がある場合においてはその労働組合、労働者の過半数で組織する労働組合がない場合においては労働者の過半数を代表する者との書面による協定をし、これを行政官庁に届け出た場合においては、労働時間又は休日に関する規定にかかわらず、その協定で定めるところによって労働時間を延長し、又は休日に労働させることができる。

✓ Check　時間外労働の上限規制（過去問より）

- 時間外労働（休日労働は除く）の上限は、原則として月45時間・年360時間とし、臨時的な特別の事情がなければこれを超えることはできない
- 臨時的な特別の事業があり労使が合意する場合であっても
  時間外労働……………………年720時間以内
  時間外労働＋休日労働…月100時間未満（2〜6か月平均80時間以内）
- 原則である月45時間を超えることができるのは年6か月まで

※実際に編集部が受験をした際、上記内容の労基法第36条第4項・5項の穴埋め問題が出題されました。

✓ Check　適用の除外

- 満18歳に満たない者については、変形労働時間制、フレックスタイム制、時間外及び休日の労働の規定は適用されない。［労基法第60条1項］

■ 時間計算［労基法第38条］

1. 労働時間は、事業場を異にする場合においても、労働時間に関する規定の適用については通算する。

■ 労働時間等に関する規定の適用除外 ［労基法第41条］

1. 次に該当する労働者については、労働時間、休憩及び休日に関する規定は、適用しない。

②事業の種類にかかわらず監督若しくは管理の地位にある者又は機密の事務を取り扱う者
③監視又は断続的労働に従事する者で、使用者が行政官庁の許可を受けたもの

◇機密の事務を取り扱う者とは、経営者等の活動と一体不可分であって、厳格な労働時間管理になじまない秘書等をいう。

◇監視又は断続的労働に従事する者とは、守衛や宿直者、役員車の運転手などが該当する。

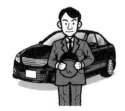

☑️Check　労働時間等に関する規定の適用除外に該当する労働者

- 年次有給休暇、深夜勤務に関する規定は適用される

▶▶▶ 過去問題 ◀◀◀

【1】労働基準法における労働時間等に関する次の記述のうち、正しいものはどれか。［R5.4］

☐ 1. 1日8時間を超えて労働させることができるのは、時間外労働の協定を締結し、これを所轄労働基準監督署長に届け出た場合に限られている。

2. 労働時間が8時間を超える場合においては、少なくとも45分の休憩時間を労働時間の途中に与えなければならない。

3. 機密の事務を取り扱う労働者に対する労働時間に関する規定の適用の除外については、所轄労働基準監督署長の許可を受けなければならない。

4. フレックスタイム制の清算期間は、3か月以内の期間に限られる。

5. 満20歳未満の者については、時間外・休日労働をさせることはできない。

【2】労働基準法における労働時間等に関する次の記述のうち、正しいものはどれか。ただし、「労使協定」とは、「労働者の過半数で組織する労働組合（その労働組合がない場合は労働者の過半数を代表する者）と使用者との書面による協定」をいうものとする。［R3.4/R2.10/編集部作成（一種）］

☑ 1．1日8時間を超えて労働させることができるのは、時間外労働の労使協定を締結し、これを所轄労働基準監督署長に届け出た場合に限られている。

2．労働時間に関する規定の適用については、事業場を異にする場合は労働時間を通算しない。

3．所定労働時間が7時間30分である事業場において、延長する労働時間が1時間であるときは、少なくとも45分の休憩時間を労働時間の途中に与えなければならない。

4．監視又は断続的労働に従事する労働者であって、所轄労働基準監督署長の許可を受けたものについては、労働時間、休憩及び休日に関する規定は適用されない。

5．フレックスタイム制の清算期間は、6か月以内の期間に限られる。

【3】労働基準法における労働時間等に関する次の記述のうち、正しいものはどれか。［R3.10］

☑ 1．1日8時間を超えて労働させることができるのは、時間外労働の協定を締結し、これを所轄労働基準監督署長に届け出た場合に限られている。

2．労働時間に関する規定の適用については、事業場を異にする場合は労働時間を通算しない。

3．労働時間が8時間を超える場合においては、少なくとも45分の休憩時間を労働時間の途中に与えなければならない。

4．機密の事務を取り扱う労働者については、所轄労働基準監督署長の許可を受けなくても労働時間に関する規定は適用されない。

5．監視又は断続的労働に従事する労働者については、所轄労働基準監督署長の許可を受ければ、労働時間及び年次有給休暇に関する規定は適用されない。

【1】解答　4

1．誤り：時間外労働の協定（労基法第 36 条）の締結がなくても、災害時等の臨時の場合は労働時間を延長できる。労基法第 33 条（災害等による臨時の必要がある場合の時間外労働等）第 1 項。

2．誤り：「45 分の休憩」⇒「1 時間の休憩」。労基法第 34 条（休憩）第 1 項。

3．誤り：気密の事務を取り扱う労働者は、労働時間に関する規定は適用されないため、所轄労働基準監督署長の許可を受ける必要はない。労基法第 41 条（労働時間等に関する規定の適用除外）第 1 項②。

4．**正しい**：労基法第 32 条の 3（フレックスタイム制）第 1 項②。

5．誤り：「満 20 歳未満」⇒「満 18 歳未満」。労基法第 60 条（労働時間及び休日）第 1 項。

【2】解答　4

1．誤り：時間外労働の協定（労基法第 36 条）の締結がなくても、災害時等の臨時の場合は労働時間を延長できる。労基法第 33 条（災害等による臨時の必要がある場合の時間外労働等）第 1 項。

2．誤り：事業場を異にする場合においても、労働時間に関する規定の適用については通算する。労基法第 38 条（時間計算）第 1 項。

3．誤り：所定労働時間が 7 時間 30 分の場合は 45 分の休憩でよいが、延長により労働時間が 8 時間を超える場合は、少なくとも 1 時間の休憩時間を労働時間の途中に与えなければならない。労基法第 34 条（休憩）第 1 項。

4．**正しい**：労基法第 41 条（労働時間等に関する規定の適用除外）第 1 項③。

5．誤り：「6 か月以内」⇒「3 か月以内」。労基法第 32 条の 3（フレックスタイム制）第 1 項②。

【3】解答　4

1．誤り：時間外労働の協定（労基法第 36 条）の締結がなくても、災害時等の臨時の場合は労働時間を延長できる。労基法第 33 条（災害等による臨時の必要がある場合の時間外労働等）第 1 項。

2．誤り：事業場を異にする場合においても、労働時間に関する規定の適用については通算する。労基法第 38 条（時間計算）第 1 項。

3．誤り：「45 分の休憩」⇒「1 時間の休憩」。労基法第 34 条（休憩）第 1 項。

4．**正しい**：労基法第 41 条（労働時間等に関する規定の適用除外）第 1 項②。

5．誤り：監視又は断続的労働に従事する労働者については、労働時間、休憩及び休日に関する規定は適用されないが、年次有給休暇に関する規定は適用される。労基法第 41 条（労働時間等に関する規定の適用除外）第 1 項③。

15 年次有給休暇

■ 年次有給休暇［労基法第39条］

1. 使用者は、その雇入れの日から起算して6か月間継続勤務し全労働日の8割以上出勤した労働者に対して、継続し、又は分割した10労働日の有給休暇を与えなければならない。

2. 使用者は、1年6か月以上継続勤務した労働者に対しては、雇入れの日から起算して6か月を超えて継続勤務する日（6か月経過日）から起算した継続勤務年数1年ごとに、**第1項の日数（10日）**に、次の表に掲げる**労働日を加算した有給休暇を与えなければならない**。ただし、6か月経過日から1年ごとに区分した各期間の出勤日数が**全労働日の8割未満**である者に対しては、当該期間以後の1年間においては有給休暇を与えることを**要しない**。

継続勤務期間	雇入れの日から起算した継続勤務期間						
	6か月	1年 6か月	2年 6か月	3年 6か月	4年 6か月	5年 6か月	6年 6か月以上
付与する 有給休暇日数	10日	11日	12日	14日	16日	18日	20日（最高）

✓Check 正規労働者の有給休暇日数の例

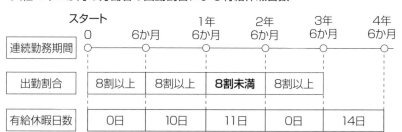

- 入社4年6か月の労働者の出勤割合による有給休暇日数

スタート	0	6か月	1年 6か月	2年 6か月	3年 6か月	4年 6か月
連続勤務期間						
出勤割合	8割以上	8割以上	**8割未満**	8割以上		
有給休暇日数	0日	10日	11日	0日	14日	

※1年6か月～2年6か月の期間の出勤割合が**8割未満**だったため、2年6か月～3年6か月の期間は**有給休暇の付与がゼロ**となる。また、2年6か月～3年6か月の期間の出勤割合が8割以上となったため、3年6か月～4年6か月の期間は、14日の年次有給休暇が付与される。

4. 使用者は、当該事業場に、労働者の過半数で組織する労働組合があるとき
はその労働組合、労働者の過半数で組織する労働組合がないときは労働者の
過半数を代表する者との書面による協定により、次に掲げる事項を定めた場
合において、①に掲げる労働者の範囲に属する労働者が有給休暇を時間を単
位として請求したときは、第３項（所定労働日数が少ない労働者に対する年
次有給休暇の比例付与）の規定による有給休暇の日数のうち②に掲げる日数
については、これらの規定にかかわらず、当該協定で定めるところにより**時
間を単位として有給休暇を与えることができる。**

①時間を単位として有給休暇を与えることができることとされる労働者の範囲

②時間を単位として与えることができることとされる有給休暇の日数
　（５日以内に限る）

10. 労働者が**業務上負傷**し、又は**疾病**にかかり療養のために休業した期間及
び**育児休業**、介護休業をした期間並びに**産前産後の女性**が規定によって休
業した期間は、年次有給休暇の適用については、これを**出勤**したものとみ
なす。

■ 所定労働日数が少ない労働者に対する年次有給休暇の比例付与
[労基法第39条]

3. 次に掲げる労働者（１週間の所定労働時間が**30時間以上の者を除く。**）
の有給休暇の日数については、第39条第２項の規定にかかわらず、これら
の規定による有給休暇の日数を基準とし、通常の労働者の１週間の所定労働
日数として定める**5.2日**と当該労働者の１週間の所定労働日数又は１週間当
たりの平均所定労働日数との比率を考慮して労基則第24条の３に定める日
数とする。

①１週間の所定労働日数が**４日以下**の労働者

②１年間の所定労働日数が**216日以下**の労働者

週所定 労働日数	1年間の所 定労働日数	雇入れの日から起算した継続勤務期間						
		6か月	1年 6か月	2年 6か月	3年 6か月	4年 6か月	5年 6か月	6年 6か月 以上
4日	169日から 216日まで	7日	8日	9日	10日	12日	13日	15日
3日	121日から 168日まで	5日	6日	6日	8日	9日	10日	11日

☑Check　非正規労働者（パート等）に付与される有給休暇の日数の計算式

- 同一の勤続年数である正社員の有給休暇数 × 1週間の所定労働日数 ÷ 5.2日

※小数点以下は切り捨てる

例：入社後３年６か月が経過し、週所定労働日数が4日の者

同一の勤続年数の正規の労働者に与えられる有給休暇日数

$14 \times 4 \div 5.2 = 10.7 \cdots \Rightarrow 10$日

1週間の労働日数　　　　　有給休暇日数

■ 時　効 ［労基法第115条］

1. この法律の規定による賃金の請求権はこれを行使することができる時から
   ５年間（当面３年）、この法律の規定による災害補償その他の請求権（賃金
   の請求権を除く）はこれを行使することができる時からは２年間行わない場
   合においては、**時効によって消滅する**。

   ※この規定により、**年次有給休暇の請求権も２年で時効により消滅する**。

【1】週所定労働時間が32時間以上である労働者に対して、労働基準法に基づく年次有給休暇（以下「休暇」という）に関する記述のうち、正しいものはどれか。ただし、その労働者はその直近の1年間に、全労働日の8割以上出勤したものとする。[編集部作成]

☑ 1．雇入れの日から起算して6年6か月以上継続勤務した労働者には、休暇を18日与えなければならない。

2．労働者の過半数で組織する労働組合（その労働組合がない場合は労働者の過半数を代表する者）と使用者との書面による協定により、時間を単位として与えることができることとされる休暇の日数に関する定めをした場合は、時間を単位として休暇を与えることができる。

3．法令に基づく育児休業又は介護休業で休業した期間は、出勤率の算定に当たっては、出勤しなかったものとして算出することができる。

4．休暇の請求権は、これを1年間行使しなければ時効によって消滅する。

5．監督又は管理の地位にある者及び機密の事務を取り扱う者については、休暇に関する規定は適用されない。

【2】週所定労働時間が25時間、週所定労働日数が4日である労働者であって、雇入れの日から起算して5年6か月継続勤務したものに対して、その後1年間に新たに与えなければならない年次有給休暇日数として、法令上、正しいものは次のうちどれか。ただし、その労働者はその直前の1年間に全労働日の8割以上出勤したものとする。[R5.10]

☑ 1．12日　　2．13日　　3．14日　　4．15日　　5．16日

【3】週所定労働時間が25時間、週所定労働日数が4日である労働者であって、雇入れの日から起算して4年6か月継続勤務したものに対して、その後1年間に新たに与えなければならない年次有給休暇日数として、法令上、正しいものは次のうちどれか。ただし、その労働者はその直前の1年間に全労働日の8割以上出勤したものとする。[R5.4]

☑ 1．9日　　2．10日　　3．11日　　4．12日　　5．13日

【4】週所定労働時間が25時間、週所定労働日数が4日の労働者であって、雇入れの日から起算して3年6か月継続勤務したものに対して、その後1年間に新たに与えなければならない年次有給休暇の日数として、法令上、正しいものは次のうちどれか。ただし、その労働者はその直前の1年間に全労働日の8割以上出勤したものとする。［R4.10/R4.4/R3.10/編集部作成］

☑ 1．8日　　2．10日　　3．12日　　4．14日　　5．16日

【5】週所定労働時間が20時間、週所定労働日数が3日の労働者であって、雇入れの日から起算して2年6か月継続勤務したものに対して、その後1年間に新たに与えなければならない年次有給休暇の日数として、法令上、正しいものは次のうちどれか。ただし、その労働者はその直前の1年間に全労働日の8割以上出勤したものとする。［編集部作成］

☑ 1．5日　　2．6日　　3．7日　　4．8日　　5．9日

▶▶解答＆解説 ……………………………………………………………………

【1】解答　2

1．誤り：雇入れの日から起算して6年6か月以上継続勤務した労働者には、休暇を20日与えなければならない。労基法第39条（年次有給休暇）第2項。

2．**正しい**：労基法第39条（年次有給休暇）第4項②。

3．誤り：年次有給休暇の適用について、育児休業、介護休業及び女性の産休は、これを出勤したものとみなす。労基法第39条（年次有給休暇）第10項。

4．誤り：「1年間」⇒「2年間」。労基法第115条（時効）第1項。

5．誤り：監督又は管理の地位にある者及び機密の事務を取り扱う者については、労働時間、休憩及び休日に関する規定は適用されないが、年次有給休暇や深夜勤務に関する規定は適用される。労基法第41条（労働時間等に関する規定の適用除外）第1項②（263ページ）。

【2】〜【5】解答　2＆4＆2＆2

1週間の所定労働時間が30時間に満たないことに注意する。また、小数点以下は切り捨てる。

　【2】5年6か月：18 × 4 ÷ 5.2 ＝ 13.8… ⇒ 13日
　【3】4年6か月：16 × 4 ÷ 5.2 ＝ 12.3… ⇒ 12日
　【4】3年6か月：14 × 4 ÷ 5.2 ＝ 10.76… ⇒ 10日
　【5】2年6か月：12 × 3 ÷ 5.2 ＝ 6.92… ⇒ 6日

労基法第39条（年次有給休暇）、労基則第24条の3（所定労働日数が少ない労働者に対する年次有給休暇）第3項。

16 妊産婦

■ 危険有害業務の就業制限 ［労基法第64条の3］

1. 使用者は、妊娠中の女性及び産後1年を経過しない女性（以下「妊産婦」という。）を、重量物を取り扱う業務、有害ガスを発散する場所における業務その他妊産婦の妊娠、出産、保育等に有害な業務に就かせてはならない。

■ 産前産後 ［労基法第65条］

1. 使用者は、6週間（多胎妊娠の場合にあっては、14週間）以内に出産する予定の女性が休業を請求した場合においては、その者を就業させてはならない。

2. 使用者は、産後8週間を経過しない女性を就業させてはならない。ただし、産後6週間を経過した女性が請求した場合において、その者について医師が支障がないと認めた業務に就かせることは、差し支えない。

3. 使用者は、妊娠中の女性が請求した場合においては、他の軽易な業務に転換させなければならない。

■ 妊産婦の保護 ［労基法第66条］

1. 使用者は、1か月単位、1年単位、1週間単位の変形労働時間制を採用している場合であっても、妊産婦が請求した場合においては、休憩時間を除き1日について8時間、1週間について40時間を超えて労働させてはならない。

2. 使用者は、妊産婦が請求した場合においては、時間外労働をさせてはならず、又は休日に労働させてはならない。ただし、監督又は管理の地位にある者等、労働時間等に関する規定の適用除外者を除く。

3. 使用者は、妊産婦が請求した場合においては、深夜業をさせてはならない。

✓Check　監督又は管理の地位（管理監督者等）にある妊産婦

- 時間外労働又は休日に関する規定は適用されない
- 請求により、深夜業は免除される

✓Check　フレックスタイム制で労働する妊産婦

- 妊産婦であってもフレックスタイム制を採用している場合は、その時間に従事しなければならない

■ 育児時間 ［労基法第67条］

1. 生後満1年に達しない生児を育てる女性
は、第34条の休憩時間（262ページ）のほか、
1日2回各々少なくとも30分、その生児を
育てるための時間を請求することができる。

2. 使用者は、第1項の育児時間中は、その女
性を使用してはならない。

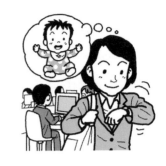

■ 生理日の就業が著しく困難な女性に対する措置 ［労基法第68条］

1. 使用者は、生理日の就業が著しく困難な女性が休暇を請求したときは、そ
の者を生理日に就業させてはならない。

▶▶▶ 過去問題 ◀◀◀

【1】労働基準法に基づく産前産後の休業に関する次の文中の（　）内に入れ
るAからCの数字の組合せとして、正しいものは1～5のうちどれか。

［編集部作成（一種）］

「使用者は、（A）週間（多胎妊娠の場合にあっては、（B）週間）以内に
出産する予定の女性が休業を請求した場合においては、その者を就業させて
はならない。また、使用者は、原則として、産後（C）週間を経過しない
女性を就業させてはならない。」

	A	B	C
1.	6	12	6
2.	6	12	8
3.	6	14	8
4.	8	14	6
5.	8	16	8

【2】労働基準法に定める妊産婦等に関する次の記述のうち、法令上、誤っているものはどれか。ただし、常時使用する労働者数が10人以上の規模の事業場の場合とし、管理監督者等とは、「監督又は管理の地位にある者等、労働時間、休憩及び休日に関する規定の適用除外者」をいうものとする。

[R5.10]

□ 1．時間外・休日労働に関する協定を締結し、これを所轄労働基準監督署長に届け出ている場合であっても、妊産婦が請求した場合には、管理監督者等の場合を除き、時間外・休日労働をさせてはならない。

2．フレックスタイム制を採用している場合であっても、妊産婦が請求した場合には、管理監督者等の場合を除き、1週40時間、1日8時間を超えて労働させてはならない。

3．妊産婦が請求した場合には、深夜業をさせてはならない。

4．妊娠中の女性が請求した場合においては、他の軽易な業務に転換させなければならない。

5．原則として、産後8週間を経過しない女性を就業させてはならない。

【3】労働基準法に定める妊産婦等に関する次の記述のうち、法令上、誤っているものはどれか。ただし、常時使用する労働者数が10人以上の規模の事業場の場合とし、管理監督者等とは、「監督又は管理の地位にある者等、労働時間、休憩及び休日に関する規定の適用除外者」をいうものとする。

[R4.10]

□ 1．時間外・休日労働に関する協定を締結し、これを所轄労働基準監督署長に届け出ている場合であっても、妊産婦が請求した場合には、管理監督者等の場合を除き、時間外・休日労働をさせてはならない。

2．1か月単位の変形労働時間制を採用している場合であっても、妊産婦が請求した場合には、管理監督者等の場合を除き、1週40時間、1日8時間を超えて労働させてはならない。

3．1年単位の変形労働時間制を採用している場合であっても、妊産婦が請求した場合には、管理監督者等の場合を除き、1週40時間、1日8時間を超えて労働させてはならない。

4．妊娠中の女性が請求した場合には、管理監督者等の場合を除き、他の軽易な業務に転換させなければならない。

5．生理日の就業が著しく困難な女性が休暇を請求したときは、その者を生理日に就業させてはならない。

【4】労働基準法に定める妊産婦等に関する次の記述のうち、法令上、誤っているものはどれか。ただし、常時使用する労働者数が10人以上の規模の事業場の場合とし、管理監督者等とは、「監督又は管理の地位にある者等、労働時間、休憩及び休日に関する規定の適用除外者」をいうものとする。

［R4.4］

☑ 1．妊産婦とは、妊娠中の女性及び産後1年を経過しない女性をいう。

2．妊娠中の女性が請求した場合においては、他の軽易な業務に転換させなければならない。

3．1年単位の変形労働時間制を採用している場合であっても、妊産婦が請求した場合には、管理監督者等の場合を除き、1週40時間、1日8時間を超えて労働させてはならない。

4．フレックスタイム制を採用している場合であっても、妊産婦が請求した場合には、管理監督者等の場合を除き、1週40時間、1日8時間を超えて労働させてはならない。

5．生理日の就業が著しく困難な女性が休暇を請求したときは、その者を生理日に就業させてはならない。

【5】常時10人以上の労働者を使用する事業場において、労働基準法に基づく妊産婦に関する次の記述のうち、誤っているものはどれか。ただし、労使協定とは、「労働者の過半数で組織する労働組合（その労働組合がない場合は労働者の過半数を代表する者）と使用者との書面による協定」をいい、また、管理監督者等とは、「監督又は管理の地位にある者等、労働時間、休憩及び休日に関する規定の適用除外者」をいうものとする。［R2.4］

☑ 1．時間外・休日労働に関する労使協定を締結し、これを所轄労働基準監督署長に届け出ている場合であって、妊産婦が請求した場合には、管理監督者等の場合を除き、時間外・休日労働をさせてはならない。

2．1か月単位の変形労働時間制を採用している場合であって、妊産婦が請求した場合には、管理監督者等の場合を除き、1週40時間、1日8時間を超えて労働させてはならない。

3．フレックスタイム制を採用している場合には、1週40時間、1日8時間を超えて労働させることができる。

　4．1年単位の変形労働時間制を採用している場合であって、妊産婦が請求した場合には、管理監督者等の場合を除き、1週40時間、1日8時間を超えて労働させてはならない。

　　5．妊産婦が請求した場合には、管理監督者等の場合を除き、深夜業をさせてはならない。

【6】労働基準法に定める育児時間に関する次の記述のうち、誤っているものはどれか。［R3.4/R2.10/R2.4/H31.4］

☑　1．生後満1年を超え、満2年に達しない生児を育てる女性労働者は、育児時間を請求することができる。

　　2．育児時間は、必ずしも有給としなくてもよい。

　　3．育児時間は、1日2回、1回当たり少なくとも30分の時間を請求することができる。

　　4．育児時間を請求しない女性労働者に対しては、育児時間を与えなくてもよい。

　　5．育児時間は、育児時間を請求できる女性労働者が請求する時間に与えなければならない。

▶▶解答＆解説 ……………………………………………………………………………

【1】解答　3

「使用者は、（A：6）週間（多胎妊娠の場合にあっては、（B：14）週間）以内に出産する予定の女性が休業を請求した場合においては、その者を就業させてはならない。また、使用者は、原則として、産後（C：8）週間を経過しない女性を就業させてはならない。」

【2】解答　2

1．正しい：労基法第66条（妊産婦の保護）第2項、労基法第41条（労働時間等に関する規定の適用除外）第1項②（263ページ）。

2．誤り：フレックスタイム制では「妊産婦の保護」に関する規定は適用されないため、妊産婦が請求した場合であっても1週40時間、1日8時間を超えて労働させることができる。労基法第66条（妊産婦の保護）第1項、労基法第32条の3（フレックスタイム制）1項（261ページ）。

3．正しい：労働基準法第66条（妊産婦の保護）第3項。

4．正しい：労働基準法第65条（産前産後）第3項。

5．正しい：労働基準法第65条（産前産後）第2項。

【3】解答　4

1～3．正しい：労基法第66条（妊産婦の保護）第1項、第2項、労基法第41条（労働時間等に関する規定の適用除外）第1項②（263ページ）。

4．**誤り**：妊娠中の女性から請求があった場合は、管理監督者等の有無にかかわらず他の軽易な業務に転換させなければならない。労基法第65条（産前産後）第3項。

5．正しい：労基法第68条（生理日の就業が著しく困難な女性に対する措置）第1項。

【4】解答　4

1．正しい：労基法第64条の3（危険有害業務の就業制限）第1項。

2．正しい：労基法第65条（産前産後）第3項。

3．正しい：労基法第66条（妊産婦の保護）第1項、労基法第41条（労働時間等に関する規定の適用除外）第1項②（263ページ）。

4．**誤り**：フレックスタイム制では「妊産婦の保護」に関する規定は適用されないため、妊産婦が請求した場合であっても1週40時間、1日8時間を超えて労働させることができる。労基法第66条（妊産婦の保護）第1項、労基法第32条の3（フレックスタイム制）1項（261ページ）。

5．正しい：労基法第68条（生理日の就業が著しく困難な女性に対する措置）第1項。

【5】解答　5

1～2＆4．正しい：労基法第66条（妊産婦の保護）第1項、第2項、労基法第41条（労働時間等に関する規定の適用除外）第1項②（263ページ）。

3．正しい：労基法第32条の3（フレックスタイム制）第1項（261ページ）。

5．**誤り**：妊産婦から請求があった場合は、管理監督者等の有無にかかわらず深夜業をさせてはならない。労基法第66条（妊産婦の保護）第3項、労基法第41条（労働時間等に関する規定の適用除外）第1項②（263ページ）。

【6】解答　1

1．**誤り**：「生後満1年を超え、満2年に達しない」⇒「生後満1年に達しない」。労基法第67条（育児時間）第1項。

2～5．正しい：労基法第67条（育児時間）第1項、第2項。

労働衛生
有害業務に係るもの以外のもの
第一種・第二種共通科目

第4章

※過去公表問題のうち7割が、第一種・第二種とも同じ問題で出題されています。

※出題時期のあとに「二種」とあるものは、二種で公表された問題です。しかし、二種のみで公表された問題であっても一種の内容に含まれているため、勉強をお勧めします。実際、編集者が試験を受けた際に出題されたこともありました。

1 温熱環境

■ 温熱要素

1. 人体が受ける気温、湿度、気流、ふく射（放射）熱の温度感覚の四要素を温熱要素という。

《温熱要素と測定方法》

気温	アスマン通風乾湿計
湿度	（乾球温度＋湿球温度）
気流	熱線風速計
ふく射（放射）熱	黒球温度計（黒球寒暖計）

2. 湿度とは、大気中に含まれる水蒸気量を示す尺度であり、相対湿度と絶対湿度がある。アスマン通風乾湿計では、相対湿度を計測する。

相対湿度	空気中の水蒸気量（水蒸気圧）と、その温度における飽和水蒸気量（飽和水蒸気圧）との比を百分率で示したもの
絶対湿度	1気圧で1m³の空気中に含まれる水蒸気量をグラム数で表したもの

■ 温熱指数等

至適温度	◎労働者がその能力を十分に発揮できる温熱条件として、暑からず寒からずという最適温度をいう
実効温度	◎実効温度は感覚温度ともいい、気温、湿度、気流の総合効果を体感で判断した、温度感覚の指標となる。ただし、ふく射熱は考慮されていない
不快指数	◎気温と湿度によって人間が感じる、快・不快感の程度を表す。不快指数は、乾球温度と湿球温度から求めることができる

■ 温度の種類

乾球温度	空気の温度。寒暖計の球部を露出した状態で測定した温度
湿球温度	気体と蒸気を示す温度。乾湿計の湿球を読み取った温度
黒球温度	ふく射熱の影響によって気温より暖かく感じる温度
湿球黒球温度（WBGT）	労働環境において作業者が受ける暑熱環境による熱ストレスの評価をするための指標で、人体の熱収支に影響の大きい湿度、ふく射熱、気温の3つを考慮している

◎**ふく射熱**とは、物質の移動を伴わないで伝搬されるエネルギーのことをいう。温暖の高い物体から熱線が発散され、空間を通過して他の温度の低い物体に熱が伝搬される現象。放射熱ともいう。

■ 熱中症について

1. 熱中症のリスク評価指標として、作業負荷等に応じた**WBGT基準値**が示されており、算出した値が**基準値を超える場合**には、**熱中症が発生するリスクが高まる**。このことから、厚生労働省ではWBGTの指標を用いた暑熱環境の評価をするべきであるとしている。

※熱中症については、「第2章 **8**その他の健康障害」（143ページ）参照。

2. WBGTの値は、**自然湿球温度**と**黒球温度**を測定し、また、日射のある場合は**乾球温度**から求められる。

《**WBGTの算出式**》

日射のある場合
0.7×自然湿球温度＋0.2×黒球温度＋0.1×気温（乾球温度）
日射のない場合
0.7×自然湿球温度＋0.3×黒球温度

3. 高温多湿作業場所において労働者を作業に従事させる場合には、計画的に**暑熱順化期間**を設けることが望ましい。

◎**暑熱順化**とは、熱に慣れ当該環境に適応すること。

《**WBGT熱ストレス指数の基準値**》

身体作業強度（代謝率レベル）	WBGT基準値（℃）	
	暑熱順化者	暑熱非順化者
安静	33	32
低代謝率（軽い手作業（書く・タイピング））	30	29
中程度代謝率（腕及び脚の作業（トラクター運転））	28	26
高代謝率（重量物の運搬・シャベルを使う）	26	23
極高代謝率（激しくシャベルを使ったり掘ったりする）	25	20

■ 気 温

1. 室内の気温が10℃以下のときは暖房等を行い、また冷房を行う場合は外気温より著しく低くしない。夏季等の暑熱時は、室内温度と外気温との差が**7℃以上**になると身体の**体温調節機能に疲労**が生じやすい。

【1】温熱条件に関する次の記述のうち、誤っているものはどれか。

［R5.10（二種）］

☑ 1．温度感覚を左右する環境条件は、気温、湿度及びふく射（放射）熱の三つの要素で決まる。

2．実効温度は、人の温熱感に基礎を置いた指標で、気温、湿度及び気流の総合効果を温度目盛りで表したものである。

3．相対湿度は、乾球温度と湿球温度によって求められる。

4．WBGT基準値は、身体に対する負荷が大きな作業の方が、負荷が小さな作業より小さな値となる。

5．WBGT値がその基準値を超えるおそれのあるときには、冷房などによりWBGT値を低減すること、代謝率レベルの低い作業に変更することなどの対策が必要である。

【2】温熱条件に関する次の記述のうち、誤っているものはどれか。

［R5.4（二種）］

☑ 1．温度感覚を左右する環境条件は、気温、湿度及びふく射（放射）熱の三つの要素で決まる。

2．熱中症はⅠ度からⅢ度までに分類され、このうちⅢ度が最も重症である。

3．WBGTは、暑熱環境による熱ストレスの評価に用いられる指標で、日射がない場合は、自然湿球温度と黒球温度の測定値から算出される。

4．WBGT基準値は、暑熱順化者に用いる値の方が、暑熱非順化者に用いる値より大きな値となる。

5．相対湿度とは、空気中の水蒸気圧とその温度における飽和水蒸気圧との比を百分率で示したものである。

【3】温熱条件に関する次の記述のうち、誤っているものはどれか。

［R4.4（二種）］

☑ 1．WBGTは、日射がない場合は、自然湿球温度と黒球温度の測定値から算出される。

2．熱中症はⅠ度からⅢ度までに分類され、このうちⅢ度が最も重症である。

3．WBGT基準値は、健康な作業者を基準に、ばく露されてもほとんど
の者が有害な影響を受けないレベルに相当するものとして設定されて
いる。

4．WBGT基準値は、身体に対する負荷が大きな作業の方が、負荷が小
さな作業より小さな値となる。

5．温度感覚を左右する環境条件は、気温、湿度及びふく射（放射）熱の
三つの要素で決まる。

【4】温熱条件に関する次の記述のうち、誤っているものはどれか。

[R3.4改（二種）]

☐ 1．温度感覚を左右する環境条件は、気温、湿度、気流及びふく射（放射）
熱の四つの要素によって決まる。

2．実効温度は、人の温熱感に基礎を置いた指標で、気温、湿度及び気流
の総合効果を温度目盛りで表したものである。

3．相対湿度は、乾球温度と湿球温度によって求められる。

4．日射のない場合のWBGTは、乾球温度と黒球温度から求められる。

5．WBGT値がその基準値を超えるおそれのあるときには、冷房などに
よりWBGT値を低減すること、代謝率レベルの低い作業に変更するこ
となどの対策が必要である。

【5】暑熱環境の程度を示すWBGTに関する次の記述のうち、誤っているも
のはどれか。[R4.10（二種）]

☐ 1．WBGTは、気温、湿度及び気流の三つの要素から暑熱環境の程度を
示す指標として用いられ、その単位は気温と同じ℃で表される。

2．日射がある場合のWBGT値は、自然湿球温度、黒球温度及び気温（乾
球温度）の値から算出される。

3．WBGTには、基準値が定められており、WBGT値がWBGT基準値を
超えている場合は、熱中症にかかるリスクが高まっていると判断される。

4．WBGT基準値は、身体に対する負荷が大きな作業の方が、負荷が小
さな作業より小さな値となる。

5．WBGT基準値は、暑熱順化者に用いる値の方が、暑熱非順化者に用
いる値より大きな値となる。

【6】WBGT（湿球黒球温度）に関する次の文中の（　）内に入れるAからC
の語句の組合せとして、正しいものは1〜5のうちどれか。

［R2.4改（二種）］

「WBGTは、労働環境において作業者が受ける暑熱環境による熱ストレ
スの評価を行う簡便な指標で、その値は次の式により算出される。

　　日射のある場合：
　　　WBGT＝0.7×（A）＋0.2×（B）＋0.1×（C）

　　日射のない場合：
　　　WBGT＝0.7×（A）＋0.3×（B）」

	A	B	C
1.	自然湿球温度	黒球温度	気温（乾球温度）
2.	自然湿球温度	気温（乾球温度）	黒球温度
3.	気温（乾球温度）	黒球温度	自然湿球温度
4.	気温（乾球温度）	自然湿球温度	黒球温度
5.	黒球温度	自然湿球温度	気温（乾球温度）

【7】WBGT（湿球黒球温度）に関する次の文中の（　）内に入れるAからD
の数値の組合せとして、正しいものは1〜5のうちどれか。［編集部作成］
「WBGTは、労働環境において作業者が受ける暑熱環境による熱ストレ
スの評価を行う簡便な指標で、その値は次の式により算出される。

　　日射のある場合：
　　　WBGT＝
　　　　（A）×自然湿球温度＋（B）×黒球温度＋0.1×気温（乾球温度）

　　日射のない場合：
　　　WBGT＝（C）×自然湿球温度＋（D）×黒球温度」

	A	B	C	D
1.	0.6	0.3	0.7	0.1
2.	0.7	0.2	0.7	0.3
3.	0.7	0.2	0.8	0.2
4.	0.8	0.1	0.7	0.3
5.	0.8	0.1	0.8	0.2

【8】WBGT（湿球黒球温度）は、作業者が受ける暑熱環境による熱ストレスの評価を行うための指標として有用であるが、次のAからDの温熱要素の測定値について、日射のない場合のWBGTを算出するために必要なものの組合せは1～5のうちどれか。〔R1.10改（二種）〕

   A　気温（乾球温度）

   B　自然湿球温度

   C　黒球温度

   D　風速

☑　1．A，B　　2．A，C　　3．B，C
   4．B，D　　5．C，D

【9】WBGT（湿球黒球温度）は、作業者が受ける暑熱環境による熱ストレスの評価を行うための指標として有用であるが、次のAからDの温熱要素の測定値のうち、日射のない場合のWBGTを算出するために必要なものの組合せは次のうちどれか。〔H31.4改（二種）／編集部作成（一種）〕

   A　気温（乾球温度）

   B　自然湿球温度

   C　黒球温度

   D　気流

☑　1．A，B　　2．A，C　　3．B，C
   4．B，D　　5．C，D

▶▶解答＆解説

【1】解答　1

1．**誤り**：温熱要素は、気温、湿度、気流、ふく射熱（放射熱）の四要素である。

2～5．正しい。

【2】解答　1

1．**誤り**：温熱要素は、気温、湿度、気流、ふく射熱（放射熱）の四要素である。

2～5．正しい。

【3】解答　5

1～4．正しい。

5．**誤り**：温熱要素は、気温、湿度、気流、ふく射熱（放射熱）の四要素である。

【4】解答　4

1〜3＆5．正しい。

4．**誤り**：日射のない場合の WBGT は、自然湿球温度と黒球温度から求められる。

【5】解答　1

1．**誤り**：WBGT（湿球黒球温度）は、暑熱環境による熱ストレスの評価に用いられる指標で、自然湿球温度、黒球温度で測定する。日射のある場合は気温（乾球温度）も算出に用いる。

2〜5．正しい。

【6】＆【7】解答　1＆2

日射のある場合：

WBGT ＝ 0.7 ×自然湿球温度＋ 0.2 ×黒球温度＋ 0.1 ×気温（乾球温度）

日射のない場合：

WBGT ＝ 0.7 ×自然湿球温度＋ 0.3 ×黒球温度

【8】＆【9】解答　3

「日射のない場合」の WBGT の算出式は、以下のとおり。

WBGT ＝ 0.7 ×（**自然湿球温度**）＋ 0.3 ×（**黒球温度**）

2 視環境

■ 採 光

1. 採光とは、**太陽光線**により室内の明るさを得ることであり、窓の方向と形、部屋の奥行きなどが関わっている。

■ 照明の種類

全般照明	
作業室全体を**均一に明るく**する方法であまり広くないスペースの普通の作業場に用いられる。	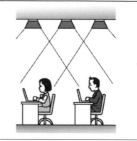

局部照明	
検査作業のように、**作業に必要な部分のみ**高い照度が必要である場合に用いられる。全般照明を併用し、明暗の対照を少なくする。この際、**全般照明の照度**は、局部照明による照度の少なくとも約**10分の1以上**が望ましいとされている。	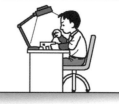

間接照明
天井や壁に光をあて、**反射光**で作業面を照らすもの。

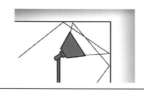 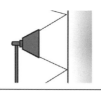

■ 照明による影

1. **立体視を必要とする作業**には、ある程度**影のできる照明**が適している。あらゆる方向から同程度の明るさの光がくると、見るものに影ができなくなり、立体感がなくなってしまうことがある。

2．北向きの窓では、直射日光はほとんど入らないが、**一年中平均した明るさ**が得られる。

　　◇**立体視**とは、両眼視によって三次元空間を見たとき、奥行き視覚を得る方法である。両眼間に距離があり、左眼と右眼で微妙に異なった像を見ていることから、これを大脳が立体物として認識する。

■ 光の方向

1．前方から明かりをとるとき、光源と眼を結ぶ線と視線の角度がおおむね**30°以上**となるように光源の位置を決める。

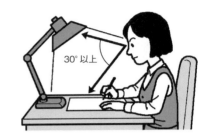

30°以上

■ 照　度

1．照度とは光がある面を照らすとき、この面の単位面積に供給される光の量を示す指標で、**ルクス（lx）** という単位で表される。1ルクスは光度1カンデラの光源から**1m離れた所**で、その光に直角な面が受ける明るさに相当する。

■ まぶしさ（グレア）

1．視野内に過度のまぶしさ（グレア）が生じると不快感や疲労を生じるので、照明の光源などが作業者の視野に入らないよう間接照明などを利用することが望ましい。

2．**高齢者**は、若年者に比較して、一般に、**高い照度が必要**であるが、白内障の原因である水晶体の混濁により、まぶしさを感じやすくなる場合もある。

■ 彩　色

1．室内の彩色については、**彩度**（色の鮮やかさ）の高い色彩は交感神経の緊張を招きやすいので、長時間にわたる場合は疲労を招きやすい。また、**明度**（色の明るさ）の高い色彩は光の反射率が高いことから照度を上げる効果がある。

2．目の高さより上の壁や天井には、照明効果を上げるために白などの明るい色を配色し、**目の高さより下は、まぶしさを防ぐために濁色**（くすんだ色）にする。

【1】照明、採光などに関する次の記述のうち、誤っているものはどれか。

［R4.10（二種)/R2.4（二種)］

☑ 1．1ルクス (lx) は、1カンデラ (cd) の光源から、1 m離れた所において、光軸に垂直な面が受ける明るさをいう。

2．部屋の彩色として、目の高さ以下は、まぶしさを防ぎ安定感を出すために濁色とし、目より上方の壁や天井は、明るい色を用いるとよい。

3．全般照明と局部照明を併用する場合、全般照明による照度は、局部照明による照度の5分の1程度としている。

4．前方から明かりを取るときは、まぶしさをなくすため、眼と光源を結ぶ線と視線とがなす角度が、40°以上になるように光源の位置を決めている。

5．照明設備は、1年以内ごとに1回、定期に点検し、異常があれば電球の交換などを行っている。

【2】照明、採光などに関する次の記述のうち、誤っているものはどれか。

［R4.4（二種)/R3.10（二種)］

☑ 1．北向きの窓では、直射日光はほとんど入らないが一年中平均した明るさが得られる。

2．全般照明と局部照明を併用する場合、全般照明による照度は、局部照明による照度の5分の1程度としている。

3．前方から明かりを取るときは、まぶしさをなくすため、眼と光源を結ぶ線と視線とがなす角度が、40°程度になるように光源の位置を決めている。

4．照明設備は、1年以内ごとに1回、定期に点検し、異常があれば電球の交換などを行っている。

5．部屋の彩色として、目の高さ以下は、まぶしさを防ぎ安定感を出すために濁色とし、目より上方の壁や天井は、明るい色を用いるとよい。

【3】照明などの視環境に関する次の記述のうち、誤っているものはどれか。

［R3.4（二種）］

☑ 1．前方から明かりを取るときは、眼と光源を結ぶ線と視線とで作る角度を40°程度としている。

2．照明設備については、6か月以内ごとに1回、定期に点検し、汚れなどがあれば清掃又は交換を行っている。

3．全般照明と局部照明を併用する場合、全般照明による照度は、局部照明による照度の5分の1程度にしている。

4．照度の単位はルクスで、1ルクスは光度1カンデラの光源から10m離れた所で、その光の光軸に垂直な1m²の面が受ける明るさに相当する。

5．室内の彩色で、明度を高くすると光の反射率が高くなり照度を上げる効果があるが、彩度を高くしすぎると交感神経の緊張により疲労を招きやすい。

【4】照明などの視環境に関する次の記述のうち、誤っているものはどれか。

［R2.10（二種）］

☑ 1．前方から明かりを取るときは、眼と光源を結ぶ線と視線とで作る角度が、40°程度になるようにしている。

2．あらゆる方向から同程度の明るさの光がくると、見るものに影ができなくなり、立体感がなくなってしまうことがある。

3．全般照明と局部照明を併用する場合、全般照明による照度は、局部照明による照度の5分の1程度になるようにしている。

4．照度の単位はルクスで、1ルクスは光度1カンデラの光源から10m離れた所で、その光に直角な面が受ける明るさに相当する。

5．室内の彩色で、明度を高くすると光の反射率が高くなり照度を上げる効果があるが、彩度を高くしすぎると交感神経の緊張を招きやすく、長時間にわたる場合は疲労を招きやすい。

▶▶解答＆解説 ⋯⋯⋯⋯⋯⋯⋯⋯⋯⋯⋯⋯⋯⋯⋯⋯⋯⋯⋯⋯⋯⋯⋯⋯⋯⋯

【1】解答　5

1＆2．正しい。

3．正しい：5分の1は10分の1以上であるため適している。

4．正しい：30°以上であるため適している。

5．**誤り**：照明設備については、6か月以内ごとに1回定期に点検し、必要に応じて交換などを行う。第3章「12．労働安全衛生規則」（249ページ）。

【2】解答　4

1＆5．正しい。

2．正しい：5分の1は10分の1以上であるため適している。

3．正しい：30°以上であるため適している。

4．**誤り**：「1年以内ごとに1回」⇒「6か月以内ごとに1回」。第3章「12．労働安全衛生規則」（249ページ）。

【3】解答　4

1＆3＆5．正しい。

2．正しい：第3章「12．労働安全衛生規則」（249ページ）。

4．**誤り**：1ルクスは、光度1カンデラの光源から1m離れた所で、その光に直角な面1㎡が受ける明るさに相当する。

【4】解答　4

1～3＆5．正しい。

4．**誤り**：「10m」⇒「1m」。

第4章

第一種・第二種共通科目

3 事務所の必要換気量

■ 事務所換気

1. 空気は、酸素約21%、窒素約78%、二酸化炭素0.03～0.04%のほか、水蒸気、微量のアルゴン、ヘリウムなどから成っている。人間の呼気の成分は、酸素約16%、二酸化炭素4%である。

■ 事務所の必要換気量

1. 作業室内において、衛生上、入れ替える必要のある空気の量を「必要換気量」といい、1時間に交換される空気量で表す。

$$
\text{必要換気量 (m}^3\text{/h)} = \frac{\text{室内にいる人が1時間に呼出する二酸化炭素量 (m}^3\text{/h)}}{(\text{室内二酸化炭素基準濃度}) - (\text{外気の二酸化炭素濃度})}
$$

★なお二酸化炭素の濃度が「%」の場合は100倍、「ppm」の場合は1,000,000倍する。

2. 必要換気量を算出する際、それぞれ次に示す二酸化炭素濃度の数値で算出する。ただし、計算式においては、「%」または「ppm」の係数を最後に計算する。

	%	ppm
室内の二酸化炭素基準濃度	0.1	1000
外気の二酸化炭素濃度	0.03～0.04	300～400
人が呼出する二酸化炭素濃度	4	－

3. 室内にいる人が1時間に呼出する二酸化炭素量は、性別、年齢、労働の強度（エネルギー代謝率）により増減する。

✓Check　ppmとは

- ppmは、「parts per million」の略で、100万分の1を表す。

【1】一般の事務室における換気に関する次のAからDの記述について、誤っているものの組合せは1～5のうちどれか。

［R5.10（二種）/R4.4（二種）/R3.10（二種）］

A　人間の呼気の成分の中で、酸素の濃度は約16％、二酸化炭素の濃度は約4％である。

B　新鮮な外気中の酸素濃度は約21％、二酸化炭素濃度は0.3～0.4％程度である。

C　室内の必要換気量（m³/h）は、次の式により算出される。

$$\frac{\text{室内にいる人が1時間に呼出する二酸化炭素量（m³/h）}}{\text{室内二酸化炭素基準濃度（％）－外気の二酸化炭素濃度（％）}} \times 100$$

D　必要換気量の算出に当たって、室内二酸化炭素基準濃度は、通常、1％とする。

☑　1．A, B　　　2．A, C　　　3．B, C

　　4．B, D　　　5．C, D

【2】事務室内において、空気を外気と入れ換えて二酸化炭素濃度を1,000ppm以下に保った状態で、在室することのできる最大の人数は次のうちどれか。ただし、外気の二酸化炭素濃度を400ppm、外気と入れ換える空気量を600m³/h、1人当たりの呼出二酸化炭素量を0.016m³/hとする。

［R4.10（二種）］

☑　1．10人　　　2．14人　　　3．18人

　　4．22人　　　5．26人

【3】事務室内において、空気を外気と入れ換えて二酸化炭素濃度を1,000ppm以下に保った状態で、在室することのできる最大の人数は次のうちどれか。ただし、外気の二酸化炭素濃度を400ppm、外気と入れ換える空気量を500m³/h、1人当たりの呼出二酸化炭素量を0.018m³/hとする。

［R3.4（二種）/R1.10（二種）/編集部作成（一種）］

☑　1．14人　　　2．16人　　　3．18人

　　4．20人　　　5．22人

【4】室内に11人の人が入っている事務室において、二酸化炭素濃度を1,000ppm以下に保つために最小限必要な換気量（m³/h）に最も近いものは次のうちどれか。ただし、外気の二酸化炭素濃度を400ppm、室内にいる人の１人当たりの呼出二酸化炭素量を0.02m³/hとする。［R5.4（二種）］

☑ 1．19m³/h　　2．37m³/h　　3．190m³/h

4．370m³/h　　5．740m³/h

【5】事務室における必要換気量Q（m³/h）を算出する式として、正しいものは１〜５のうちどれか。ただし、AからDは次のとおりとする。

［R2.10（二種）］

A　室内二酸化炭素濃度の測定値（％）

B　室内二酸化炭素基準濃度（％）

C　外気の二酸化炭素濃度（％）

D　在室者全員が１時間に呼出する二酸化炭素量（m³/h）

☑ 1．$Q = \dfrac{D}{A-B} \times 100$　　　　2．$Q = \dfrac{D}{A-C} \times 100$

3．$Q = \dfrac{D}{B-C} \times 100$　　　　4．$Q = \dfrac{D}{A-B} \times 1{,}000{,}000$

5．$Q = \dfrac{D}{B-C} \times 1{,}000{,}000$

【6】事務室における必要換気量Q（m³/h）を算出する式として、正しいものは１〜５のうちどれか。ただし、AからDは次のとおりとする。

［R2.4（二種）］

A　室内二酸化炭素濃度の測定値（ppm）

B　室内二酸化炭素基準濃度（ppm）

C　外気の二酸化炭素濃度（ppm）

D　在室者全員が１時間に呼出する二酸化炭素量（m³/h）

☑ 1．$Q = \dfrac{D}{A-B} \times 100$　　　　2．$Q = \dfrac{D}{A-C} \times 100$

3．$Q = \dfrac{D}{B-C} \times 100$　　　　4．$Q = \dfrac{D}{A-B} \times 1{,}000{,}000$

5．$Q = \dfrac{D}{B-C} \times 1{,}000{,}000$

▶▶解答＆解説 ………

【1】解答　4

A＆C．正しい。

B．**誤り**：「0.3〜0.4％」⇒「0.03〜0.04％」。

D．**誤り**：「1％」⇒「0.1％」。

従って、BとDが誤っているものの組み合わせとなる。

【2】〜【4】の求め方

室内の二酸化炭素濃度　1,000ppm は $\dfrac{1,000}{1,000,000} = 0.001$

外気の二酸化炭素濃度　400ppm は $\dfrac{400}{1,000,000} = 0.0004$ となる。

それぞれの数値を次式にあてはめる。

$$必要換気量（m^3/h）= \frac{室内にいる人が1時間に呼出する二酸化炭素量（m^3/h）}{（室内の二酸化炭素基準濃度）-（外気の二酸化炭素濃度）}$$

【2】解答　4

$$600 = \frac{x 人 \times 0.016}{0.001 - 0.0004} = \frac{0.016\,x}{0.0006}$$

$0.016\,x = 0.36$

$x = 22.5$ ⇒ 22 人

【3】解答　2

$$500 = \frac{x 人 \times 0.018}{0.001 - 0.0004} = \frac{0.018\,x}{0.0006} = 30x$$

$$x = \frac{500}{30} = 16.6\cdots ⇒ 16 人$$

【4】解答　4

$$x = \frac{11 人 \times 0.02}{0.001 - 0.0004} = \frac{0.22}{0.0006}$$

$$= 366.6\cdots ≒ 370 m^3/h$$

【5】解答　3

濃度を表す単位が「％」であるため、最後に「× 100」とすること。

【6】解答　5

濃度を表す単位が「ppm」であるため、最後に「× 1,000,000」とすること。

第**4**章

第一種・第二種共通科目

■ 事業者が講ずべき快適な職場環境の形成のための措置に関する指針

(厚生労働省通達)

3. 快適な職場環境の形成のための措置の実施に関し、考慮すべき事項

　　快適な職場環境の形成のために事業者が必要な措置を講ずるに当たり、次の事項を十分考慮して行うことが望まれる。

①継続的かつ計画的な取組
・快適な職場をつくるために、施設・設備面の措置と、これを効果的に運用するための措置の双方の配慮が必要
②労働者の意見の反映
・安全衛生委員会で「快適職場づくり」を議題として調査審議するなど、その職場で働く労働者の意見ができるだけ反映されるようにする
③個人差への配慮
・快適職場に対する考え方は、性別、年齢、作業内容、時には体調等でも左右され、作業に当たっての温度、照明等の職場の環境条件についての感じ方や、作業から受ける心身の負担についての感じ方等は、きわめて複雑であり、多くの要因によって変化することを認識して取り組むことが必要
④潤いへの配慮
・職場は、労働者が一定の時間を過ごし、そこで働くものであることから、生活の場としての潤いを持たせ、緊張をほぐすよう配慮すること

▶▶▶ 過去問題 ◀◀◀

【1】厚生労働省の「事業者が講ずべき快適な職場環境の形成のための措置に関する指針」において、快適な職場環境の形成のための措置の実施に関し、考慮すべき事項とされていないものは次のうちどれか。[R4.10]

☑ 1．継続的かつ計画的な取組　　　2．快適な職場環境の基準値の達成
　 3．労働者の意見の反映　　　　　4．個人差への配慮
　 5．潤いへの配慮

▶▶解答&解説 ………………………………………………………………………

【1】解答　2

1&3〜5. 正しい。

5 労働安全衛生マネジメントシステム

■ 労働安全衛生マネジメントシステム（OSHMS）に関する指針

1. 目 的

　この指針は、事業者が労働者の協力の下に一連の過程を定めて継続的に行う自主的な安全衛生活動を促進することにより、労働災害の防止を図るとともに、労働者の健康の増進及び快適な職場環境の形成の促進を図り、もって事業場における安全衛生の水準の向上に資することを目的とする。

2. この指針は、労働安全衛生法の規定に基づき機械、設備、化学物質等による危険又は健康障害を防止するため事業者が講ずべき具体的な措置を定めるものではない。

3. 定 義

　この指針において次に掲げる用語の意義は、次に掲げるとおりであること。

> ①労働安全衛生マネジメントシステム
> 事業場において、次に掲げる事項を体系的かつ継続的に実施する安全衛生管理に係る一連の自主的活動に関する仕組みであって、生産管理等事業実施に係る管理と一体となって運用されるものをいう。
>
> | イ. 安全衛生方針の表明 |
> |---|
> | ロ. 危険性又は有害性等の調査及びその結果に基づき講ずる措置 |
> | ハ. 安全衛生目標の設定 |
> | ニ. 安全衛生計画の作成、実施、評価及び改善 |

5. 安全衛生方針の表明

> ①事業者は、安全衛生方針を表明し、労働者及び関係請負人その他の関係者に周知させるものとする。
>
> ②安全衛生方針は、事業場における安全衛生水準の向上を図るための安全衛生に関する基本的考え方を示すものであり、次の事項（省略）を含むものとする。

12. 安全衛生計画の作成

　事業者は、安全衛生目標を達成するため、事業場における危険性又は有害性等の調査の結果等に基づき、一定の期間を限り、安全衛生計画を作成するものとする。

17. システム監査

　労働安全衛生マネジメントシステムに従って行う措置が**適切に実施**されているかどうかについて、安全衛生計画の期間を考慮して**事業者が行う調査**及び評価をいう。

▶▶▶ 過去問題 ◀◀◀

【1】厚生労働省の「労働安全衛生マネジメントシステムに関する指針」に関する次の記述のうち、誤っているものはどれか。［R4.4/R3.10］

☑　1．この指針は、労働安全衛生法の規定に基づき機械、設備、化学物質等による危険又は健康障害を防止するため事業者が講ずべき具体的な措置を定めるものではない。

　2．このシステムは、生産管理等事業実施に係る管理と一体となって運用されるものである。

　3．このシステムでは、事業者は、事業場における安全衛生水準の向上を図るための安全衛生に関する基本的考え方を示すものとして、安全衛生方針を表明し、労働者及び関係請負人その他の関係者に周知させる。

　4．このシステムでは、事業者は、安全衛生方針に基づき設定した安全衛生目標を達成するため、事業場における危険性又は有害性等の調査の結果等に基づき、一定の期間を限り、安全衛生計画を作成する。

　5．事業者は、このシステムに従って行う措置が適切に実施されているかどうかについて調査及び評価を行うため、外部の機関による監査を受けなければならない。

▶▶解答&解説 ……………………………………………………………………………

【1】**解答　5**

1～4．正しい。

5．**誤り**：システムに従って行う措置が適切に実施されているかどうかについての調査及び評価は、安全衛生計画の期間を考慮して事業者が行う。外部の機関による監査を受ける必要はない。

6 　職場の腰痛予防対策

■ 作業態様別の対策

1．重量物取扱い作業

①自動化、省力化

- 腰部に負担のかかる重量物を取り扱う作業等では、作業の全部又は一部を機械化や自動化することが望ましい

②人力による重量物の取扱い

- 満18歳以上の男子労働者…体重のおおむね40％以下
- 満18歳以上の女子労働者…男性の60％位まで（体重の24％位）
　　　　　　　　　　　　　　（断続作業30kg、継続作業20kg以上の重量物の取扱いは禁止）
- 上記の重量を超える重量物を取り扱わせる場合、適切な姿勢にて身長差の少ない労働者2人以上にて行うように努める。この場合、各々の労働者に重量が均一にかかるようにする
- 取り扱う物の重量はできるだけ明示する
- 著しく重心の偏っている荷物は、その旨を明示する

③作業姿勢、動作

- 急激な身体の移動をなくし、前屈、中腰、ひねり、後屈ねん転等の不自然な姿勢をとらないようにし、身体の重心移動を少なくする
- 重量物を持ち上げたり、押したりする動作のときは、できるだけ身体を対象物に近づけ、重心を低くするような姿勢をとる
- 床面から荷物を持ち上げるときは、片足を少し前に出し、膝を曲げ、腰を十分に降ろして荷物をかかえ、膝を伸ばすことによって立ち上がるようにする

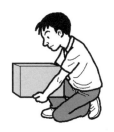 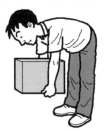

○ 良い例　　　　　　× 悪い例

④作業標準

- 腰痛の発生要因を排除又は**低減**できるよう、作業動作、作業姿勢、作業手順、作業時間等について**作業標準を策定する**
- 作業標準は、個々の労働者の健康状態・特性・技能レベル等を考慮して**個別の作業内容に応じたものにする**ことが必要であり、定期的に確認する。また新しい機器や設備等を導入した場合には、その都度見直す

⑤靴、服装等

- **腰部保護ベルト**は、個人により効果が異なるため、**一律に使用するのではなく、個人ごとに効果を確認してから使用の判断をする**

２．立ち作業

　　長時間の連続した立位姿勢保持を避けるため、腰掛け作業等、他の作業を組み合わせる。また、**床面が硬い場合**は、立っているだけでも腰部への衝撃が大きいため、**クッション性のある作業靴やマット**を利用し、**衝撃を緩和する**こと。

３．座り作業

　　座り姿勢は立位姿勢に比べて、身体全体への負担は軽いが、腰椎にかかる負担が大きい。そのため、「情報機器作業における労働衛生管理のためのガイドライン」に基づく措置を講じ、**作業姿勢**は、椅子に**深く腰を掛けて**、背もたれで体幹を支え、履物の**足裏全体が床に接する姿勢**を基本とすること。

■ 健康管理

１．腰痛健康診断

　　重量物取扱い作業、介護・看護作業等、腰部に著しい負担のかかる作業に常時従事する労働者に対しては、当該作業に**配置する際**（再配置する場合を含む）及びその後**6か月以内ごとに1回**、定期に、次の項目の医師による腰痛健康診断を実施すること。

①既往歴（腰痛に関する病歴及びその経過）及び業務歴の調査
②自覚症状（腰痛、下肢痛、下肢筋力減退、知覚障害など）の有無の検査
③脊柱の検査
④神経学的検査
⑤脊柱機能検査
⑥画像診断と運動機能テスト等※

※必要に応じて行う項目

2．腰痛予防体操

　重量物取扱い作業、介護・看護作業等、腰部に著しい負担のかかる作業に常時従事する労働者に対して、**腰痛予防体操を実施**させる。行う時期は作業開始前、作業中、作業終了後等が考えられるが、疲労の蓄積度合い等に応じ適宜実施する時間、場所が確保できるよう配慮すること。

▶▶▶ 過去問題 ◀◀◀

【1】厚生労働省の「職場における腰痛予防対策指針」に基づき、腰部に著しい負担のかかる作業に常時従事する労働者に対して当該作業に配置する際に行う健康診断の項目として、適切でないものは次のうちどれか。

［R5.10］

☐　1．既往歴及び業務歴の調査　　2．自覚症状の有無の検査
　　3．負荷心電図検査　　　　　　4．神経学的検査　　　5．脊柱の検査

【2】厚生労働省の「職場における腰痛予防対策指針」に基づく腰痛予防対策に関する次の記述のうち、正しいものはどれか。［R4.10］

☐　1．腰部保護ベルトは、重量物取扱い作業に従事する労働者全員に使用させるようにする。

　　2．重量物取扱い作業の場合、満18歳以上の男性労働者が人力のみにより取り扱う物の重量は、体重のおおむね50％以下となるようにする。

　　3．重量物取扱い作業の場合、満18歳以上の女性労働者が人力のみにより取り扱う物の重量は、男性が取り扱うことのできる重量の60％位までとする。

　　4．重量物取扱い作業に常時従事する労働者に対しては、当該作業に配置する際及びその後1年以内ごとに1回、定期に、医師による腰痛の健康診断を行う。

　　5．立ち作業の場合は、身体を安定に保持するため、床面は弾力性のない硬い素材とし、クッション性のない作業靴を使用する。

【3】厚生労働省の「職場における腰痛予防対策指針」に基づく腰痛予防対策に関する次の記述のうち、正しいものはどれか。[R4.4]

□ 1．作業動作、作業姿勢についての作業標準の策定は、その作業に従事する全ての労働者に一律な作業をさせることになり、個々の労働者の腰痛の発生要因の排除又は低減ができないため、腰痛の予防対策としては適切ではない。

2．重量物取扱い作業の場合、満18歳以上の男性労働者が人力のみにより取り扱う物の重量は、体重のおおむね50％以下となるようにする。

3．重量物取扱い作業の場合、満18歳以上の女性労働者が人力のみにより取り扱う物の重量は、男性が取り扱うことのできる重量の60％位までとする。

4．重量物取扱い作業に常時従事する労働者に対しては、当該作業に配置する際及びその後1年以内ごとに1回、定期に、医師による腰痛の健康診断を行う。

5．腰部保護ベルトは、重量物取扱い作業に従事する労働者全員に使用させるようにする。

【4】厚生労働省の「職場における腰痛予防対策指針」に基づく腰痛予防対策に関する次の記述のうち、正しいものはどれか。[R3.10/R2.10/H31.4]

□ 1．腰部保護ベルトは、重量物取扱い作業に従事する労働者全員に使用させるようにする。

2．重量物取扱い作業の場合、満18歳以上の男性労働者が人力のみで取り扱う物の重量は、体重のおおむね50％以下となるようにする。

3．重量物取扱い作業に常時従事する労働者に対しては、当該作業に配置する際及びその後1年以内ごとに1回、定期に、医師による腰痛の健康診断を行う。

4．立ち作業の場合は、身体を安定に保持するため、床面は弾力性のない硬い素材とし、クッション性のない作業靴を使用する。

5．腰掛け作業の場合の作業姿勢は、椅子に深く腰を掛けて、背もたれで体幹を支え、履物の足裏全体が床に接する姿勢を基本とする。

【5】厚生労働省の「職場における腰痛予防対策指針」に基づく、重量物取扱い作業における腰痛予防対策に関する次の記述のうち、誤っているものはどれか。[R3.4/R1.10]

☑ 1．労働者全員に腰部保護ベルトを使用させる。

2．取り扱う物の重量をできるだけ明示し、著しく重心の偏っている荷物は、その旨を明示する。

3．重量物を取り扱うときは、急激な身体の移動をなくし、前屈やひねり等の不自然な姿勢はとらず、かつ、身体の重心の移動を少なくする等、できるだけ腰部に負担をかけない姿勢で行う。

4．重量物を持ち上げるときには、できるだけ身体を対象物に近づけ、重心を低くするような姿勢をとる。

5．重量物取扱い作業に常時従事する労働者に対しては、当該作業に配置する際及びその後6か月以内ごとに1回、定期に、医師による腰痛の健康診断を行う。

【6】厚生労働省の「職場における腰痛予防対策指針」に基づく腰痛予防対策の進め方に関する次の記述のうち、誤っているものはどれか。

[編集部作成]

☑ 1．腰部保護ベルトは、労働者全員に着用させる。

2．満18歳以上の男子労働者が人力のみで重量物を取り扱う場合、重量物は体重の約40%以下としている。

3．重量物の重心に偏りのある場合はその旨を明示する。

4．2人以上での重量物取扱い作業の場合、できるだけ身長差の少ないもの同士で行うようにする。

5．荷物の持ち上げ作業では、できるだけ身体を対象物に近づけ、片足を少し前に出し、膝を曲げ腰を下ろし、膝を伸ばすように持ち上げる。

【1】解答　3

1～2＆4～5．正しい。

3．**誤り**：負荷心電図は、運動負荷を加えた状態で心電図の変化をみる検査で、狭心症、虚血性心疾患などの発見に有用な検査項目である。腰痛健康診断の項目ではない。

【2】解答　3

1．誤り：腰部保護ベルトは、個人により効果が異なるため、労働者全員に着用させる必要はない。

2．誤り：「50％以下」⇒「40％以下」。

3．**正しい。**

4．誤り：「1年以内ごとに1回」⇒「6か月以内ごとに1回」。

5．誤り：立ち作業時の床面が硬い場合、立っているだけでも腰部への衝撃が大きいので、クッション性のある作業靴やマットを利用する。

【3】解答　3

1．誤り：作業標準の策定は、個々の労働者の健康状態・特性などを考慮し、腰痛の発生要因を排除又は低減できるように個別の作業内容に応じたものにする必要がある。

2．誤り：「50％以下」⇒「40％以下」。

3．**正しい。**

4．誤り：「1年以内ごとに1回」⇒「6か月以内ごとに1回」。

5．誤り：腰部保護ベルトは、個人により効果が異なるため、労働者全員に着用させる必要はない。

【4】解答　5

1．誤り：腰部保護ベルトは、個人により効果が異なるため、労働者全員に着用させる必要はない。

2．誤り：「50％以下」⇒「40％以下」。

3．誤り：「1年以内ごとに1回」⇒「6か月以内ごとに1回」。

4．誤り：立ち作業時の床面が硬い場合、立っているだけでも腰部への衝撃が大きいので、クッション性のある作業靴やマットを利用する。

5．**正しい。**

【5】＆【6】解答　1

1．**誤り**：腰部保護ベルトは、個人により効果が異なるため、労働者全員に着用させる必要はない。

2～5．正しい。

7　職場の受動喫煙防止

■ 職場における受動喫煙防止のためのガイドライン（概要）

2．用語の定義

　　職場における受動喫煙防止のためのガイドラインで使用する用語の定義は、次に掲げるとおりであること。

②第一種施設（敷地内禁煙）
子供や患者等に配慮が必要な施設 　◎学校、児童福祉施設　　◎病院、診療所　　◎行政機関の庁舎　等
③第二種施設（原則屋内禁煙）
第一種施設及び喫煙目的施設以外の施設 　◎事務所　　　◎工場　　　◎ホテル、旅館　　◎飲食店 　◎旅客運送事業船舶、鉄道　　　　　　　　◎国会、裁判所　等
④喫煙目的施設（施設内喫煙可能）
喫煙を主目的とする施設 　◎公衆喫煙所　　　　　◎店内で喫煙が可能なたばこ販売店　等
⑦喫煙専用室
◎第二種施設等の屋内又は内部の一部の場所であって、構造及び設備が施設の 　屋内にたばこの煙が流出することを防ぐための基準に適合した場所 ◎飲食等、喫煙以外は認められない

3．組織的対策

　(2)　受動喫煙防止対策の組織的な進め方

　　　　ウ．**労働者の健康管理等**…事業者は、事業場における受動喫煙防止対策
　　　　　の状況を**衛生委員会**等における**調査審議事項**とすること。また、産業
　　　　　医の職場巡視に当たり、受動喫煙防止対策の実施状況に留意すること。

4．喫煙可能な場所における作業に関する措置

　(1)　事業者は、**20歳未満**の労働者を喫煙専用室等の立ち入
　　　りを禁止とし、業務を行うこと（喫煙専用室等の清掃作
　　　業も含まれる）も**禁止**とする。

5．各種施設における受動喫煙防止対策

(1) 第一種施設内では、「敷地内禁煙」とされている。特定屋外喫煙場所を除き、労働者に敷地内で喫煙させてはならない。

◆**特定屋外喫煙場所**とは、第一種施設の屋外で受動喫煙を防止するために必要な措置がとられた場所をいう。

(2) 第二種施設内では、「屋内禁煙」とされている。喫煙を認める場合は**喫煙専用室**などの設置が必要であり、次の事項を満たさなければならない。

◎**喫煙専用室**は、次に掲げるたばこの煙の流出を防止するための技術基準に適合するものでなければならない

- 出入口において、室外から室内に流入する空気の気流が、**0.2m／s以上**であること
- たばこの煙が室内から**室外に流出しない**よう、壁、天井等によって**区画**されていること
- たばこの煙が屋外に**排気**されていること

◎喫煙専用室の出入口及び当該喫煙専用室を設置する第二種施設等の主たる出入口の見やすい箇所に必要事項を記載した**標識**を掲示しなければならない

- 喫煙専用室標識
　…当該場所が専ら喫煙をすることができる場所である旨、**20歳未満の者の立ち入りが禁止**されている旨
- 喫煙専用室設置施設等標識…喫煙専用室が設置されている旨

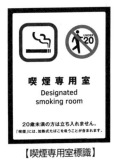

【喫煙専用室標識】

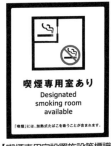

【喫煙専用室設置施設等標識】

◎喫煙専用室へ**20歳未満の者を立ち入らせてはならない**

◆**屋内**とは、外気の流入が妨げられる場所として、屋根がある建物であって、かつ、側壁がおおむね半分以上覆われているものの内部のことをいう。これに該当しないものが屋外となる。

【1】厚生労働省の「職場における受動喫煙防止のためのガイドライン」に関する次のAからDの記述について、誤っているものの組合せは1～5のうちどれか。［R5.10］

  A 第一種施設とは、多数のものが利用する施設のうち、学校、病院、国や地方公共団体の行政機関の庁舎等をいい、「原則敷地内禁煙」とされている。

  B 一般の事務所や工場は、第二種施設に含まれ、「原則屋内禁煙」とされている。

  C 第二種施設においては、特定の時間を禁煙とする時間分煙が認められている。

  D たばこの煙の流出を防止するための技術的基準に適合した喫煙専用室においては、食事はしてはならないが、飲料を飲むことは認められている。

☐ 1．A，B 2．A，C 3．B，C
 4．B，D 5．C，D

【2】厚生労働省の「職場における受動喫煙防止のためのガイドライン」において、「喫煙専用室」を設置する場合に満たすべき事項として定められていないものは、次のうちどれか。［R5.4/R4.10/R4.4］

☐ 1．喫煙専用室の出入口において、室外から室内に流入する空気の気流が、0.2m/s以上であること。

 2．喫煙専用室の出入口における室外から室内に流入する空気の気流について、6か月以内ごとに1回、定期に測定すること。

 3．喫煙専用室のたばこの煙が室内から室外に流出しないよう、喫煙専用室は、壁、天井等によって区画されていること。

 4．喫煙専用室のたばこの煙が屋外又は外部の場所に排気されていること。

 5．喫煙専用室の出入口の見やすい箇所に必要事項を記載した標識を掲示すること。

【3】厚生労働省の「職場における受動喫煙防止のためのガイドライン」に関する次の記述のうち、誤っているものはどれか。［編集部作成］

☑ 1．第一種施設とは、多数の者が利用する施設のうち、学校、病院、国及び地方公共団体の行政機関の庁舎等であって、「原則敷地内禁煙」とする。

2．第二種施設とは、第一種施設及び喫煙目的施設以外の施設、一般の事務所や工場などであり、「原則屋内禁煙」とされている。

3．事業者は、事業場における「受動喫煙防止対策」の状況について、衛生委員会等における調査審議事項とすること。

4．喫煙専用室内で飲食等を行うことは認められないこと。

5．20歳未満の者への受動喫煙防止対策として、喫煙専用室などの喫煙可能な場所に立ち入らせることは原則禁止としているが、清掃作業等の業務を行う者が立ち入る場合はこの限りでない。

▶▶解答＆解説 ………………………………………………………………………………

【1】解答　5
A＆B．正しい。
C．誤り：特定の時間を禁煙とするというような、時間分煙は認められていない。
D．誤り：喫煙専用室において、飲食ともに行うことは認められていない。
従って、CとDが誤っているものの組み合わせとなる。

【2】解答　2
1＆3〜5．正しい。
2．誤り：選択肢のような測定は定められていない。

【3】解答　5
1〜4．正しい。
5．誤り：清掃作業等の業務を行う場合であっても、20歳未満の者が喫煙可能な場所へ立ち入ることは禁止されている。

8 食中毒

■ 食中毒の分類

細菌性食中毒

- **感染型**
  食品に付着した細菌が腸管内で増殖して症状を起こす
  サルモネラ菌、腸炎ビブリオ菌、カンピロバクター、ウェルシュ菌※

- **毒素型**

  食品内毒素型
  細菌が生産した毒素に汚染された食品を食べることで症状を起こす
  　黄色ブドウ球菌、ボツリヌス菌

  生体内毒素型
  食品に付着した細菌が生体内で増殖したときに産生した毒素で症状を起こす
  　腸管出血性大腸菌（O-157、O-111）、セレウス菌

ウイルス性食中毒
ウイルスが寄生した食品を食べることで症状を起こす
　ノロウイルス

自然毒食中毒
毒素をもった動植物を食べることで症状を起こす
　フグ毒（テトロドトキシン）、キノコ毒

化学性食中毒
有毒な化学物質が混入した食品を食べることで症状を起こす
　砒素、農薬、有害性金属、かび毒、ヒスタミン

※生体内毒素型に分類されることもある。

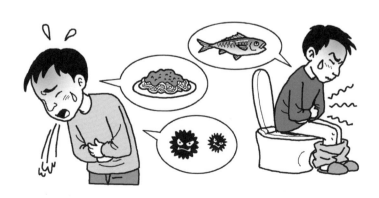

■ 細菌性食中毒菌の種類

《感染型》

1. **サルモネラ菌**：鶏卵が原因となることが多く、ネズミなどの糞尿により汚染された食肉、食品に付着した細菌が元で胃腸炎症状を起こす。潜伏期間は8〜48時間である。
2. **腸炎ビブリオ菌**：病原性好塩菌といわれ海水中に生息し、魚介類感染が原因で発生する。真水や熱に弱い。潜伏期間は10〜20時間で、激しい腹痛と下痢が起こる。
3. **カンピロバクター**：鶏や牛などの腸に住み、食品や飲料水を通して感染する。潜伏期間は2〜7日と長い。下痢を伴う腸炎症状を起こす。
4. **ウェルシュ菌**：潜伏期間は6〜18時間と短く、軽い腹痛や下痢症状を起こす。

《毒素型》

【食品内毒素型】
1. **黄色ブドウ球菌**：毒素（エンテロトキシン）は熱に強い。激しい嘔吐、腹痛、下痢を伴う急性胃腸炎症状を起こす。
2. **ボツリヌス菌**：缶詰や真空包装食品などの酸素が含まれない食品中で増殖し、猛毒のボツリヌス毒素（神経毒）を作りだす。菌が芽胞という形態をとると長時間煮沸しても死滅しない。主に神経症状を起こし、致死率が高い。

【生体内毒素型】
1. **セレウス菌**：下痢や嘔吐を発症する。
2. **腸管出血性大腸菌**：O-157 や O-111 などが該当し、赤痢菌と類似のベロ毒素を産生して激しい腹痛、水様性の下痢、血便を起こす。菌に汚染された食肉や野菜などから摂取され、潜伏期間は3〜5日である。

◇トキシン（toxin）とは、生物が作り出す毒素のこと。

■ ノロウイルスによる食中毒

1. 発生時期	◎冬季に集団食中毒として多発
2. 感染経路	◎手指や食品・水のほか、患者の嘔吐物などの飛沫を介して人に感染 ◎人の小腸で増殖
3. 症状	◎吐気、嘔吐、下痢、腹痛などの急性胃腸炎
4. 潜伏期間	◎1〜2日
5. ウイルスの失活化	◎殺菌には煮沸消毒か塩素系の消毒剤（次亜塩素酸ナトリウム）を使用 ◎エタノール（消毒薬）や逆性石鹸（薬用石鹸の一種で医療消毒に使用）はあまり効果がない

第4章 労働衛生（有害業務以外のもの）

■ 自然毒による食中毒

1. 自然毒による食中毒には、動物性と植物性がある。それらを食べることで食材自体がもつ毒素により症状を起こす。
2. フグ毒では、主成分の**テトロドトキシン**により、口唇の麻痺、手足のしびれから始まり、呼吸麻痺により死に至ることがある。

■ 化学毒による食中毒

1. 化学物質による食中毒は、食材や食品の生産、加工、調理、流通などの過程で、外部から化学物質が混入したり、あるいは生成することにより生じる。
2. 農薬や有害性金属、洗剤、油の変性、**かび毒**などがある。
3. 化学性食中毒には、魚（赤身魚）などに含まれる**ヒスチジン**が、室温で放置されると細菌により**ヒスタミン**を生成させる。**熱で分解されにくい。**

```
▶▶▶ 過去問題 ◀◀◀
```

【1】食中毒に関する次の記述のうち、正しいものはどれか。［R5.10］

☑ 1. 感染型食中毒は、食物に付着した細菌そのものの感染によって起こる食中毒で、サルモネラ菌によるものがある。

2. 赤身魚などに含まれるヒスチジンが細菌により分解されて生成されるヒスタミンは、加熱調理によって分解する。

3. エンテロトキシンは、フグ毒の主成分で、手足のしびれや呼吸麻痺を起こす。

4. カンピロバクターは、カビの産生する毒素で、腹痛や下痢を起こす。

5. ボツリヌス菌は、缶詰や真空パックなど酸素のない密封食品中でも増殖するが、熱には弱く、60℃、10分間程度の加熱で殺菌することができる。

【2】食中毒に関する次の記述のうち、誤っているものはどれか。［R5.4］

- [ ] 1．黄色ブドウ球菌による食中毒は、食品に付着した菌が食品中で増殖した際に生じる毒素により発症する。
  2．サルモネラ菌による食中毒は、鶏卵が原因となることがある。
  3．腸炎ビブリオ菌は、熱に強い。
  4．ボツリヌス菌は、缶詰、真空パック食品など酸素のない食品中で増殖して毒性の強い神経毒を産生し、筋肉の麻痺症状を起こす。
  5．ノロウイルスの失活化には、煮沸消毒又は塩素系の消毒剤が効果的である。

【3】食中毒に関する次の記述のうち、誤っているものはどれか。［R4.10］

- [ ] 1．毒素型食中毒は、食物に付着した細菌により産生された毒素によって起こる食中毒で、ボツリヌス菌によるものがある。
  2．感染型食中毒は、食物に付着した細菌そのものの感染によって起こる食中毒で、サルモネラ菌によるものがある。
  3．O−157は、ベロ毒素を産生する大腸菌で、腹痛や出血を伴う水様性の下痢などを起こす。
  4．ノロウイルスによる食中毒は、冬季に集団食中毒として発生することが多く、潜伏期間は、1〜2日間である。
  5．腸炎ビブリオ菌は、熱に強い。

【4】食中毒に関する次の記述のうち、正しいものはどれか。［R4.4］

- [ ] 1．毒素型食中毒は、食物に付着した細菌により産生された毒素によって起こる食中毒で、サルモネラ菌によるものがある。
  2．感染型食中毒は、食物に付着した細菌そのものの感染によって起こる食中毒で、黄色ブドウ球菌によるものがある。
  3．O−157は、腸管出血性大腸菌の一種で、加熱不足の食肉などから摂取され、潜伏期間は3〜5日である。
  4．ボツリヌス菌は、缶詰や真空パックなど酸素のない密封食品中でも増殖するが、熱には弱く、60℃、10分間程度の加熱で殺菌することができる。
  5．ノロウイルスによる食中毒は、ウイルスに汚染された食品を摂取することにより発症し、夏季に集団食中毒として発生することが多い。

【5】食中毒に関する次の記述のうち、誤っているものはどれか。

［編集部作成］

☑ 1. サルモネラ菌による食中毒は、食品に付着した細菌が増殖し引き起こされる。

2. ボツリヌス菌は、缶詰や真空包装食品などの酸素が含まれない食品中で増殖する。

3. 黄色ブドウ球菌が産生する毒素の、エンテロトキシンは熱に強い。

4. 腸炎ビブリオ菌は、海水中に生息し病原性好塩菌ともいわれている。

5. ウェルシュ菌やセレウス菌は、細菌性食中毒の毒素型に分類される。

【6】細菌性食中毒に関する次の記述のうち、誤っているものはどれか。

［R3.10/R3.4/R2.10/R2.4/編集部作成］

☑ 1. 黄色ブドウ球菌による毒素は、熱に強い。

2. ボツリヌス菌による毒素は、神経毒である。

3. 腸炎ビブリオ菌は、病原性好塩菌ともいわれる。

4. サルモネラ菌による食中毒は、食品に付着した細菌が食品中で増殖した際に生じる毒素により発症する。

5. ウェルシュ菌、セレウス菌及びカンピロバクターは、いずれも細菌性食中毒の原因菌である。

第4章

第一種・第二種共通科目

【1】解答　1

1．**正しい。**

2．誤り：ヒスタミンは加熱しても分解されにくく、一度産生されると取り除くことが困難である。

3．誤り：フグ毒はテトロドトキシン。エンテロトキシンは黄色ブドウ球菌の毒素。

4．誤り：カンピロバクターは鶏や牛の腸に住み、食品や飲料水を通して感染する。

5．誤り：ボツリヌス菌は熱に強く、菌が芽胞（がほう）という形態をとると長時間煮沸しても死滅しない。

【2】解答　3

1〜2＆4〜5．正しい。

3．**誤り**：腸炎ビブリオ菌は海水中に生息し病原性好塩菌ともいわれ、真水や熱に弱い。

【3】解答　5

1〜4．正しい。

5．**誤り**：腸炎ビブリオ菌は海水中に生息し病原性好塩菌ともいわれ、真水や熱に弱い。

【4】解答　3

1．誤り：サルモネラ菌による食中毒は感染型で、食品に付着した細菌そのものが腸管内で増殖して症状を起こす。

2．誤り：黄色ブドウ球菌による食中毒は毒素型で、細菌が生産した毒素に汚染された食品を食べることで症状を起こす。

3．**正しい。**

4．誤り：ボツリヌス菌は熱に強い芽胞（がほう）を作るため、120℃4分間（あるいは100℃6時間）以上の加熱をしなければ、完全に死滅しない。

5．誤り：「夏季」⇒「冬季」。

【5】解答　5

1〜4．正しい。

5．**誤り**：ウェルシュ菌は、生体内毒素型に分類されることもあるが、食品に付着した細菌が人の腸管内で増殖する細菌性食中毒の「感染型」に属するものである。

【6】解答　4

1〜3＆5．正しい。

4．**誤り**：サルモネラ菌による食中毒は感染型で、食品に付着した細菌そのものが腸管内で増殖して症状を起こす。

9 感染症

■ 感染症の特徴

1. 身の回りに住む微生物等が病気を起こす力を病原性と呼び、病原力と量によって規定する。病原性が人間の抵抗力よりも強くなった場合に感染が成立し、それによって症状が引き起こされることを**感染症**と呼ぶ。

2. 微生物の感染が成立して症状が現れるまでの期間を潜伏期間と呼び、症状が現れない状態が継続することを**不顕性感染**（ふけんせい）と呼ぶ。症状が現れるまでの者は保菌者（**キャリアー**）と呼ばれ、感染したことに気が付かず病原体をばらまく感染源になることがある。

3. 病原性が非常に強い場合は誰でも感染するが、人間の抵抗力が非常に弱い場合に、**普段感染しない菌が病気を発症**させることを**日和見感染**（ひよりみ）という。

■ 感染経路

1. 微生物に感染した人間、動物、それらの排出物などの感染源から、微生物が人体内に移行し感染する道すじを感染経路と呼ぶ。感染経路は、接触感染、飛沫感染、空気感染、物質媒介型感染、昆虫などを媒介した感染がある。

2. 感染症の予防として、**マスクの着用**、咳やくしゃみをする際には、**ティッシュ・ハンカチ**などで**口元や鼻を覆う**、あるいは上着の内側や袖などを使うなど、周囲へ配慮することが望まれる。

《主な感染経路》

接触感染	◎直接、感染源と接触することにより感染 ◎麻疹（はしか）、水痘（みずぼうそう）、アデノウイルス
飛沫感染	◎感染源の人の咳やくしゃみで、唾液に混じった微生物が飛散して感染 ◎インフルエンザ、普通感冒、マイコプラズマ肺炎
空気感染	◎微生物を含む飛沫の水分が蒸発し、5μm以下の小粒子として長時間空気中に浮遊して感染 ◎結核、麻疹（はしか）、水痘（みずぼうそう）

■ 呼吸器感染症

1. 結核の原因である結核菌を吸入すると、肺の細胞内で増殖し空洞を有する病巣を形成する。初期症状は、風邪とよく似ているが、**2週間以上の長引く咳や痰、微熱や倦怠感の症状**が続く。

2．インフルエンザウイルスには、A、B、Cの３つの型が存在するが、一般
　的に流行するのは、A型とB型である。

3．風しんは、発熱、発疹、リンパ節腫脹を特徴とするウイルス性発疹症であり、
　免疫のない女性が妊娠初期にかかると、胎児に感染し、出生児が先天性風し
　ん症候群（CRS）となる危険性がある。

▶▶▶ 過去問題 ◀◀◀

【1】感染症に関する次の記述のうち、誤っているものはどれか。［R5.4］

☐　1．人間の抵抗力が低下した場合は、通常、多くの人には影響を及ぼさな
　　い病原体が病気を発症させることがあり、これを日和見感染という。

　　2．感染が成立しているが、症状が現れない状態が継続することを不顕性
　　感染という。

　　3．感染が成立し、症状が現れるまでの人をキャリアといい、感染したこ
　　とに気付かずに病原体をばらまく感染源になることがある。

　　4．感染源の人が咳やくしゃみをして、唾液などに混じった病原体が飛散
　　することにより感染することを空気感染といい、インフルエンザや普通
　　感冒の代表的な感染経路である。

　　5．インフルエンザウイルスにはA型、B型及びC型の三つの型があるが、
　　流行の原因となるのは、主として、A型及びB型である。

【2】感染症に関する次の記述のうち、誤っているものはどれか。［R4.4］

☐　1．人間の抵抗力が低下した場合は、通常、多くの人には影響を及ぼさな
　　い病原体が病気を発症させることがあり、これを不顕性感染という。

　　2．感染が成立し、症状が現れるまでの人をキャリアといい、感染したこ
　　とに気付かずに病原体をばらまく感染源になることがある。

　　3．微生物を含む飛沫の水分が蒸発して、５μm以下の小粒子として長時
　　間空気中に浮遊し、空調などを通じて感染することを空気感染という。

　　4．風しんは、発熱、発疹、リンパ節腫脹を特徴とするウイルス性発疹症で、
　　免疫のない女性が妊娠初期に風しんにかかると、胎児に感染し出生児が
　　先天性風しん症候群（CRS）となる危険性がある。

　　5．インフルエンザウイルスにはA型、B型及びC型の３つの型があるが、
　　流行の原因となるのは、主として、A型及びB型である。

【3】感染症に関する次の記述のうち、誤っているものはどれか。

［編集部作成］

☑　1．風疹とは、発熱、発疹、リンパ節腫脹を特徴とするウイルス性発疹症で、免疫のない女性が妊娠初期に風疹にかかると、胎児に感染し出生児が先天性風疹症候群（CRS）となる危険性がある。

　　2．感染が成立し、症状が現れるまでの者をキャリアーと呼び、感染したことに気づかずに、病原体をばらまく感染源になることがある。

　　3．感染源の人が咳やくしゃみをして、唾液に混じった微生物が飛散して感染するものを空気感染といい、インフルエンザや普通感冒の代表的な感染経路である。

　　4．結核の初期症状は、風邪とよく似ているが、2週間以上の長引く咳や痰、微熱や倦怠感を伴う。

　　5．人の抵抗力が非常に弱いと、普段感染しない菌でも病気を発症することがある。これを日和見感染という。

【4】感染症に関する次の記述のうち、誤っているものはどれか。

［編集部作成］

☑　1．病原性が非常に強い場合は誰でも感染するが、人間の抵抗力が非常に弱い場合に、普段感染しない菌が病気を発症させることがある。これを不顕性感染という。

　　2．微生物に感染し、症状が現れるまでの者をキャリアーと呼び、感染したことに気付かずに、病原体をばらまく感染源になることがある。

　　3．結核の初期症状は風邪とよく似ているが、2週間以上の長引く咳や痰、微熱や倦怠感がある。

　　4．微生物を含む飛沫の水分が蒸発し、5μm以下の小粒子として長時間空気中に浮遊して感染するのが空気感染である。

　　5．インフルエンザウイルスにはA型、B型及びC型の3つの型があるが、一般的に流行するのは、A型とB型である。

【1】解答　4

1～3＆5．正しい。

4．**誤り**：選択肢は飛沫感染。空気感染は、微生物を含む飛沫の水分が蒸発し、5μm
以下の小粒子として長時間空気中に浮遊して感染する。結核や麻疹、水痘等の感染経
路である。

【2】解答　1

1．**誤り**：選択肢は日和見感染。不顕性感染とは、病原体等に感染したにもかかわらず
症状が現れないことをいう。

2～5．正しい。

【3】解答　3

1～2＆4～5．正しい。

3．**誤り**：「空気感染」⇒「飛沫感染」。

【4】解答　1

1．**誤り**：選択肢は日和見感染。不顕性感染とは、病原体等に感染したにもかかわらず
症状が現れないことをいう。

2～5．正しい。

第**4**章　労働衛生（有害業務以外のもの）

10 情報機器作業のガイドライン

《作業管理》

■ 一連続作業時間と休憩

1．一連続作業時間は1時間を超えないようにしなければならない。また、次の連続作業までの間に10〜15分の作業休止時間を設け、かつ、一連続作業時間内において1〜2回程度の小休止を設けること。

■ 作業姿勢

1．作業者に自然で無理のない姿勢で情報機器作業を行わせるため、座位においては、椅子に深く腰掛けて背もたれに背を十分にあて、履物の足裏全体が床に接した姿勢を基本とする。

《作業環境管理》

■ 照明及び採光

1．室内は、できるだけ明暗の対照が著しくなく、かつ、まぶしさを生じさせないようにすること。

2．ディスプレイを用いる場合の書類上及びキーボード上における照度は300ルクス以上とし、作業しやすい照度とすること。

3．また、見やすい明るさで、室内と手元の明るさの差はなるべく小さくすること。

4．太陽光線が画面に直接当たらないようブラインド又はカーテン等を設け、適切な明るさとなるようにすること。

5．間接照明等のグレア防止用照明器具を用いること。

■ ディスプレイ

1．デスクトップ型機器のディスプレイは、目的とする情報機器作業を負担なく遂行できる画面サイズで、画面の位置、前後の傾き、左右の向き等を調整できるものであること。

2．必要に応じ、作業環境及び作業内容等に適した、反射防止型ディスプレイを用いる。

3．ディスプレイは、おおむね40cm以上の視距離が確保できるようにし、画面の上端が眼の高さとほぼ同じか、やや下になる高さにする。

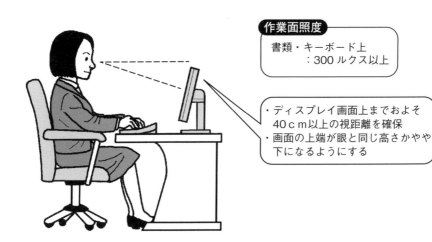

作業面照度

書類・キーボード上
　　：300 ルクス以上

・ディスプレイ画面上までおよそ
　40ｃｍ以上の視距離を確保
・画面の上端が眼と同じ高さかやや
　下になるようにする

《健康診断》

■ 情報機器作業健康診断

1．作業者の配置後の健康状態を定期的に把握し、継続的な健康管理を適正に進めるため、作業者に対して**1年以内ごとに1回**、定期に、次の項目について情報機器健康診断を行うこと。ただし、**一般健康診断と併せて実施しても差し支えない。**

①業務歴の調査	②既往歴の調査
③自覚症状の有無の調査 　　a．眼疲労を主とする視器に関する症状 　　b．上肢、頸肩腕部及び腰背部を主とする筋骨格系の症状 　　c．ストレスに関する症状	
④眼科学的検査 　　a．視力の検査 　　b．その他医師が必要と認める検査	⑤筋骨格系に関する検査 　　a．上肢の運動機能、圧痛点等の検査 　　b．その他医師が必要と認める検査

✓Check　情報機器作業健康診断項目（過去問より）

・上肢（腕や手）の運動機能検査はあるが、下肢（足）の検査項目はない。

《情報機器作業健康診断の対象者》

①ディスプレイやキーボードを常時使用する情報機器作業を1日4時間以上
②適宜休憩や作業姿勢の変更が困難な情報機器作業を1日4時間以上
③①、②の作業が1日**4時間未満**だが、眼や肩の痛みなどの**自覚症状がある人**

※令和3年12月に「VDT作業における労働衛生管理のためのガイドライン」の内容が変更された ため、問題文を一部変更しています。

【1】厚生労働省の「情報機器作業における労働衛生管理のためのガイドライン」に基づく措置に関する次の記述のうち、適切でないものはどれか。

[R5.10（二種）]

☐ 1．ディスプレイとの視距離は、おおむね50cmとし、ディスプレイ画面の上端を眼の高さよりもやや下にしている。

2．書類上及びキーボード上における照度を400ルクス程度とし、書類及びキーボード面における明るさと周辺の明るさの差はなるべく小さくしている。

3．一連続作業時間が1時間を超えないようにし、次の連続作業までの間に5分の作業休止時間を設け、かつ、一連続作業時間内において2回の小休止を設けている。

4．1日の情報機器作業の作業時間が4時間未満である労働者については、自覚症状を訴える者についてのみ、情報機器作業に係る定期健康診断の対象としている。

5．情報機器作業に係る定期健康診断において、眼科学的検査と筋骨格系に関する検査のそれぞれの実施日が異なっている。

【2】厚生労働省の「情報機器作業における労働衛生管理のためのガイドライン」に関する次の記述のうち、適切でないものはどれか。[R3.10改]

☐ 1．ディスプレイを用いる場合の書類上及びキーボード上における照度は、300ルクス以上となるようにしている。

2．ディスプレイ画面の位置、前後の傾き、左右の向き等を調整してグレアを防止している。

3．ディスプレイは、おおむね30cm以内の視距離が確保できるようにし、画面の上端を眼の高さよりもやや下になるように設置している。

4．1日の情報機器作業の作業時間が4時間未満である労働者については、自覚症状を訴える者についてのみ、情報機器作業に係る定期健康診断の対象としている。

5．情報機器作業に係る定期健康診断を、1年以内ごとに1回、定期に実施している。

【3】厚生労働省の「情報機器作業における労働衛生管理のためのガイドライン」に関する次の記述のうち、適切でないものはどれか。［R3.4改］

☑ 1．ディスプレイ画面に直接太陽光が入射する場合は、窓にブラインドを設け、適切な明るさとなるようにする。

2．ディスプレイを用いる場合の書類上及びキーボード上における照度は、300ルクス以上となるようにしている。

3．ディスプレイ画面の位置、前後の傾き、左右の向き等を調整してグレアを防止している。

4．ディスプレイは、おおむね30cm以内の視距離が確保できるようにし、画面の上端を眼の高さよりもやや下になるように設置している。

5．1日の情報機器作業の作業時間が4時間未満である労働者については、自覚症状を訴える者についてのみ、情報機器作業に係る定期健康診断の対象としている。

【4】厚生労働省の「情報機器作業における労働衛生管理のためのガイドライン」に基づく措置に関する次の記述のうち、誤っているものはどれか。

［R1.10改］

☑ 1．ディスプレイを用いる場合の書類上及びキーボード上における照度を400ルクス程度としている。

2．作業室内には、間接照明等のグレア防止用照明器具を用いている。

3．ディスプレイは、おおむね50cm程度の視距離が確保できるようにしている。

4．単純入力型及び拘束型に該当する情報機器作業については、一連続作業時間を1時間とし、次の連続作業までの間に5分の作業休止時間を設けている。

5．情報機器作業健康診断では、視力検査などの眼科学的検査のほか、上肢の運動機能などの筋骨格系に関する検査も行っている。

【5】厚生労働省の「情報機器作業における労働衛生管理のためのガイドライン」に基づく措置に関する次の記述のうち、誤っているものはどれか。

☑ 1．ディスプレイ画面の明るさ、書類およびキーボード面における明るさと周辺の明るさの差はなるべく小さくすること。

　2．ディスプレイを用いる場合の書類上及びキーボード上における照度は、300ルクス以上となるようにしている。

　3．ディスプレイは、おおむね40cm以上の視距離が確保できるようにし、画面の上端が眼と同じ高さか、やや下になるようにする。

　4．単純入力型又は拘束型に該当する情報機器作業については、一連続作業時間が1時間を超えないようにし、次の連続作業までの間に10～15分の作業休止時間を設け、かつ、一連続作業時間内において1～2回程度の小休止を設けるようにする。

　5．情報機器作業健康診断では、原則として、視力検査、上肢及び下肢の運動機能検査などを行う。

▶▶解答＆解説 ……………………………………………………………………

【1】解答　3
1～2＆4～5．正しい。
3．**誤り**：情報機器作業は、一連続作業時間が1時間を超えないようにし、次の連続作業までの間に10～15分の作業休止時間を設けること。

【2】解答　3
1～2＆4～5．正しい。
3．**誤り**：ディスプレイは、おおむね40cm以上の視距離が確保できるようにすること。

【3】解答　4
1～3＆5．正しい。
4．**誤り**：「30cm以内」⇒「40cm以上」。

【4】解答　4
1．正しい：300ルクス以上であるため適している。
2＆5．正しい。
3．正しい：40cm以上であるため適している。
4．**誤り**：「5分の作業休止時間」⇒「10～15分の作業休止時間」。

【5】解答　5
1～4．正しい。
5．**誤り**：情報機器作業健康診断の項目に、上肢の運動機能検査や視力検査はあるが、下肢の運動機能検査は含まれない。

11 労働衛生対策

■ 労働衛生対策

1. 労働衛生対策は、「作業環境管理」、「作業管理」、「健康管理」の３管理が基本となる。

作業環境管理	設備の設置、作業環境測定、作業環境に起因する有害因子の低減措置など
作業管理	作業条件、作業方法の変更、作業強度の軽減、作業姿勢の改善、作業の標準化、保護具の使用など
健康管理	健康診断、健康相談、職場体操など

■ 作業環境管理

1. 作業環境管理の目的は、作業環境に起因する労働者の健康障害を防止することである。
2. 作業環境管理は、有害要因にさらされる機会をなくす、または減らす措置を講じる対策のことであり、最も基本的な対策である。
3. 作業環境には次の要素がある。

①温熱（気温、湿度、気流等）	②換気（気積、空気汚染等）
③照明（照度、採光等）	④その他（騒音、清潔保持等）

■ 作業管理

1. 作業管理は、作業の実態を把握し、作業方法、作業時間、作業姿勢などを評価し、作業の標準化、労働者の教育訓練等、作業方法の改善を行い管理していく。
2. 作業管理の手法は、労働生理学的手法や人間工学的手法など多岐にわたる。

■ 健康管理

1. 職場の健康管理には、健康診断の企画、実施及び実施後の措置、健康の保持増進、メンタルヘルス対策、長時間労働者に対する面接指導等がある。
2. 健康診断実施後の措置として、配置転換や保健指導の実施がある。
3. 健康の保持増進の支援として、職場体操の実施がある。

✓Check　作業環境管理・作業管理・健康管理の例（過去問より）

> **作業環境管理**
> ▪ 空気調査設備を設け、事務室内の**気温を調整**する
> ▪ 情報機器作業において、書類上及びキーボード上の**照度**を400ルクス程度とする
> **作業管理**
> ▪ 情報機器作業において、椅子の座り方の**作業姿勢を改善**する
> ▪ 高温多湿の作業場に労働者を従事させる場合、計画的に**暑熱順化期間を設ける**
> **健康管理**
> ▪ 腰部に著しい負担のかかる作業に従事する労働者に対し、**腰痛予防体操**を実施する

▶▶▶ 過去問題 ◀◀◀

【1】労働衛生対策を進めるに当たっては、作業環境管理、作業管理及び健康管理が必要であるが、次のAからEの対策例について、作業管理に該当するものの組合せは1〜5のうちどれか。［R5.4（二種）］

　　A　座位での情報機器作業における作業姿勢は、椅子に深く腰をかけて背もたれに背を十分あて、履き物の足裏全体が床に接した姿勢を基本とする。

　　B　情報機器作業において、書類上及びキーボード上における照度を400ルクス程度とする。

　　C　高温多湿作業場所において労働者を作業に従事させる場合には、計画的に、暑熱順化期間を設ける。

　　D　空気調和設備を設け、事務室内の気温を調節する。

　　E　介護作業等腰部に著しい負担のかかる作業に従事する労働者に対し、腰痛予防体操を実施させる。

☐　1．A，B　　　2．A，C　　　3．B，E　　　4．C，D　　　5．D，E

▶▶解答＆解説 ……………………………………………………………………………………

【1】**解答　2**

A．作業姿勢に関することは「作業管理」に該当する。
B．照度に関することは「作業環境管理」に該当する。
C．熱への順化期間を設けることは「作業管理」に該当する。
D．設備の設置により気温を調節することは「作業環境管理」に該当する。
E．腰痛予防体操の実施は「健康管理」に該当する。
従って、AとCが「作業管理」となる。

12 労働者の健康保持増進

■ 事業場における労働者の健康保持増進のための指針

1．趣 旨

　　事業場において、全ての労働者を対象として心身両面の総合的な健康の保持増進を図ることが必要であり、労働者の健康の保持増進のための措置が適切かつ有効に実施されるため、当該措置の原則的な実施方法について定めた。

2．健康保持増進対策の基本的考え方

①健康保持増進対策における対象の考え方

　　健康保持増進措置は、主に生活習慣上の課題を有する労働者の健康状態の改善を目指すために個々の労働者に対して実施するものと、事業場全体の健康状態の改善や健康増進に係る取り組みの活性化等、生活習慣上の課題の有無に関わらず労働者を集団として捉えて実施するものがある。

3．健康保持増進対策の推進に当たっての基本事項

①事業者は、健康保持増進対策を中長期的視点に立って、継続的かつ計画的に行うため、次の項目に沿って積極的に進めていく必要がある。

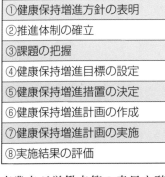

①健康保持増進方針の表明
②推進体制の確立
③課題の把握
④健康保持増進目標の設定
⑤健康保持増進措置の決定
⑥健康保持増進計画の作成
⑦健康保持増進計画の実施
⑧実施結果の評価

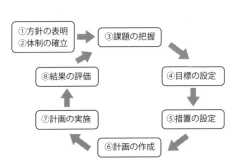

②事業者が労働者等の意見を聴きつつ事業場の実態に即した取り組みを行うため、労使、産業医、衛生管理者等で構成される**衛生委員会等を活用**して上記の項目に取り組むとともに、各項目の内容について関係者に周知することが必要である。

■ 健康測定と指導

1. 健康測定とは、健康指導を行うために実施される調査、測定等のことをいい、疾病の早期発見に重点をおいた**健康診断を活用**しつつ、追加で生活状況調査や医学的検査等を実施するものである。

2. 健康測定は、**産業医等が中心**となって行い、その結果に基づき各労働者の健康状態に応じた必要な指導を決定する。

3. 労働者に対する健康指導については次のものがあり、事業者は、希望する労働者に対して個別に健康相談等を行うように努める必要がある。

運動指導	◎労働者の生活状況、希望等が十分に考慮され、運動の種類及び内容が安全に楽しくかつ効果的に実践できるよう配慮された指導
メンタルヘルスケア	◎ストレスに対する気付きへの援助、リラクセーション等
栄養指導	◎食習慣や食行動の改善に向けた指導
口腔保健指導	◎歯と口の健康づくりに向けた指導
保健指導	◎勤務形態や生活習慣による健康上の問題を解決するため、職場生活を通して行う、睡眠、喫煙、飲酒等に関する健康的な生活に向けた指導

■ 健康保持増進対策の推進における留意事項・客観的な数値の活用

1. 事業場における健康保持増進の問題点についての正確な把握や達成すべき目標の明確化等が可能となることから、課題の把握や目標の設定等においては、労働者の健康状態等を**客観的に把握できる数値**を活用することが望ましい。

✓Check　運動機能検査の項目と測定種目（過去問より）

▪柔軟性	座位（立位）体前屈
▪筋力	握力
▪平衡性	閉眼（又は開眼）片足立ち
▪筋持久力	上体起こし
▪敏捷性	全身反応時間
▪全身持久性	最大酸素摂取量（自転車エルゴメーターで測定）

【1】 厚生労働省の「事業場における労働者の健康保持増進のための指針」に基づく健康保持増進対策に関する次の記述のうち、適切でないものはどれか。［R5.4］

☑ 1. 健康保持増進対策の推進に当たっては、事業者が労働者等の意見を聴きつつ事業場の実態に即した取組を行うため、労使、産業医、衛生管理者等で構成される衛生委員会等を活用する。

2. 健康測定の結果に基づき行う健康指導には、運動指導、メンタルヘルスケア、栄養指導、口腔（くう）保健指導、保健指導が含まれる。

3. 健康保持増進措置は、主に生活習慣上の課題を有する労働者の健康状態の改善を目指すために個々の労働者に対して実施するものと、事業場全体の健康状態の改善や健康増進に係る取組の活性化等、生活習慣上の課題の有無に関わらず労働者を集団として捉えて実施するものがある。

4. 健康保持増進に関する課題の把握や目標の設定等においては、労働者の健康状態等を客観的に把握できる数値を活用することが望ましい。

5. 健康測定とは、健康指導を行うために実施される調査、測定等のことをいい、疾病の早期発見に重点をおいた健康診断の各項目の結果を健康測定に活用することはできない。

【2】 労働者の健康保持増進のために行う健康測定における運動機能検査の項目とその測定種目との組合せとして、誤っているものは次のうちどれか。

［R3.4／R2.4／H31.4／編集部作成］

☑ 1. 筋力……………… 握力

2. 柔軟性………… 上体起こし

3. 平衡性………… 閉眼（又は開眼）片足立ち

4. 敏しょう性…… 全身反応時間

5. 全身持久性…… 最大酸素摂取量

第4章 労働衛生（有害業務以外のもの）

【1】解答　5

1〜4．適切。

5．**不適切**：健康測定とは、健康指導を行うために実施される調査、測定等のことをい
　い、疾病の早期発見に重点をおいた健康診断を活用して、追加で生活状況調査等を実
　施し、生活習慣の偏りを把握することが大切である。

【2】解答　2

1＆3〜5．正しい。

2．**誤り**：上体起こしは、筋持久力を測定する種目である。柔軟性の測定種目は、座位
　（又は立位）体前屈である。

13 職場のメンタルヘルス対策

■ 労働者の心の健康

1. 事業場におけるメンタルヘルス対策をさらに推進するため、厚生労働省は「労働者の心の健康の保持増進のための指針」を策定した。

■ メンタルヘルスケアの基本的考え方

1. 事業者は、自らがストレスチェック制度を含めた事業場におけるメンタルヘルスケアを積極的に推進することを表明するとともに、衛生委員会等において十分調査審議を行い、「心の健康づくり計画」やストレスチェック制度の実施方法等に関する規程を策定しなければならない。

2. 実施に当たっては、ストレスチェック制度の活用や職場環境等の改善を通じて、以下の内容が円滑に行われるようにする必要がある。

| 一次予防…メンタルヘルス不調を**未然に防止する** |
| 二次予防…メンタルヘルス不調を**早期に発見**し、**適切な措置**を行う |
| 三次予防…メンタルヘルス不調となった労働者の**職場復帰支援**等を行う |

3. 事業者は、メンタルヘルスケアを推進するに当たって、次の事項に留意することが重要である。

| ①心の健康問題の特性 |
| ・心の健康については、客観的な測定方法が十分確立しておらず、その評価には労働者本人から心身の状況に関する情報を取得する必要があり、さらに、心の健康問題の発生過程には個人差が大きく、そのプロセスの把握が難しい。 |
| ②労働者の個人情報の保護への配慮 |
| ・メンタルヘルスケアを進めるに当たっては、健康情報を含む労働者の個人情報の保護及び労働者の意思の尊重に留意することが重要である。 |
| ③人事労務管理との関係 |
| ・労働者の心の健康は、職場配置、人事異動、職場の組織等の人事労務管理と密接に関係する要因によって、大きな影響を受ける。メンタルヘルスケアは、人事労務管理と連携しなければ、適切に進まない場合が多い。 |
| ④家庭・個人生活等の職場以外の問題 |
| ・心の健康問題は、職場のストレス要因のみならず家庭・個人生活等の職場外のストレス要因の影響を受けている場合も多い。また、個人の要因等も心の健康問題に影響を与え、これらは複雑に関係し、相互に影響し合う場合が多い。 |

■ 心の健康づくり計画

1. 「心の健康づくり計画」とは、メンタルヘルスケアに関する事業場の現状とその問題点を明確にするとともに、それぞれの事業場の実態と必要性に応じた問題点を解決する具体的な取組事項等についての基本的な計画をいう。

2. 「心の健康づくり計画」の策定は、**衛生委員会又は安全衛生委員会**において十分調査審議を行い、各事業場における労働安全衛生に関する計画の中に位置づける。

《心の健康づくり計画の内容》

①事業者がメンタルヘルスケアを積極的に推進する旨の表明に関すること
②事業場における心の健康づくりの体制の整備に関すること
③事業場における問題点の把握及びメンタルヘルスケアの実施に関すること
④メンタルヘルスケアを行うために必要な人材の確保及び事業場外資源の活用に関すること
⑤労働者の健康情報の保護に関すること
⑥心の健康づくり計画の実施状況の評価及び計画の見直しに関すること
⑦その他労働者の心の健康づくりに必要な措置に関すること

■ メンタルヘルスに関する個人情報の保護への配慮

1. メンタルヘルスケアを推進するに当たって、**労働者の個人情報を主治医等の医療職や家族から取得する**際には、事業者はあらかじめこれらの情報を取得する目的を労働者に明らかにして承諾を得るとともに、これらの情報は労働者本人から提出を受けることが望ましい。

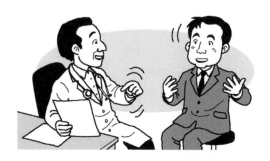

■ 四つのメンタルヘルスケアの推進

1. 事業者は事業場におけるメンタルヘルスケアを積極的に推進するため、関係者に対する教育研修・情報提供を行い、「四つのケア」を効果的に推進し、職場環境等の改善、メンタルヘルス不調への対応、職場復帰のための支援が円滑に行われるようにしなければならない。

①セルフケア
・労働者自らが、心の健康について理解し、ストレスの予防や軽減を行う
②ラインによるケア
・管理監督者が、職場環境等の改善や労働者からの相談対応を行う
③事業場内産業保健スタッフ等によるケア
・産業医、保健師、衛生管理者等が、労働者や管理監督者への支援を行う
④事業場外資源によるケア
・専門的な知識等を有する外部の専門家を活用した支援を受ける

▶▶▶ 過去問題 ◀◀◀

【1】厚生労働省の「労働者の心の健康の保持増進のための指針」に基づくメンタルヘルス対策に関する次のAからDの記述について、誤っているものの組合せは1～5のうちどれか。［R5.4］

　　A　メンタルヘルスケアを中長期的視点に立って継続的かつ計画的に行うため策定する「心の健康づくり計画」は、各事業場における労働安全衛生に関する計画の中に位置付けることが望ましい。

　　B　「心の健康づくり計画」の策定に当たっては、プライバシー保護の観点から、衛生委員会や安全衛生委員会での調査審議は避ける。

　　C　「セルフケア」、「家族によるケア」、「ラインによるケア」及び「事業場外資源によるケア」の四つのケアを効果的に推進する。

　　D　「セルフケア」とは、労働者自身がストレスや心の健康について理解し、自らのストレスを予防、軽減する、又はこれに対処することである。

☑　1．A，B　　2．A，C　　3．A，D
　　4．B，C　　5．C，D

【2】厚生労働省の「労働者の心の健康の保持増進のための指針」に基づくメンタルヘルスケアの実施に関する次の記述のうち、不適切なものはどれか。
[R3.4/R2.4]

☑ 1．心の健康については、客観的な測定方法が十分確立しておらず、また、心の健康問題の発生過程には個人差が大きく、そのプロセスの把握が難しいという特性がある。

2．心の健康づくり計画の実施に当たっては、メンタルヘルス不調を早期に発見する「一次予防」、適切な措置を行う「二次予防」及びメンタルヘルス不調となった労働者の職場復帰支援を行う「三次予防」が円滑に行われるようにする必要がある。

3．労働者の心の健康は、職場配置、人事異動、職場の組織などの要因によって影響を受けるため、メンタルヘルスケアは、人事労務管理と連携しなければ、適切に進まない場合が多いことに留意する。

4．労働者の心の健康は、職場のストレス要因のみならず、家庭・個人生活などの職場外のストレス要因の影響を受けている場合も多いことに留意する。

5．メンタルヘルスケアを推進するに当たって、労働者の個人情報を主治医等の医療職や家族から取得する際には、あらかじめこれらの情報を取得する目的を労働者に明らかにして承諾を得るとともに、これらの情報は労働者本人から提出を受けることが望ましい。

【3】厚生労働省の「労働者の心の健康の保持増進のための指針」に基づくメンタルヘルスケアの実施に関する次の記述のうち、適切でないものはどれか。［R2.10/編集部作成］

☑ 1．心の健康については、客観的な測定方法が十分確立しておらず、また、心の健康問題の発生過程には個人差が大きく、そのプロセスの把握が難しいという特性がある。

2．心の健康づくり計画の実施に当たっては、メンタルヘルス不調を早期に発見する「一次予防」、適切な措置を行う「二次予防」及びメンタルヘルス不調となった労働者の職場復帰支援を行う「三次予防」が円滑に行われるようにする必要がある。

3．労働者の心の健康は、職場配置、人事異動、職場の組織などの要因によって影響を受けるため、メンタルヘルスケアは、人事労務管理と連携しなければ、適切に進まない場合が多いことに留意する。

4．「セルフケア」、「ラインによるケア」、「事業場内産業保健スタッフ等によるケア」及び「事業場外資源によるケア」の四つのケアを継続的かつ計画的に行う。

5．メンタルヘルスケアを推進するに当たって、労働者の個人情報を主治医等の医療職や家族から取得する際には、あらかじめこれらの情報を取得する目的を労働者に明らかにして承諾を得るとともに、これらの情報は労働者本人から提出を受けることが望ましい。

【4】厚生労働省の「労働者の心の健康の保持増進のための指針」において、心の健康づくり計画の実施に当たって推進すべきこととされている四つのメンタルヘルスケアに該当しないものは、次のうちどれか。［R1.10］

☑ 1．労働者自身がストレスや心の健康について理解し、自らのストレスの予防や対処を行うセルフケア

2．職場の同僚がメンタルヘルス不調の労働者の早期発見、相談への対応を行うとともに管理監督者に情報提供を行う同僚によるケア

3．管理監督者が、職場環境等の改善や労働者からの相談への対応を行うラインによるケア

4．産業医、衛生管理者等が、心の健康づくり対策の提言や推進を行うとともに、労働者及び管理監督者に対する支援を行う事業場内産業保健スタッフ等によるケア

5．メンタルヘルスケアに関する専門的な知識を有する事業場外の機関及び専門家を活用し支援を受ける事業場外資源によるケア

▶▶解答＆解説 ……………………………………………………………

【1】解答　4

A＆D：正しい。

B．**誤り**：「心の健康づくり計画」の策定は、衛生委員会又は安全衛生委員会において十分調査審議を行う。

C．**誤り**：四つのメンタルヘルスケアは、「セルフケア」、「ラインによるケア」、「事業場内産業保健スタッフ等によるケア」、「事業場外資源によるケア」である。「家族によるケア」はない。

従って、B と C が誤っているものの組み合わせとなる。

【2】＆【3】解答　2

1＆3～5．正しい。

2．**誤り**：「一次予防」はメンタルヘルス不調を未然に防止することであり、「二次予防」は早期に発見して適切な措置を行うことである。

【4】解答　2

1＆3～5．正しい。

2．**誤り**：四つのメンタルヘルスケアに「同僚によるケア」はない。

14 健康診断の検査項目

■ 血液検査

1. 一般健康診断及び特殊健康診断の一部、海外派遣労働者の健康診断において、医師が必要と認める場合は、血液生化学検査を行う。

血球検査	◎赤血球数、血色素（ヘモグロビン）量を測定し、貧血の有無を調べる。
腎機能検査	◎尿素窒素（BUN）は、腎臓から排泄される老廃物の一種。 ◎腎臓の働きが低下すると尿中に排出できず、血液中に留まり尿素窒素の値が高くなる。
肝機能検査	◎γ－GTPは、正常な肝細胞に含まれている酵素で、肝細胞が障害を受けると血液中に流れ出す。 ◎特にアルコールの摂取で高値を示す特徴がある。
脂質検査	◎HDLコレステロールは、善玉コレステロールとも呼ばれ、低値であると動脈硬化の危険因子となる。
	◎LDLコレステロールは、悪玉コレステロールとも呼ばれ、高値であると動脈硬化の危険因子となる。
	◎血清トリグリセライド（中性脂肪）は、食後に値が上昇する脂質で、内臓脂肪が蓄積している者において、空腹時にも高値が持続すると動脈硬化の危険因子となる。
血糖検査・ ヘモグロビンA1c	◎空腹時に血糖検査を行い、医師が必要と認めた場合ヘモグロビンA1c（グリコヘモグロビン）検査を行う。 ◎ヘモグロビンA1cは、過去2～3カ月の平均的な血糖値を表す数値であり、糖尿病のコントロールの経過をみるために用いられる。
尿酸検査	◎尿酸は、体内のプリン体と呼ばれる物質の代謝物で、肝臓で産生され尿から排出される。 ◎血液中の尿酸値が高くなる高尿酸血症は、関節の痛風発作などの原因となり、動脈硬化とも関連する。

■ メタボリックシンドローム

1. 皮下脂肪と異なり、腹腔内に溜まる脂肪を内臓脂肪という。この内臓脂肪の量が多いことと心疾患や脳卒中の発生との関連が指摘されており、メタボリックシンドロームと呼ばれる。

第4章 労働衛生（有害業務以外のもの）

《日本人のメタボリックシンドローム診断基準》

腹部肥満 （内臓脂肪の蓄積）	腹囲が**男性85cm以上、女性90cm以上** ※内臓脂肪面積が100cm²に相当する
上記に加えて 右記の2つ以上が 基準値外	◎**血中脂質**（トリグリセライド（中性脂肪）150mg/dℓ以上 　かつまたは、HDLコレステロール40mg/dℓ未満） ◎**血圧**（収縮期血圧130mmHg以上かつまたは、拡張期血圧 　85mmHg以上） ◎**空腹時血糖**（110mg/dℓ以上）

■ BMI（Body Mass Index）

1．BMIは、肥満度の評価に用いられる指標で、身長と体重による次の計算式から算出される。

$$〔BMI〕= \frac{〔体重（kg）〕}{〔身長（m）〕^2}$$

※身長は単位をmに変換してから計算する。
◎実際の試験では、電卓使用可

▶▶▶ 過去問題 ◀◀◀

【1】健康診断における検査項目に関する次の記述のうち、誤っているものはどれか。［R5.10］

☐ 1．HDLコレステロールは、善玉コレステロールとも呼ばれ、低値であることは動脈硬化の危険因子となる。

2．γ-GTPは、正常な肝細胞に含まれている酵素で、肝細胞が障害を受けると血液中に流れ出し、特にアルコールの摂取で高値を示す特徴がある。

3．ヘモグロビンA1cは、血液1μL中に含まれるヘモグロビンの数を表す値であり、貧血の有無を調べるために利用される。

4．尿素窒素（BUN）は、腎臓から排泄される老廃物の一種で、腎臓の働きが低下すると尿中に排泄されず、血液中の値が高くなる。

5．血清トリグリセライド（中性脂肪）は、食後に値が上昇する脂質で、内臓脂肪が蓄積している者において、空腹時にも高値が持続することは動脈硬化の危険因子となる。

【2】健康診断における検査項目に関する次の記述のうち、誤っているものは
どれか。［編集部作成］

☑ 1．尿酸は、体内のプリン体と呼ばれる物質の代謝物で、血液中の尿酸値
が高くなる高尿酸血症は、関節の痛風発作などの原因となるほか、動脈
硬化とも関連するとされている。

2．血清トリグリセライド（中性脂肪）は、食後に値が上昇する脂質で、
空腹時にも高値が持続することは動脈硬化の危険因子となる。

3．HDLコレステロールは、悪玉コレステロールとも呼ばれ、高値であ
ることは動脈硬化の危険因子となる。

4．尿素窒素（BUN）は、腎臓から排泄される老廃物の一種で、腎臓の
働きが低下すると尿中に排泄されず、血液中の値が高くなる。

5．γ-GTPは、正常な肝細胞に含まれている酵素で、肝細胞が障害を受
けると血液中に流れ出し、特にアルコールの摂取で高値を示す特徴があ
る。

【3】メタボリックシンドロームの診断基準に関する次の文中の（　）内に入
れるAからCの語句の組合せとして、正しいものは1〜5のうちどれか。
［R4.10］

「日本では、内臓脂肪の蓄積があり、かつ、血中脂質（中性脂肪、HDL
コレステロール）、（A）、（B）の3つのうち（C）が基準値から外れて
いる場合にメタボリックシンドロームと診断される。」

	A	B	C
☑ 1.	血圧	空腹時血糖	いずれか1つ
2.	血圧	空腹時血糖	2つ以上
3.	γ-GTP	空腹時血糖	2つ以上
4.	γ-GTP	尿蛋白	いずれか1つ
5.	γ-GTP	尿蛋白	2つ以上

【4】メタボリックシンドローム診断基準に関する次の文中の（ ）内に入れるＡ～Ｄの語句又は数値の組合せとして、正しいものは１～５のうちどれか。［R4.4/R2.10/R2.4/編集部作成］

「日本人のメタボリックシンドローム診断基準で、腹部肥満（（Ａ）脂肪の蓄積）とされるのは、腹囲が男性では（Ｂ）cm 以上、女性では（Ｃ）cm 以上の場合であり、この基準は、男女とも（Ａ）脂肪面積が（Ｄ）cm² 以上に相当する。」

		A	B	C	D
☑	1.	内臓	85	90	100
	2.	内臓	85	90	200
	3.	内臓	90	85	100
	4.	皮下	90	85	200
	5.	皮下	100	90	200

【5】身長175cm、体重80kg、腹囲88cmの人のBMIに最も近い値は、次のうちどれか。［R5.10］

☑　1. 21　　2. 26　　3. 29
　　4. 37　　5. 40

▶▶解答＆解説 ……………………………………………………………………………

【1】解答　3

1～2＆4～5．正しい。

3．誤り：ヘモグロビンA₁cは血糖検査で、直前の食事の影響を受けにくく、過去2～3か月の平均的な血糖値を反映する。

【2】解答　3

1～2＆4～5：正しい。

3．誤り：選択肢はLDLコレステロール。HDLコレステロールは善玉コレステロールとも呼ばれ、低値であると動脈硬化の危険因子となる。

【3】解答　2

「日本では、内臓脂肪の蓄積があり、かつ、血中脂質（中性脂肪、HDLコレステロール）、（A：**血圧**）、（B：**空腹時血糖**）の3つのうち（C：**2つ以上**）が基準値から外れている場合にメタボリックシンドロームと診断される。」

第4章

第一種・第二種共通科目

【4】**解答　1**

「日本人のメタボリックシンドローム診断基準で、腹部肥満（（A：**内臓**）脂肪の蓄積）とされるのは、腹囲が男性では（B：**85**）cm 以上、女性では（C：**90**）cm 以上の場合であり、この基準は、男女とも（A：**内臓**）脂肪面積が（D：**100**）cm²以上に相当する。」

【5】**解答　2**

BMI を求める式は次のとおり。

$$BMI = 〔体重（kg）〕 ÷ 〔（身長（m））〕^2$$
$$= 80 ÷ （1.75 × 1.75）$$
$$= 26.12\cdots ≒ \mathbf{26}$$

■ 健康管理統計データの種類

種　類	内　容
静態データ	ある時点の集団に関するデータ…有所見率
動態データ	ある期間の集団に関するデータ…発生率

1. 有所見率とは、「ある時点（例えば健康診断の日）における受診者数に対する有所見者の割合」をいう。

   ◇有所見者とは、各種検査において正常な「基準範囲」から外れた人を指す。

2. 発生率とは、「一定期間（例えば１年間）に有所見等が発生した人の割合」をいう。

3. 健康診断において、対象人数、受診者数などのデータを計数データといい、身長、体重などのデータを計量データという。

■ データの分析

1. 集団のバラツキの程度は、分散やその平方根である標準偏差で表される。
   ◇分散…データの平均値との差（偏差）の２乗を平均したもの。
   ◇標準偏差…分散の平方根をとった数値。

《統計用語》

平均値	全データの合計をデータ数で割った値
中央値	データを大きい値（又は小さい値）の順に並べた場合、中央（真ん中）の値
最頻値	データの中で最も多くみられた値（一番個数の多いもの）

◆グラフの形状として、正規分布の場合は平均値、中央値と最頻値は同じとなる

■ 疫学における因果関係

1. 疫学において、２つの事象の間に因果関係があるかどうかの判定は難しい。

2. 常に相関（統計上、一方が増えると他方が増える現象）がみられても、因果関係がないこともある。因果関係を判断するためには、時間的先行性、関係の普遍性、関係の強さ、関係の特異性、関係の一致性において、それぞれ細かく検討する必要がある。

第4章

第一種・第二種共通科目

1. ある検査を実施する際、検査結果について正常と有所見とをふるい分ける判定値を決めておく必要がある。これをスクリーニングレベルという。

《スクリーニングレベルの設定と判定率の関係》

	スクリーニングレベル	
	高く設定	低く設定
正常者（陰性）	有所見と判定する率が低くなる（偽陽性率）	有所見と判定する率が高くなる（真陰性率）
有所見者（陽性）	正常と判定する率が高くなる（偽陰性率）	正常と判定する率が低くなる（真陽性率）

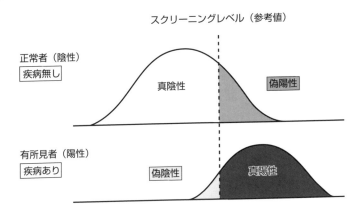

スクリーニングレベル（参考値）

正常者（陰性）
疾病無し
真陰性　偽陽性

有所見者（陽性）
疾病あり
偽陰性　真陽性

《スクリーニング検査の判定》

◎**偽陽性率**…疾病無しの者を陽性（疾病あり）と判定する率

◎**偽陰性率**…疾病有りの者を陰性（疾病なし）と判定する率

$$偽陽性率 = \frac{偽陽性}{真陰性 + 偽陽性} \times 100\% \qquad 偽陰性率 = \frac{偽陰性}{偽陰性 + 真陽性} \times 100\%$$

2. 労働衛生管理（健康診断等）では、**スクリーニングレベルを低めに設定し**ているため、有所見者の集団では、正常と判定される人数が減って、有所見者が正常と判定される率は低くなる。正常者の集団では、有所見と判定される人が増えて、正常者が有所見と判定される率が増える。このため有所見者は精密検査で再チェックされて、最終的には異常なしと判断されるケースが増えることから、**有所見の的中率が低い統計データ**となる。

【1】労働衛生管理に用いられる統計に関する次の記述のうち、誤っているものはどれか。[R5.10/R3.10]

☑ 1．生体から得られたある指標が正規分布である場合、そのばらつきの程度は、平均値や最頻値によって表される。

2．集団を比較する場合、調査の対象とした項目のデータの平均値が等しくても分散が異なっていれば、異なった特徴をもつ集団であると評価される。

3．健康管理統計において、ある時点での検査における有所見者の割合を有所見率といい、このようなデータを静態データという。

4．健康診断において、対象人数、受診者数などのデータを計数データといい、身長、体重などのデータを計量データという。

5．ある事象と健康事象との間に、統計上、一方が多いと他方も多いというような相関関係が認められたとしても、それらの間に因果関係があるとは限らない。

【2】労働衛生管理に用いられる統計に関する次の記述のうち、誤っているものはどれか。[R5.4]

☑ 1．生体から得られたある指標が正規分布である場合、そのばらつきの程度は、平均値及び中央値によって表される。

2．集団を比較する場合、調査の対象とした項目のデータの平均値が等しくても分散が異なっていれば、異なった特徴をもつ集団であると評価される。

3．健康管理統計において、ある時点での集団に関するデータを静態データといい、「有所見率」は静態データの一つである。

4．ある事象と健康事象との間に、統計上、一方が多いと他方も多いというような相関関係が認められたとしても、それらの間に因果関係があるとは限らない。

5．健康診断において、対象人数、受診者数などのデータを計数データといい、身長、体重などのデータを計量データという。

【3】労働衛生管理に用いられる統計に関する次の記述のうち、誤っているものはどれか。［R4.10］

☑ 1．ある事象と健康事象との間に、統計上、一方が多いと他方も多いというような相関関係が認められたとしても、それらの間に因果関係があるとは限らない。

 2．集団を比較する場合、調査の対象とした項目のデータの平均値が等しくても分散が異なっていれば、異なった特徴をもつ集団であると評価される。

 3．健康管理統計において、ある時点での検査における有所見者の割合を有所見率といい、一定期間において有所見とされた人の割合を発生率という。

 4．生体から得られたある指標が正規分布である場合、そのばらつきの程度は、平均値や最頻値によって表される。

 5．静態データとは、ある時点の集団に関するデータであり、動態データとは、ある期間の集団に関するデータである。

【4】労働衛生管理に用いられる統計に関する次の記述のうち、誤っているものはどれか。［R4.4］

☑ 1．健康診断において、対象人数、受診者数などのデータを計数データといい、身長、体重などのデータを計量データという。

 2．生体から得られたある指標が正規分布である場合、そのばらつきの程度は、平均値や最頻値によって表される。

 3．集団を比較する場合、調査の対象とした項目のデータの平均値が等しくても分散が異なっていれば、異なった特徴をもつ集団であると評価される。

 4．ある事象と健康事象との間に、統計上、一方が多いと他方も多いというような相関関係が認められたとしても、それらの間に因果関係があるとは限らない。

 5．静態データとは、ある時点の集団に関するデータであり、動態データとは、ある期間の集団に関するデータである。

【5】1,000人を対象としたある疾病のスクリーニング検査の結果と精密検査結果によるその疾病の有無は下表のとおりであった。このスクリーニング検査の偽陽性率及び偽陰性率の近似値の組合せとして、適切なものは1～5のうちどれか。ただし、偽陽性率とは、疾病無しの者を陽性と判定する率をいい、偽陰性率とは、疾病有りの者を陰性と判定する率をいう。

［編集部作成（二種）］

精密検査結果による疾病の有無	スクリーニング検査結果	
	陽性	陰性
疾病有り	20	5
疾病無し	180	790

偽陽性率（%）　　偽陰性率（%）

☑ 1. 18.5　　　　　　0.5
　 2. 18.5　　　　　　20.0
　 3. 80.0　　　　　　0.5
　 4. 80.0　　　　　　20.0
　 5. 90.0　　　　　　0.6

▶▶解答＆解説 ‥‥‥‥‥‥‥‥‥‥‥‥‥‥‥‥‥‥‥‥‥‥‥‥‥‥‥‥‥‥‥‥
【1】解答　1
1. 誤り：ある指標が正規分布の場合、バラツキの程度は分散や標準偏差で表される。
2～5. 正しい。
【2】解答　1
1. 誤り：「平均値や中央値」⇒「分散や標準偏差」。
2～5. 正しい。
【3】解答　4
1～3＆5. 正しい。
4. 誤り：「平均値や最頻値」⇒「分散や標準偏差」。
【4】解答　2
1＆3～5. 正しい。
2. 誤り：「平均値や最頻値」⇒「分散や標準偏差」。
【5】解答　2
◎偽陽性率…「疾病無しの者」は、180人＋795人＝975人となる。また、疾病無しで陽性（偽陽性）と判定する人は180人となる。この結果、偽陽性率は（180人÷975人）×100%＝18.46…⇒**18.5%**となる。
◎偽陰性率…「疾病有りの者」は、20人＋5人＝25人となる。また、疾病有りで陰性（偽陰性）と判定する人は10人となる。この結果、偽陰性率は（5人÷25人）×100%＝**20%**となる。

16 脳血管障害／虚血性心疾患

■ 脳血管障害の分類と症状

1. 脳血管障害は、脳の血管の病変が原因で生じ、**出血性病変、虚血性病変**などに分類される。

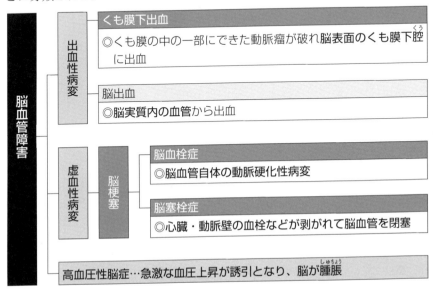

	出血性病変		**くも膜下出血**
			◎くも膜の中の一部にできた動脈瘤が破れ脳表面のくも膜下腔(くう)に出血
			脳出血
			◎脳実質内の血管から出血
脳血管障害	虚血性病変	脳梗塞	**脳血栓症**
			◎脳血管自体の動脈硬化性病変
			脳塞栓症
			◎心臓・動脈壁の血栓などが剥がれて脳血管を閉塞
	高血圧性脳症…急激な血圧上昇が誘引となり、脳が腫脹(しゅちょう)		

2. 症状は一般に高血圧を伴うことが多く、それぞれ特徴的な症状が起こる。

くも膜下出血	◎「頭が割れるような」、「ハンマーで叩かれたような」と表現される**急激に激しい頭痛**が特徴 ◎発症時に意識障害を伴うこともある
脳出血 脳梗塞	◎頭痛、吐き気、手足のしびれ、麻痺、言語障害、視覚障害など
高血圧脳症	◎頭痛、悪寒、嘔吐、意識障害、視覚障害、けいれんなど

■ 虚血性心疾患とは

1. 虚血(きょけつ)性心疾患は、**冠動脈の閉塞**や狭さくなどにより、心筋への血流が阻害され障害が起きる病気である。主に前胸部、ときに左腕や背中に痛み、圧迫感を生じる。

◎**虚血**とは、組織や臓器への動脈血の流入が減少あるいは途絶すること。
◎**冠動脈**とは、心筋に血液を供給する動脈。心臓を取り囲むように冠状に走っている。

2．虚血性心疾患や脳血管疾患の危険因子として、**高血圧、喫煙、脂質異常症**などが挙げられる。

3．虚血性心疾患には、**狭心症と心筋梗塞**がある。

■ 心電図検査

1．心電図とは、心臓の筋肉が収縮するときに発生する電気信号による電流変化を記録したものである。

安静時心電図	◎心筋の異常や**不整脈**などの発見に有用 ◎一般健康診断で使用
運動負荷心電図	◎運動負荷を加えた状態での心電図の検査 ◎**狭心症**や**虚血性心疾患**などの発見に有用

■ 狭心症と心筋梗塞の違い

	狭心症	心筋梗塞
心筋の状態	◎虚血にさらされても**生きている**（可逆的虚血）	◎一部の心筋が**死んでいる**（不可逆的な壊死）
血管の状態	◎**冠動脈が狭く**のため血液が流れにくくなった状態	◎血栓で冠動脈が完全に詰まった状態
症状の特徴	◎締め付けられるような短時間の胸の痛み ◎通常数分程度で、長くても**15分以内**におさまることが多い	◎冷や汗や吐き気を伴う激しい胸の痛み ◎**長時間続き1時間以上**に及ぶこともある
ニトログリセリンの使用	◎多くの場合で**著効**	◎効果が**ない**

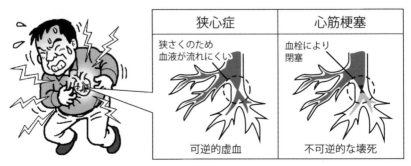

狭心症	心筋梗塞
狭さくのため 血液が流れにくい	血栓により 閉塞
可逆的虚血	不可逆的な壊死

- 虚血性心疾患は、
  × 「心筋の一部分に可逆的虚血が起こる心筋梗塞と、不可逆的な心筋壊死が起こる狭心症とに大別される」ではなく、
  ○ 「可逆的虚血が狭心症であり、**不可逆的な壊死**が起こるものが心筋梗塞」である。

▶▶▶ 過去問題 ◀◀◀

【1】脳血管障害及び虚血性心疾患に関する次の記述のうち、誤っているものはどれか。[R5.10]

☑ 1．虚血性の脳血管障害である脳梗塞は、脳血管自体の動脈硬化性病変による脳血栓症と、心臓や動脈壁の血栓が剥がれて脳血管を閉塞する脳塞栓症に分類される。

2．くも膜下出血は、通常、脳動脈瘤（りゅう）が破れて数日後、激しい頭痛で発症する。

3．虚血性心疾患は、冠動脈による心筋への血液の供給が不足したり途絶えることにより起こる心筋障害である。

4．心筋梗塞では、突然激しい胸痛が起こり、「締め付けられるように痛い」、「胸が苦しい」などの症状が、1時間以上続くこともある。

5．運動負荷心電図検査は、虚血性心疾患の発見に有用である。

【2】脳血管障害及び虚血性心疾患に関する次の記述のうち、誤っているものはどれか。[R5.4]

☑ 1．出血性の脳血管障害は、脳表面のくも膜下腔（くう）に出血するくも膜下出血、脳実質内に出血する脳出血などに分類される。

2．虚血性の脳血管障害である脳梗塞は、脳血管自体の動脈硬化性病変による脳塞栓症と、心臓や動脈壁の血栓が剥がれて脳血管を閉塞する脳血栓症に分類される。

3．高血圧性脳症は、急激な血圧上昇が誘因となって、脳が腫脹（ちょう）する病気で、頭痛、悪心、嘔（おう）吐、意識障害、視力障害、けいれんなどの症状がみられる。

4．虚血性心疾患は、心筋の一部分に可逆的な虚血が起こる狭心症と、不可逆的な心筋壊死（え）が起こる心筋梗塞とに大別される。

　　5．運動負荷心電図検査は、虚血性心疾患の発見に有用である。

【3】虚血性心疾患に関する次の記述のうち、誤っているものはどれか。
［R4.10/R3.10/R2.10］

☑　1．虚血性心疾患は、門脈による心筋への血液の供給が不足したり途絶えることにより起こる心筋障害である。

　　2．虚血性心疾患発症の危険因子には、高血圧、喫煙、脂質異常症などがある。

　　3．虚血性心疾患は、心筋の一部分に可逆的な虚血が起こる狭心症と、不可逆的な心筋壊死（え）が起こる心筋梗塞とに大別される。

　　4．心筋梗塞では、突然激しい胸痛が起こり、「締め付けられるように痛い」、「胸が苦しい」などの症状が長時間続き、1時間以上になることもある。

　　5．狭心症の痛みの場所は、心筋梗塞とほぼ同じであるが、その発作が続く時間は、通常数分程度で、長くても15分以内におさまることが多い。

【4】虚血性心疾患に関する次の記述のうち、誤っているものはどれか。
［R2.4］

☑　1．運動負荷心電図検査は、心筋の異常や不整脈の発見には役立つが、虚血性心疾患の発見には有用でない。

　　2．虚血性心疾患発症の危険因子には、高血圧、喫煙、脂質異常症などがある。

　　3．虚血性心疾患は、狭心症と心筋梗塞とに大別される。

　　4．狭心症は、心臓の血管の一部の血流が一時的に悪くなる病気である。

　　5．狭心症の痛みの場所は、心筋梗塞とほぼ同じであるが、その発作が続く時間は、通常数分程度で、長くても15分以内におさまることが多い。

第4章　第一種・第二種共通科目

【1】解答　2

1＆3～5．正しい。

2．**誤り**：くも膜下出血は脳動脈瘤破裂により、くも膜下腔に出血する病態で、急激に激しい痛みを伴う頭痛が特徴である。

【2】解答　2

1＆3～5：正しい。

2．**誤り**：脳梗塞は、脳血管自体の動脈硬化性病変による脳血栓症と、心臓や動脈壁の血栓が剥がれて脳血管を閉塞する脳塞栓症に分類される。

【3】解答　1

1．**誤り**：虚血性心疾患は、冠動脈の閉塞などにより心筋への血液の供給が不足したり途絶えることによって起こる心筋障害である。門脈は小腸などの消化管の毛細血管と肝臓をつなぐ血管である。第5章「2．循環器系」（374ページ）。

2～5：正しい。

【4】解答　1

1．**誤り**：運動負荷心電図検査は、虚血性心疾患の発見に有用である。心筋の異常や不整脈の発見に有用なのは、安静時心電図検査。

2～5：正しい。

第**4**章　労働衛生（有害業務以外のもの）

17 一次救命処置

一次救命処置は、事故の現場に居合わせた人が行うもので、これに対し、病院などで行う救命処置を二次救命処置という。

《心肺蘇生の手順》

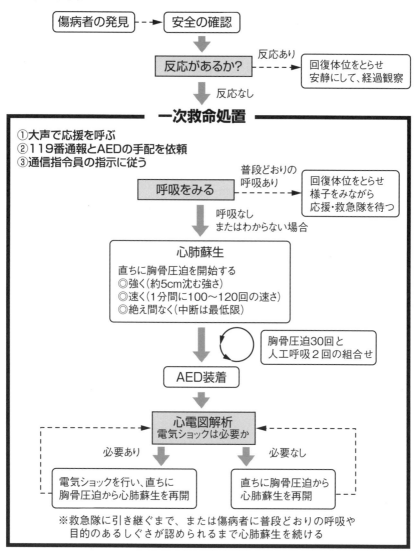

傷病者の発見 - - → 安全の確認

↓

反応があるか？ → 反応あり → 回復体位をとらせ安静にして、経過観察

↓ 反応なし

一次救命処置

① 大声で応援を呼ぶ
② 119番通報とAEDの手配を依頼
③ 通信指令員の指示に従う

呼吸をみる → 普段どおりの呼吸あり → 回復体位をとらせ様子をみながら応援・救急隊を待つ

↓ 呼吸なしまたはわからない場合

心肺蘇生

直ちに胸骨圧迫を開始する
◎強く（約5cm沈む強さ）
◎速く（1分間に100〜120回の速さ）
◎絶え間なく（中断は最低限）

↓ 胸骨圧迫30回と人工呼吸2回の組合せ

AED装着

↓

心電図解析
電気ショックは必要か

必要あり → 電気ショックを行い、直ちに胸骨圧迫から心肺蘇生を再開

必要なし → 直ちに胸骨圧迫から心肺蘇生を再開

※救急隊に引き継ぐまで、または傷病者に普段どおりの呼吸や目的のあるしぐさが認められるまで心肺蘇生を続ける

■ 発見時の対応

1. 倒れている傷病者を発見したら、周囲の安全を確認した後、近づき、「大丈夫ですか？」と声をかけつつ、肩を軽くたたいて刺激を与えてみる。反応がみられないときは、「反応なし」と判断する。**反応がある場合**は、回復体位をとらせて安静にして、必ずそばに観察者をつけて傷病者の経過を観察し、急変に対応できるようにする。また、反応はないが普段どおりの呼吸をしている傷病者で、嘔吐や吐血などがみられる場合も、**回復体位をとらせる**。

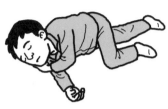

【回復体位】

2. **一次救命処置は、できる限り単独で行うことは避けるべきである**。もし、傷病者に反応がなければ、周囲に注意喚起し、協力者を確保する。協力者が来たら、119番通報とAEDの手配を依頼する。協力者がいないときは、自ら119番通報を行い、呼吸・心停止の判断や胸骨圧迫等のやり方などの指示を仰ぎ、以降の救命処置を開始する。

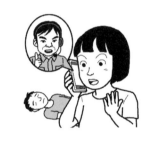

■ 心停止の判断（呼吸の確認）

1. 傷病者に反応がなければ、正常な呼吸をしているかを**10秒以内**に確かめる。呼吸の有無を確認するときには気道確保を行う必要はない。傷病者の胸と腹部の動きを観察し、呼吸に合わせ胸と腹部が上下に動いていなければ「呼吸なし」と判断する。呼吸の状態がわからない場合（判断に自信がなく迷う場合）も、呼吸が停止していると判断し、心肺停止とする。また、しゃくりあげるような途切れ途切れの呼吸は、心停止が起こった直後にみられる呼吸で、**死戦期呼吸（あえぎ呼吸）**という。これらの場合には、すぐに心肺蘇生を開始する。

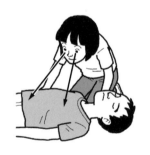

■ 胸骨圧迫

1. 呼吸が認められず、心停止と判断される
   傷病者には胸骨圧迫を実施する。傷病者を
   仰向けに寝かせ、救助者は傷病者の胸の横
   にひざまずく。胸骨圧迫の位置は、**胸の真**
   ん中（胸骨の下半分）とする。

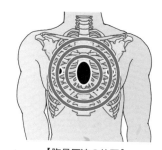

【胸骨圧迫の位置】

2. 傷病者の胸が**約5cm沈む**ように圧迫し、
   1分間に100〜120回のテンポで圧迫する。
   圧迫するごとに胸を完全に元の位置に戻す。
   ただし、押す深さが浅くならないように注意する。

3. 傷病者がやわらかいふとんに寝ている場合、胸骨圧迫を行うと心臓が十分
   に圧迫されず効果が上らないため、**平らな堅い床面（堅い板など）**を背中に
   して行う。

■ 気道の確保と人工呼吸

1. 反応がない場合は、その原因として
   気道が閉塞して、舌根が咽頭に落ち込
   んでいるか、吐物や異物が咽頭部にひ
   っかかり、空気の通り道を閉塞するこ
   とがある。**気道確保**はこのような状態
   の気道を開放する方法である。具体的
   には、**頭部後屈あご先挙上法**を行う。

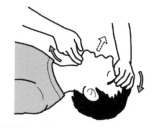

【気道確保の方法（頭部後屈あご先挙上法）】

救助者は、片方の手のひらで傷病者の額（ひたい）を押さえ、もう一方の人差し指と中指
の2本で傷病者の下あごを上に持ち上げる。気道が確保されていない状態で
人工呼吸を行うと、**吹き込んだ空気が胃に流入**し、胃が膨張して胃の内容物
が口の方に逆流し、**気道閉塞**を招くことがあるので注意が必要である。

2. 気道を確保できたら、口対口人工呼吸を2回行う。気道確保の状態のまま
   行うこと。救助者は口を大きく開けて傷病者の口を覆い、1回の吹き込みに
   約1秒かけて傷病者の胸の上がりが見える程度で吹き込む。このとき、額に
   当てていた手の親指と人差し指で傷病者の鼻をつまみ空気が漏れないように
   する。1回目の人工呼吸で胸の盛り上がりを確認できなかった場合、気道確
   保をやり直して、2回目の人工呼吸を試みる。

3．2回目の人工呼吸が終わったらそれ以上の人工呼吸はせずに、直ちに胸骨圧迫を開始する。人工呼吸のために胸骨圧迫を中断する時間は、10秒以上にならないようにする。人工呼吸はその意思と技術がある場合には行うことが推奨されているが、胸骨圧迫のみでも可能である。

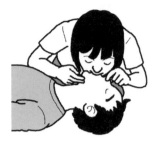

【人工呼吸の方法（口対口人工呼吸）】

■ 心肺蘇生中の胸骨圧迫と人工呼吸

1．胸骨圧迫を30回繰り返した後は、再び人工呼吸を2回行う。人工呼吸2回と胸骨圧迫30回を1サイクルとして、救急隊が到着するまで、あるいはAEDを装着するまで繰り返す。この胸骨圧迫と人工呼吸のサイクルは可能な限り2人以上で実施することが望ましいが、1人しか救助者がいないときでも実施可能である。

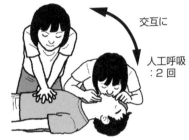

胸骨圧迫：30回

交互に

人工呼吸
：2回

【胸骨圧迫と人工呼吸のサイクル】

■ AED

1．AEDが到着したら速やかに使用する。AEDは傷病者の心電図波形が**除細動の適応**かどうかをすばやく解析する装置が内蔵されており、音声メッセージで救助者に使用方法を指示するため、それに従って除細動を実施する。

　◇**除細動**とは、心室細動（心臓の心室が小刻みに震えて全身に血液を送ることができない状態）等の重篤な不整脈に対し行われる治療のひとつである。AEDは電気的な刺激で細動の改善を促す。

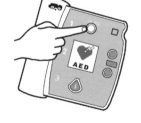

2．AEDによる電気ショックの後は、メッセージに従い、すぐに**胸骨圧迫を再開し心肺蘇生を**続ける。

3．心電図の自動解析の結果、「**ショックは不要です**」とのメッセージが流れた場合も、すぐに**胸骨圧迫を再開し心肺蘇生を続ける**。

【1】一次救命処置に関する次の記述のうち、正しいものはどれか。[R2.10]

☑ 1．呼吸を確認して普段どおりの息（正常な呼吸）がない場合や約1分間
　　　観察しても判断できない場合は、心肺停止とみなし、心肺蘇生を開始する。

　　2．心肺蘇生は、胸骨圧迫のみではなく、必ず胸骨圧迫と人工呼吸を組み
　　　合わせて行う。

　　3．胸骨圧迫は、胸が約5cm沈む強さで胸骨の下半分を圧迫し、1分間
　　　に少なくとも60回のテンポで行う。

　　4．気道が確保されていない状態で人工呼吸を行うと、吹き込んだ息が胃
　　　に流入し、胃が膨張して内容物が口の方に逆流し気道閉塞を招くことが
　　　ある。

　　5．口対口人工呼吸は、傷病者の鼻をつまみ、1回の吹き込みに3秒以上
　　　かけて行う。

【2】一次救命処置に関する次の記述のうち、誤っているものはどれか。
　　　　　　　　　　　　　　　　　　　　　　[R3.4/R2.4/編集部作成]

☑ 1．傷病者に反応がある場合は、回復体位をとらせて安静にして、経過を
　　　観察する。

　　2．一次救命処置は、できる限り単独で行うことは避ける。

　　3．口対口人工呼吸は、傷病者の鼻をつまみ、1回の吹き込みに3秒かけ
　　　て傷病者の胸の盛り上がりが見える程度まで吹き込む。

　　4．胸骨圧迫は、胸が約5cm沈む強さで、1分間に100〜120回のテンポ
　　　で行う。

　　5．AED（自動体外式除細動器）による心電図の自動解析の結果、「ショ
　　　ックは不要です」などのメッセージが流れた場合には、すぐに胸骨圧迫
　　　を再開し心肺蘇生を続ける。

【3】一次救命処置に関する次の記述のうち、誤っているものはどれか。

［R1.10］

☑ 1．傷病者の肩を軽くたたきながら「大丈夫ですか？」と呼びかけて、反応がない場合は、その場で大声で叫んで周囲の注意を喚起し、応援を呼ぶ。

2．反応はないが普段どおりの呼吸をしている傷病者は、回復体位をとらせて安静にして、経過を観察する。

3．人工呼吸が可能な場合、心肺蘇生は、胸骨圧迫30回に人工呼吸2回を繰り返して行う。

4．口対口人工呼吸は、傷病者の鼻をつまみ、1回の吹き込みに約3秒かけて傷病者の胸の盛り上がりが確認できる程度まで吹き込む。

5．胸骨圧迫は、胸が約5cm沈む強さで、1分間に100〜120回のテンポで行う。

【4】一次救命処置に関する次の記述のうち、誤っているものはどれか。

［H31.4］

☑ 1．傷病者の反応がない場合は、その場で大声で叫んで周囲の注意を喚起し、協力者を確保する。

2．周囲に協力者がいる場合は、119番通報やAED（自動体外式除細動器）の手配を依頼する。

3．口対口人工呼吸は、傷病者の気道を確保してから鼻をつまみ、1回の吹き込みに約3秒かけて傷病者の胸の盛り上がりが見える程度まで吹き込む。

4．胸骨圧迫は、胸が約5cm沈む強さで、1分間に100〜120回のテンポで行う。

5．AEDを用いた場合、心電図の自動解析の結果「ショックは不要です」などのメッセージが流れたときには、胸骨圧迫を開始し心肺蘇生を続ける。

【1】解答　4

1．誤り：正常な呼吸の有無の判断は 10 秒以内で行う。

2．誤り：心肺蘇生は、人工呼吸が可能な場合は行い、胸骨圧迫のみを行うのでも問題ない。

3．誤り：「60 回」⇒「100 〜 120 回」。

4．**正しい。**

5．誤り：口対口人工呼吸は、1 回の吹き込みに約 1 秒かけて行う。

【2】解答　3

1〜2 ＆ 4〜5：正しい。

3．**誤り**：「1 回の吹き込みに 3 秒かけて」⇒「1 回の吹き込みに約 1 秒かけて」。

【3】解答　4

1〜3 ＆ 5：正しい。

4．**誤り**：「1 回の吹き込みに約 3 秒かけて」⇒「1 回の吹き込みに約 1 秒かけて」。

【4】解答　3

1〜2 ＆ 4〜5：正しい。

3．**誤り**：「1 回の吹き込みに約 3 秒かけて」⇒「1 回の吹き込みに約 1 秒かけて」。

第**4**章

第一種・第二種共通科目

18 止血法

■ 創　傷

1. 日常的に起こりやすい、切りきず、擦りきず、刺しきずなどの**応急手当**は、まず出血している場合は止血をする。傷口が泥などで汚れているときは、**手際よく水道水で洗い流す**。その際、出血を助長することがあるため、傷口を押し開いたり、傷の奥に触れたりしてはいけない。

■ 多量出血

1. 体内の全血液量は、**体重の約8％**（13分の1程度）である。多量出血とは、500cc（成人）以上の出血をいう。

2. 人は、全血液量の約3分の1を短時間に失うと、**生命が危険**な状態になる。また、2分の1を失うと、死に至るといわれている。

■ 出血の区分

1. 出血は大別すると、外出血と内出血になる。

外出血	血液が体外に流出するもの
内出血	血液が体外に流出しないもの（胸腔、腹腔など体腔内への出血や、皮下などの軟部組織に出血）

2. 出血は外出血・内出血という分類とは別に、次の種類のものがある。

毛細血管性出血	◎擦りきず（擦過傷）のときにみられ、傷口から**少しずつにじみ出る**ような出血
静脈性出血	◎浅い切りきずのときにみられ、傷口から**ゆっくりと湧き出る**、とぎれることなくあふれるような出血
動脈性出血	◎**拍動性で鮮紅色**を呈する出血 ◎量が多く短時間で出血性ショック（全身の組織や臓器に血液が十分に運ばれない状態）に陥る

■ 止血法の使い分け

※止血法の名称が変更されました。テキスト部分は変更された名称で表記し、以前の名称は（ ）内に表記しています。過去問題は、変更せずに以前の名称のまま掲載しています。

1. 止血の応急手当では、直接圧迫止血法（直接圧迫法）が推奨されている。その他の止血法は、一般市民が行う応急手当として推奨されていない。

直接圧迫止血法（直接圧迫法）	
◎出血部を直接圧迫する方法は、最も簡単でしかも効果的である。出血部にきれいなガーゼやハンカチを当て、止血するまで圧迫する。 ◎救護者は血液による感染症防止のため、使い捨て手袋を着用したりビニール袋を活用して、受傷者の血液に直接触れないようにする。	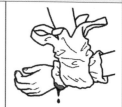

止血帯止血法（止血帯法）	
◎出血が激しい場合など、直接圧迫止血法でも止血できないときに、幅3cm以上の止血帯を使って止血する方法である。	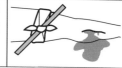

出血点圧迫止血法（間接圧迫法）	
◎出血している部位よりも心臓側に近い位置の止血点を手や指で骨に向けて強く圧迫し、止血する。 ◎止血点は動脈の出血した箇所と心臓の間にある、血液の流れを止めることができる点である。	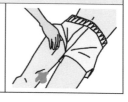

✔Check **止血帯の措置**（過去問より）

- 止血帯を施し、医師に引き継ぐまでに**30分以上**かかる場合
  ⇒止血帯を施してから**30分ごとに1〜2分間**（出血部から血液がにじむ程度）結び目をゆるめる。

【1】出血及び止血法並びにその救急処置に関する次の記述のうち、誤っているものはどれか。［R3.10］

☑ 1．体内の全血液量は、体重の約13分の1で、その約3分の1を短時間に失うと生命が危険な状態となる。

2．傷口が泥で汚れているときは、手際良く水道水で洗い流す。

3．止血法には、直接圧迫法、間接圧迫法などがあるが、一般人が行う応急手当としては直接圧迫法が推奨されている。

4．静脈性出血は、擦り傷のときにみられ、傷口から少しずつにじみ出るような出血である。

5．止血帯を施した後、受傷者を医師に引き継ぐまでに30分以上かかる場合には、止血帯を施してから30分ごとに1～2分間、出血部から血液がにじんでくる程度まで結び目をゆるめる。

【2】出血及び止血法並びにその救急処置に関する次の記述のうち、誤っているものはどれか。［R3.4/編集部作成］

☑ 1．体内の全血液量は、体重の約13分の1で、その約3分の1を短時間に失うと生命が危険な状態となる。

2．傷口が泥で汚れているときは、手際良く水道水で洗い流す。

3．止血法には、直接圧迫法、間接圧迫法などがあるが、一般人が行う応急手当としては直接圧迫法が推奨されている。

4．毛細血管性出血は、浅い切り傷のときにみられ、傷口からゆっくり持続的に湧き出るような出血である。

5．止血帯を施した後、受傷者を医師に引き継ぐまでに30分以上かかる場合には、止血帯を施してから30分ごとに1～2分間、出血部から血液がにじんでくる程度まで結び目をゆるめる。

【3】出血及び止血法に関する次の記述のうち、誤っているものはどれか。

［R2.10］

☐ 1．体内の全血液量は、体重の13分の1程度で、その約3分の1を短時間に失うと生命が危険な状態となる。

2．動脈性出血は、鮮紅色を呈する拍動性の出血で、出血量が多いため、早急に、細いゴムひもなどを止血帯として用いて止血する。

3．静脈性出血は、傷口からゆっくり持続的に湧き出るような出血で、通常、直接圧迫法で止血する。

4．内出血は、胸腔、腹腔などの体腔内や皮下などの軟部組織への出血で、血液が体外に流出しないものである。

5．間接圧迫法は、出血部位より心臓に近い部位の動脈を圧迫する方法で、それぞれの部位の止血点を指で骨に向けて強く圧迫するのがコツである。

【4】出血及び止血法並びにその救急処置に関する次の記述のうち、誤っているものはどれか。［R1.10］

☐ 1．体内の全血液量は、体重の約8％で、その約3分の1を短時間に失うと生命が危険な状態となる。

2．止血法には、直接圧迫法、間接圧迫法などがあるが、一般人が行う応急手当としては直接圧迫法が推奨されている。

3．静脈性出血は、傷口からゆっくり持続的に湧き出るような出血で、通常、直接圧迫法で止血する。

4．止血帯を施した後、受傷者を医師に引き継ぐまでに1時間以上かかる場合には、止血帯を施してから1時間ごとに1～2分間、出血部から血液がにじんでくる程度まで結び目をゆるめる。

5．傷口が泥で汚れているときは、手際良く水道水で洗い流す。

【1】解答　4

1～3＆5．正しい。

4．**誤り**：選択肢は毛細血管性出血。静脈性出血は、浅い切りきずのときにみられ、傷口からゆっくりと湧き出るような出血である。

【2】解答　4

1～3＆5．正しい。

4．**誤り**：選択肢は静脈性出血。毛細血管性出血は、擦りきず（擦過傷）のときにみられ、傷口から少しずつにじみ出るような出血である。

【3】解答　2

1＆3～5：正しい。

2．**誤り**：一般市民が行う応急手当としては、直接圧迫法（直接圧迫止血法）で止血する。止血帯を使う場合は細いひもなどは使用せず、幅3cm以上の物を使用する。

【4】解答　4

1～3＆5：正しい。

4．**誤り**：「止血帯を施してから1時間ごとに」⇒「止血帯を施してから30分ごとに」。

19 熱傷

■ 定　義

1．熱による生体の組織障害を**熱傷**という（医学的に「火傷」とは呼ばない）。
2．通常45℃の熱作用（低温熱源）で１時間、70℃では１秒間で組織が破壊される。低温熱源が長時間皮膚に触れていると、熱が体外へ排出されないで蓄積されるため、気づかないうちに**低温熱傷**になっていることがある。暖房器具（温風ヒーター、カイロ、電気カーペット等）による被害が多く、一見軽症にみえても、**熱傷深度は深く、難治性**である。
3．重症度判定基準は、面積、深度、年齢、部位を判定要因としている。重症熱傷とは、一般にⅡ度熱傷以上の熱傷受傷面積が、成人で体表面の**30%以**上と定義されている。

■ 熱傷深度の分類

Ⅰ度熱傷	◎傷が表皮層に限局したもの ◎皮膚が赤くなり、ヒリヒリ痛い
Ⅱ度熱傷	◎傷が真皮層の中間までのもの ◎水疱ができ赤くはれ、強い痛みと灼熱感を伴う
Ⅲ度熱傷 最も重症	◎皮膚が乾いて硬くなり、傷は皮下組織まで達する ◎白くなり焦げ、痛みは感じなくなる

■ 熱傷の応急手当

1．手当のポイントは「**冷却**」である。冷却の目的は鎮痛と浮腫（腫れ）の軽減である。**水道水**による冷却が最も良く、**10～20分**程度行うとよいとされる。

◎衣類の上から熱傷した場合
・衣類は無理に**脱がさず**、そのまま水をかけて冷やす
・衣類が**皮膚に付着**した場合、取れる部分だけをはさみなどで**切り取る**
◎水疱ができた場合
・水疱は**破らない**ようにし、きれいなガーゼで覆う
・熱傷部分に軟膏や油類を**塗らない**
◎広範囲熱傷の場合
・全体を冷却し続けることは**低体温**となるおそれがあるため、注意が必要 　（幼少児や高齢者は特に注意）

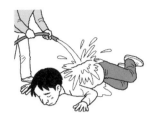

■ 化学損傷

1. 化学損傷は、化学物質が皮膚や粘膜に作用して生じる組織障害である。

2. 化学損傷の応急手当のポイントは、以下のとおりである。

◎化学物質の接触時間を短くするため、汚染された着衣は直ちに除去する
◎損傷部位は大量の水道水で洗浄し、原因物質を洗い流す 　（中和剤がある化学物質もあるが、応急手当では原則として用いない）
◎高温のアスファルトやタールが付着した場合は、水をかけて冷やし、皮膚から無理にはがさないようにする

▶▶▶ 過去問題 ◀◀◀

【1】熱傷の救急処置などに関する次の記述のうち、正しいものはどれか。

［編集部作成］

☑ 1. 熱傷は、Ⅰ～Ⅲ度に分類され、Ⅰ度は水疱（ほう）ができる程度のもので、強い痛みと灼熱感（しゃく）を伴う。

2. 衣類を脱がすときは、熱傷面に付着している衣類は残して、その周囲の部分だけを切りとる。

3. 水疱ができたときは、周囲に広がらないように破って清潔なガーゼや布で軽く覆う。

4. 化学薬品がかかった場合は、直ちに中和剤により中和した後、水で洗浄する。

5. 高温のアスファルトやタールが皮膚に付着した場合は、水をかけて冷やしたりせず、早急に皮膚から取り除く。

【2】熱傷の救急処置などに関する次の記述のうち、正しいものはどれか。

［編集部作成］

☑ 1．通常45℃の熱作用（低温熱源）で3時間、70℃では1秒間で組織が破壊される。

2．重症熱傷とは、一般にⅡ度熱傷以上の熱傷受傷面積が、成人で体表面の50％以上と定義されている。

3．45℃程度の熱源への長時間接触による低温熱傷は、一見、軽症にみえても熱傷深度は深く難治性の場合が多い。

4．水疱ができたときは、周囲に広がらないように破って清潔なガーゼや布で軽く覆う。

5．熱傷面が広範囲の場合、すぐに氷水をかけ十分に冷やし、30分以上行うとよい。

▶▶解答＆解説 ………………………………………………………………………………

【1】解答　2

1．誤り：水疱ができ強い痛みと灼熱感が伴うのは、Ⅱ度熱傷に分類される。

2．正しい。

3．誤り：水疱は破らないようにして、清潔なガーゼで覆う。

4．誤り：化学薬品がかかった時の応急手当では、原則として中和剤を用いない。水で洗い流す。

5．誤り：水をかけて冷やし、皮膚から無理にはがさないようにする。

【2】解答　3

1．誤り：45℃の熱作用（低温熱源）で1時間、70℃では1秒間で組織が破壊される。

2．誤り：「50％以上」⇒「30％以上」。

3．正しい。

4．誤り：水疱は破らないようにして、清潔なガーゼで覆う。

5．誤り：応急手当は水道水を使用し、10分前後行うとよい。広範囲であっても長時間行うと、低体温となるおそれがある。

20 骨折

■ 骨折の分類

1. 骨折は、傷害・骨折部の皮膚の損傷の程度により次のように分類できる。

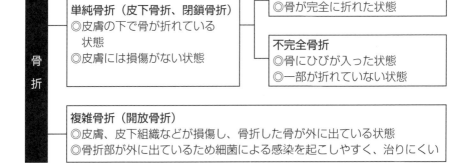

※完全骨折では、骨折端どうしが擦れ合う軋轢音（あつれきおん）や変形が認められる。

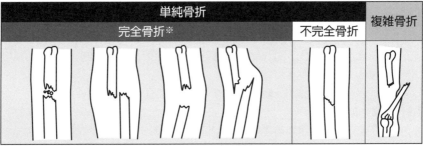

$\checkmark$Check　複雑骨折（過去問より）

- 複雑骨折とは、
  ✕「多数の骨片に破裂された（砕けている）状態のこと」ではなく、
  ○「皮膚などを破って**骨が露出している状態**」である。

第4章　労働衛生（有害業務以外のもの）

■ 応急手当

1. 応急手当の際は、**骨折部を動かさないようにする**。副子（ふくし）は骨折部と直近の関節部を含めた広い範囲を固定できるように、**十分な長さのもの**を用いる。この際決して骨折した部分が変形していても、そのままの状態を保持し固定する。皮膚の損傷がひどいときは、傷と出血の手当を行い、**皮膚から突出している骨は戻さず**、副子で固定する。

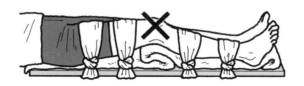

2. 脊髄損傷が疑われる場合は、救急搬送を要請し、動かさない。やむを得ず搬送する場合は、頸部を動かさないように**硬い板の上にのせて固定し**、慎重に搬送する。

▶▶▶ 過去問題 ◀◀◀

【1】骨折及びその救急処置に関する次の記述のうち、正しいものはどれか。
［R1.10］

☑　1. 骨にひびが入った状態は、単純骨折である。

　　2. 複雑骨折とは、骨が多数の骨片に破砕された状態をいう。

　　3. 開放骨折では、感染を防ぐため、骨折部を皮膚の下に戻してから副子で固定する。

　　4. 不完全骨折では、変形や骨折端どうしが擦れ合う軋轢（あつれき）音が認められる。

　　5. 脊髄損傷が疑われる負傷者を搬送するときには、柔らかいマットの上に乗せるようにする。

▶▶解答＆解説 ……………………………………………………………………………………

【1】解答　1

1. **正しい**：骨にひびが入った状態は、単純骨折の不完全骨折に分類される。

2. 誤り：複雑骨折は開放骨折ともいい、皮膚及び皮下組織が損傷し、骨折した骨が外に出ている状態である。

3. 誤り：皮膚から突出している骨は、戻してはならない。

4. 誤り：軋轢音が認められるのは、完全骨折である。

5. 誤り：脊髄損傷が疑われる場合は、硬い板の上にのせて固定し搬送する。

MEMO

労働生理

第一種・第二種共通科目

第5章

※過去公表問題は第一種・第二種とも同じ問題が出題されています。

1 血液系

■ 体液の成分

1. 体液とは、血液、リンパ液、組織液、髄液など、体内に存在する液体である。
   成人の体液の重量は、男性で体重の約60%、女性で約55%である。

■ 血液の成分

1. 血液は淡黄色の液体部分の血漿（しょう）と、下の赤色部分を有形成分（血球）とに
   分けられる。

血液	血漿 （容積約55%）	水分（約90%）
		蛋白質…アルブミン、グロブリン、フィブリノーゲン
		その他
	有形成分（血球） （容積約45%）	赤血球…酸素を組織に供給
		白血球…細菌や異物の侵入を防御
		血小板…血液凝固作用（止血の機能）

血漿 55% —— 水分 蛋白質 その他

有形成分（血球） 45% —— 赤血球 44% 血小板 白血球 } 1%

■ 血漿の働き

1. 血漿に含まれている蛋白質は、アルブミン、グロブリン、フィブリノーゲ
   ンなどから成り、それぞれ重要なはたらきをする。

①アルブミン…血漿中に最も多く含まれる蛋白質で、血液中でさまざまな物質を運搬するとともに、浸透圧を維持する
②グロブリン…免疫反応に作用し、免疫物質の抗体を含む
③フィブリノーゲン…水溶性のフィブリノーゲン（線維素原）が不溶性のフィブリン（線維素）に変化することで、その線維の網目に赤血球が絡みつき血液を凝固させる

■ 有形成分のはたらき

1. 有形成分は、赤血球、白血球、血小板の3つの血球から成っている。いずれも骨髄で造られる。

①赤血球	◎血球の中でもっとも多く、男性約500万/μℓ、女性約450万/μℓ含み、全血液の体積の**約40%を占める**。 ◎赤血球の寿命は**約120日**である。 ◎**ヘモグロビン**の作用により酸素と結合・分離することで、**酸素を組織に供給する**。ヘモグロビン量は男性13.1〜16.3g/dℓ、女性12.1〜14.5g/dℓである。 ◎血液の容積に対する**赤血球**の相対的容積を**ヘマトクリット**という。**男性で約45%、女性で約40%**となっている。 ◎**貧血**は、血液中のヘモグロビン濃度やヘマトクリットが低下した状態をいう。
②白血球	◎白血球は、血液1μℓ中に約7,000（4,000〜8,500）個含まれており、**男女差はない**。 ◎白血球の寿命は、**約3日〜4日**である。 ◎体内に侵入してきた**細菌や異物を防御（免疫）**する。 ◎白血球のうち**約60%**を占める**好中球**は、偽足を出してアメーバ様運動を行い、体内に侵入してきた**細菌やウイルスを貪食**（むさぼり食うこと）するはたらきがある。感染や炎症があると**白血球数が増加**する。 ◎白血球のうち**約30%**を占める**リンパ球**には、Tリンパ球や、Bリンパ球などの種類があり、**Bリンパ球は抗体を産生**して、Tリンパ球の**キラーT細胞**が**異物となる細胞を認識して破壊**する。リンパ球は、**免疫反応に関与**している。「**9** 免疫」（409ページ）参照。
③血小板	◎血小板は直径2〜3μmの、**核をもたない不定形の細胞**である。 ◎血小板は、血液1μℓ中に約15〜35万個含まれており、**男女差はない**。 ◎血小板の機能は**止血作用**である。非常に破れやすい膜で包まれているので、損傷部位から血液が血管外に出ると、**血液凝固を促進させる物質を放出**し、血漿中のフィブリノーゲン（線維素原）を損傷部位で繊維状（線維状）のフィブリン（線維素）に変化させ、その線維の網目に赤血球や血小板などが絡みついて固まり、血餅となって損傷部位を塞いで止血する。これを**血液凝固作用**という。体外で固まった血小板とフィブリン及びそれに捕らわれた赤血球の塊が乾燥したものが「かさぶた」と呼ばれる。

	赤血球	ヘモグロビン	ヘマトクリット値	白血球	血小板
男性	500万/μℓ	13.1～16.3g/dℓ	約45%	4,000～ 8,500/μℓ	15～ 35万/μℓ
女性	450万/μℓ	12.1～14.5g/dℓ	約40%		

※上記表 ▨▨▨ は男女による差なし

■ 血液の凝集

1. 血液の有形成分である赤血球は凝集原を含み、血漿からフィブリノーゲンを除いたものを血清といい、凝集素を含んでいる。

2. ある人の**赤血球**中の凝集原と、別の人の血清中の凝集素との間で生じる反応を、**血液の凝集反応**という。

3. ABO式血液型は、赤血球の血液型分類で最も広く利用されている。

《ABO式血液型の分類》

血液型	血球中の抗原（凝集原）	血清中の抗体（凝集素）
A型	A抗原	**抗B抗体**
B型	B抗原	抗A抗体
AB型	A抗原・B抗原	なし
O型	なし	抗A抗体・抗B抗体

▶▶▶ **過去問題** ◀◀◀

【1】血液に関する次の記述のうち、誤っているものはどれか。［R5.4］

　1. 血液は、血漿と有形成分から成り、有形成分は赤血球、白血球及び血小板から成る。

　2. 血漿中の蛋白質のうち、グロブリンは血液浸透圧の維持に関与し、アルブミンは免疫物質の抗体を含む。

　3. 血液中に占める血球（主に赤血球）の容積の割合をヘマトクリットといい、男性で約45%、女性で約40%である。

　4. 血液の凝固は、血漿中のフィブリノーゲンがフィブリンに変化し、赤血球などが絡みついて固まる現象である。

　5. ABO式血液型は、赤血球の血液型分類の一つで、A型の血清は抗B抗体を持つ。

【2】血液に関する次の記述のうち、誤っているものはどれか。

[R5.10/R4.10]

☑ 1．血液は、血漿成分と有形成分から成り、血漿成分は血液容積の約55％を占める。

2．血漿中の蛋白質のうち、アルブミンは血液の浸透圧の維持に関与している。

3．白血球のうち、好中球には、体内に侵入してきた細菌や異物を貪食する働きがある。

4．血小板のうち、リンパ球には、Bリンパ球、Tリンパ球などがあり、これらは免疫反応に関与している。

5．血液の凝固は、血漿中のフィブリノーゲンがフィブリンに変化し、赤血球などが絡みついて固まる現象である。

【3】血液に関する次の記述のうち、正しいものはどれか。[R3.4/R1.10]

☑ 1．血漿中の蛋白質のうち、アルブミンは血液の浸透圧の維持に関与している。

2．血漿中の水溶性蛋白質であるフィブリンがフィブリノーゲンに変化する現象が、血液の凝集反応である。

3．赤血球は、損傷部位から血管外に出ると、血液凝固を促進させる物質を放出する。

4．血液中に占める白血球の容積の割合をヘマトクリットといい、感染や炎症があると増加する。

5．血小板は、体内に侵入してきた細菌やウイルスを貪食する働きがある。

【4】血液に関する次の記述のうち、誤っているものはどれか。［R2.4］

☑ 1．赤血球は、骨髄で産生され、寿命は約120日であり、血球の中で最も多い。

2．血液中に占める赤血球の容積の割合をヘマトクリットといい、貧血になるとその値は高くなる。

3．好中球は、白血球の約60％を占め、偽足を出してアメーバ様運動を行い、体内に侵入してきた細菌などを貪食する。

4．血小板は、直径2〜3μmの不定形細胞で、止血作用をもつ。

5．ABO式血液型は、赤血球の血液型分類の一つで、A型の血清は抗B抗体をもつ。

【5】血液に関する次の記述のうち、誤っているものはどれか。［H31.4］

☑ 1．赤血球は、骨髄で産生され、寿命は約120日であり、血球の中で最も多い。

2．血液中に占める赤血球の容積の割合をヘマトクリットといい、貧血になるとその値は低くなる。

3．好中球は、白血球の約60％を占め、偽足を出してアメーバ様運動を行い、体内に侵入してきた細菌などを貪食する。

4．リンパ球は、白血球の約30％を占め、Tリンパ球やBリンパ球などの種類があり、免疫反応に関与している。

5．ABO式血液型は、白血球による血液型分類の一つで、A型血液の血清は抗A抗体をもつ。

【6】次のうち、正常値に男女による差がないとされているものはどれか。

［R4.4/R2.10/編集部作成］

☑ 1．赤血球数　　　　2．ヘモグロビン濃度　　　3．ヘマトクリット値
　　4．白血球数　　　　5．基礎代謝量

【7】次のうち、正常値に男女による差がないとされているものはどれか。

［H31.4/編集部作成］

☑ 1．赤血球数　　　　　2．ヘモグロビン量　　　　3．血小板数
　　4．基礎代謝量　　　5．ヘマトクリット値

▶▶解答＆解説 ┈┈┈┈┈┈┈┈┈┈┈┈┈┈┈┈┈┈┈┈┈┈┈┈┈┈┈┈┈┈┈┈┈┈

【1】解答　2

1＆3〜5．正しい。

2．**誤り**：グロブリンは免疫物質の抗体を含み、アルブミンが血液浸透圧の維持に関与する。

【2】解答　4

1〜3＆5．正しい。

4．**誤り**：選択肢の内容は白血球。血小板の機能は止血作用である。

【3】解答　1

1．**正しい。**

2．誤り：血液の凝集反応とは、ある人の赤血球中の凝集原と別の人の血清中の凝集素との間で生じる反応をいう。血漿中の水溶性蛋白質フィブリノーゲンが不溶性のフィブリンに変化する現象は、血液の凝固作用である。

3．誤り：選択肢の内容は血小板。

4．誤り：血液の容積に対する赤血球の相対的容積をヘマトクリット値という。

5．誤り：選択肢の内容は白血球。血小板の機能は止血作用である。

【4】解答　2

1＆3〜5．正しい。

2．**誤り**：貧血になるとヘマトクリット値は低くなる。

【5】解答　5

1〜4．正しい。

5．**誤り**：ABO 式血液型は、赤血球による血液型分類の一つで、A 型血液の血清は抗 B 抗体をもつ。

【6】解答　4

1〜3．いずれも男女差がある。

4．**差がない**：白血球数は、正常値に男女差がない。

5．男女差がある。「5．代謝系」（392 ページ）。

【7】解答　3

1〜2＆5．いずれも男女差がある。

3．**差がない**：血小板数は、正常値に男女差がない。

4．男女差がある。「5．代謝系」（392 ページ）。

第**5**章

第一種・第二種共通科目

2　循環器系

■ 心臓の筋肉

1．心臓は、心筋という筋肉でできている。「**10** 筋骨格系」（412ページ）参照。

2．心筋は、内臓であるにもかかわらず、横紋筋でできていて、意志によって動かせない不随意筋である。

■ 心臓の構造と働き

1．心臓は、体内の血液を循環させるポンプの働きをしており、右心房と右心室、左心房と左心室という4つの部屋をもっている。

2．心臓自体は、大動脈の起始部から出る左右の冠動脈から血液（酸素や栄養分）の供給を受けている。

3．心臓は他の臓器と同様に、自律神経の支配を受けている。自律神経のうち交感神経は心臓の動きを促進し、副交感神経は心臓の動きを抑制する。1分間の拍動の数を心拍数という。

4．心臓が規則正しく収縮と拡張を繰り返すのは、右心房に存在する洞結節（洞房結節）の働きによる。洞結節で発生した刺激は、刺激伝導系を介して心筋全体に伝わり、心臓を規則正しく収縮し拡張させる。心臓拍動のペースメーカー（歩調とり）と呼ばれ、心臓の電気的な興奮をコントロールしている。

5．脈拍は、心臓の拍動による動脈圧の変動を末梢の動脈で触知したものをいい、一般に、手首の橈骨動脈で触知する。

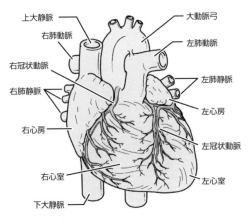

【心臓の構造】

■ 心臓による血液循環

1. 心臓による血液の循環は、体循環と肺循環に分けられる。

2. 心臓から拍出された血液を送る血管を**動脈**といい、心臓に戻る血管を**静脈**という。

3. **体循環**は全身と心臓に血液を循環させるものである。心臓の**左心室**から送り出された血液（**動脈血**）は、**大動脈**を通って肺を除く全身の各組織の毛細血管に入る。ここで、血液は酸素を供給し、二酸化炭素を受け取る。毛細血管を通った血液（**静脈血**）は、**大静脈**を通って心臓の**右心房**に戻ってくる。

4. **肺循環**は肺に血液を循環させるものである。心臓の**右心室**から送り出された血液（**静脈血**）は、**肺動脈**を通って肺の毛細血管に入る。ここで、血液は二酸化炭素を排出し、酸素を受け取る。肺の毛細血管を通った血液（**動脈血**）は、**肺静脈**を通って心臓の**左心房**に戻ってくる。

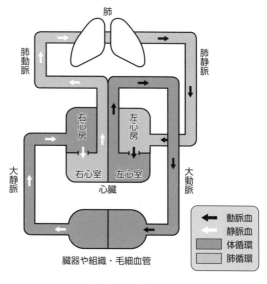

【血液循環（模式図）】

5. **動脈血**は、酸素を多く含んだ血液で鮮紅色をしている。一方、**静脈血**は二酸化炭素を多く含んだ血液で暗赤色をしている。

6. **門脈**は、消化管で吸収された栄養、アルコールなどの他、毒素や有害物質を肝臓に送るための静脈である。なお、肝臓には門脈の他に、酸素を供給する動脈が流入している。

7. 動脈の壁は、静脈と比べ厚く、圧力に耐えられる構造となっている。しかし、**動脈硬化**は、コレステロールの蓄積などにより、動脈壁が肥厚・硬化して弾力性を失った状態で、進行すると血管の狭窄や閉塞を招き、臓器への酸素や栄養分の供給が妨げられる。

☑*Check* **体循環と肺循環**

> **体循環**
>
> 　左心室 ⇒ **大動脈（動脈血）** ⇒ 全身の毛細血管 ⇒ **大静脈（静脈血）** ⇒ 右心房
>
> **肺循環**
>
> 　右心室 ⇒ **肺動脈（静脈血）** ⇒ 肺の毛細血管 ⇒ **肺静脈（動脈血）** ⇒ 左心房

■ 血　圧

1. 血圧とは血液が血管の側面を押し広げる力であり、血管の内圧のことである。心臓が収縮して血液を押し出すときの血圧を収縮期血圧（最高血圧）、拡張したときの血圧を拡張期血圧（最低血圧）という。

2. 高血圧の状態が続くと、血管壁に高い圧力がかかり**血管壁の厚さが増し**、弾力性が失われ、内膜の傷を誘発し、その傷の部分に血液の固まり（血栓）やコレステロールがたまり内腔を狭くする。この状態が**動脈硬化**である。

▶▶▶ 過去問題 ◀◀◀

【1】 心臓及び血液循環に関する次の記述のうち、誤っているものはどれか。
[R5.10]

☑　1. 心拍数は、左心房に存在する洞結節からの電気刺激によってコントロールされている。

　2. 心臓の拍動による動脈圧の変動を末梢の動脈で触知したものを脈拍といい、一般に、手首の橈骨動脈で触知する。

　3. 心臓自体は、大動脈の起始部から出る冠動脈によって酸素や栄養分の供給を受けている。

　4. 肺循環により左心房に戻ってきた血液は、左心室を経て大動脈に入る。

　5. 大動脈を流れる血液は動脈血であるが、肺動脈を流れる血液は静脈血である。

【2】 心臓及び血液循環に関する次の記述のうち、誤っているものはどれか。
[R5.4]

☑　1. 心臓は、自律神経の中枢で発生した刺激が刺激伝導系を介して心筋に伝わることにより、規則正しく収縮と拡張を繰り返す。

　2. 肺循環により左心房に戻ってきた血液は、左心室を経て大動脈に入る。

3．大動脈を流れる血液は動脈血であるが、肺動脈を流れる血液は静脈血である。

4．心臓の拍動による動脈圧の変動を末梢の動脈で触知したものを脈拍といい、一般に、手首の橈骨動脈で触知する。

5．心臓自体は、大動脈の起始部から出る冠動脈によって酸素や栄養分の供給を受けている。

【3】心臓及び血液循環に関する次の記述のうち、誤っているものはどれか。
[R4.10/R3.10/編集部作成]

☑ 1．心臓は、自律神経の中枢で発生した刺激が刺激伝導系を介して心筋に伝わることにより、規則正しく収縮と拡張を繰り返す。

2．肺循環により左心房に戻ってきた血液は、左心室を経て大動脈に入る。

3．大動脈を流れる血液は動脈血であるが、肺動脈を流れる血液は静脈血である。

4．心臓の拍動による動脈圧の変動を末梢の動脈で触知したものを脈拍といい、一般に、手首の橈骨動脈で触知する。

5．心筋は不随意筋であるが、骨格筋と同様に横紋筋に分類される。

【4】心臓及び血液循環に関する次の記述のうち、誤っているものはどれか。
[R4.4/R1.10]

☑ 1．大動脈及び肺動脈を流れる血液は、酸素に富む動脈血である。

2．体循環では、血液は左心室から大動脈に入り、静脈血となって右心房に戻ってくる。

3．心筋は人間の意思によって動かすことができない不随意筋であるが、随意筋である骨格筋と同じ横紋筋に分類される。

4．心臓の中にある洞結節（洞房結節）で発生した刺激が、刺激伝導系を介して心筋に伝わることにより、心臓は規則正しく収縮と拡張を繰り返す。

5．動脈硬化とは、コレステロールの蓄積などにより、動脈壁が肥厚・硬化して弾力性を失った状態であり、進行すると血管の狭窄や閉塞を招き、臓器への酸素や栄養分の供給が妨げられる。

【5】心臓の働きと血液の循環に関する次の記述のうち、誤っているものはどれか。〔R2.10/H31.4〕

☑ 1．心臓の中にある洞結節（洞房結節）で発生した刺激が、刺激伝導系を介して心筋に伝わることにより、心臓は規則正しく収縮と拡張を繰り返す。

2．体循環は、左心室から大動脈に入り、毛細血管を経て静脈血となり右心房に戻ってくる血液の循環である。

3．肺循環は、右心室から肺静脈を経て肺の毛細血管に入り、肺動脈を通って左心房に戻る血液の循環である。

4．心臓の拍動は、自律神経の支配を受けている。

5．大動脈及び肺静脈を流れる血液は、酸素に富む動脈血である。

▶▶解答＆解説 ………………………………………………………………………………

【1】解答　1
1．**誤り**：「左心房」⇒「右心房」。
2〜5．正しい。

【2】解答　1
1．**誤り**：心臓は、右心房にある洞結節（洞房結節）で発生した刺激が刺激伝導系を介して心筋に伝わり、規則正しく収縮と拡張を繰り返す。
2〜5．正しい。

【3】解答　1
1．**誤り**：「自律神経」⇒「右心房にある洞結節（洞房結節）」。
2〜5．正しい。

【4】解答　1
1．**誤り**：大動脈及び肺静脈を流れる血液は酸素に富む動脈血である。肺動脈を流れる血液は酸素が少ない静脈血である。
2〜5．正しい。

【5】解答　3
1〜2＆4〜5．正しい。
3．**誤り**：肺循環は、右心室から肺動脈を経て肺の毛細血管に入り、肺静脈を通って左心房に戻る血液の循環である。

3 呼吸器系

■ 呼吸器系の構造

1. 呼吸器系は、鼻腔、咽頭、喉頭、気管、気管支、肺から成る。肺の気管支は細かく枝分かれし、末端はぶどうの房のような肺胞となっている。

■ 外呼吸と内呼吸

1. 呼吸とは、生体が酸素を取り込み、二酸化炭素を体外に排出するガス交換である。外呼吸（肺呼吸）と内呼吸（組織呼吸）に分けることができる。

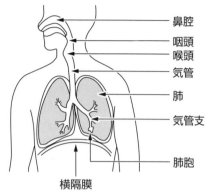

【呼吸器系の構造】

外呼吸	肺胞内の空気と肺胞を取り巻く毛細血管中の血液との間で行われる、酸素と二酸化炭素のガス交換。肺が空気中の酸素を取り入れ、不要となった二酸化炭素を排出する。
内呼吸	送られてきた動脈血と組織細胞との間で行われるガス交換。組織細胞では、赤血球中のヘモグロビンから酸素を取り込み、代謝で生じた二酸化炭素を血液中に排出する。

2. 呼吸数は通常、1分間に16〜20回で、労働、運動、食事、入浴、興奮、発熱などによって増加する。成人の安静時の1回呼吸量（換気量）は、約500mLである。

3. 通常の呼吸の場合の呼気には、酸素が約16%、二酸化炭素が約4%、それぞれ含まれる。

■ 呼吸運動

1. 呼吸運動は、横隔膜や肋間筋などの呼吸筋が収縮と弛緩（協調運動）をすることで胸腔内の圧力を変化させ、肺を受動的に伸縮させることにより行われる。横隔膜が下がり、胸腔の内圧が低くなると肺は拡張し、空気が鼻腔、器官などの気道を経て肺内へ流れ込む。

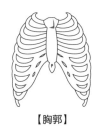

吸気 （息を吸う）	呼吸筋と横隔膜により胸郭内容積が増し内圧が低くなるにつれ、鼻腔や気管などの気道を経て肺内へ流れ込む空気
呼気 （息を吐く）	呼吸筋と横隔膜により胸郭内容積が減って胸腔が狭くなり、内圧が高くなって、肺内の空気が気道や鼻腔を経て体外に排出される空気

【胸郭】

■ 呼吸の調節

1. 人間は無意識に吸気と呼気を繰り返している。この呼吸をコントロールしているのは、脳幹の延髄にある呼吸中枢である。

2. 労働や運動により筋肉の酸素消費量が多くなると、二酸化炭素の発生量も多くなり、血液中の二酸化炭素が増加する。これにより呼吸中枢が刺激されて、1回換気量と呼吸数が増加（呼吸が速く深くなる）する。

☑Check　血液中の二酸化炭素濃度（過去問より）

> ・身体活動時には、血液中の
>   ×「窒素分圧」の上昇ではなく、
>   ○「二酸化炭素分圧」の上昇により呼吸中枢が刺激され、1回換気量と呼吸数が増加。

■ 呼吸の異常

1. チェーンストークス呼吸とは、呼吸をしていない状態から次第に呼吸が深まり、やがて再び浅くなって呼吸が止まる状態を交互に繰り返す状態をいう。心不全や脳卒中などが重症化し、脳への酸素の供給が不十分になっていることを示していることが多い。

【1】呼吸に関する次の記述のうち、誤っているものはどれか。［R5.10］

☑ 1．呼吸運動は、横隔膜、肋間筋などの呼吸筋が収縮と弛緩をすることにより行われる。

2．胸郭内容積が増し、その内圧が低くなるにつれ、鼻腔、気管などの気道を経て肺内へ流れ込む空気が吸気である。

3．肺胞内の空気と肺胞を取り巻く毛細血管中の血液との間で行われるガス交換は、外呼吸である。

4．血液中の二酸化炭素濃度が増加すると、呼吸中枢が刺激され、呼吸が速く深くなる。

5．呼吸のリズムをコントロールしているのは、間脳の視床下部である。

【2】呼吸に関する次の記述のうち、正しいものはどれか。［R5.4/R4.10］

☑ 1．呼吸は、胸膜が運動することで胸腔内の圧力を変化させ、肺を受動的に伸縮させることにより行われる。

2．肺胞内の空気と肺胞を取り巻く毛細血管中の血液との間で行われるガス交換は、内呼吸である。

3．成人の呼吸数は、通常、1分間に16～20回であるが、食事、入浴、発熱などによって増加する。

4．チェーンストークス呼吸とは、肺機能の低下により呼吸数が増加した状態をいい、喫煙が原因となることが多い。

5．身体活動時には、血液中の窒素分圧の上昇により呼吸中枢が刺激され、1回換気量及び呼吸数が増加する。

【3】呼吸に関する次の記述のうち、誤っているものはどれか。[R4.4]

☐ 1．呼吸運動は、横隔膜、肋間筋などの呼吸筋が収縮と弛緩をすることにより行われる。

2．胸郭内容積が増し、その内圧が低くなるにつれ、鼻腔、気管などの気道を経て肺内へ流れ込む空気が吸気である。

3．肺胞内の空気と肺胞を取り巻く毛細血管中の血液との間で行われるガス交換を外呼吸という。

4．呼吸数は、通常、1分間に16～20回で、成人の安静時の1回呼吸量は、約500mLである。

5．呼吸のリズムをコントロールしているのは、間脳の視床下部である。

【4】呼吸に関する次の記述のうち、誤っているものはどれか。[R3.10]

☐ 1．呼吸運動は、気管と胸膜の協調運動によって、胸郭内容積を周期的に増減させて行われる。

2．胸郭内容積が増し、その内圧が低くなるにつれ、鼻腔、気管などの気道を経て肺内へ流れ込む空気が吸気である。

3．肺胞内の空気と肺胞を取り巻く毛細血管中の血液との間で行われる酸素と二酸化炭素のガス交換を、肺呼吸又は外呼吸という。

4．全身の毛細血管中の血液が各組織細胞に酸素を渡して二酸化炭素を受け取るガス交換を、組織呼吸又は内呼吸という。

5．血液中の二酸化炭素濃度が増加すると、呼吸中枢が刺激され、肺でのガス交換の量が多くなる。

【5】呼吸に関する次の記述のうち、誤っているものはどれか。

[R2.10/R2.4/R1.10]

☐ 1．呼吸運動は、横隔膜、肋間筋などの呼吸筋が収縮と弛緩をすることにより行われる。

2．胸腔の内容積が増し、内圧が低くなるにつれ、鼻腔、気管などの気道を経て肺内へ流れ込む空気が吸気である。

3．肺胞内の空気と肺胞を取り巻く毛細血管中の血液との間で行われるガス交換を外呼吸という。

4．通常の呼吸の場合の呼気には、酸素が約16％、二酸化炭素が約4％含まれる。

5．身体活動時には、血液中の窒素分圧の上昇により呼吸中枢が刺激され、
　　1回換気量及び呼吸数が増加する。

▶▶解答＆解説 ………………………………………………………………………………
【1】**解答　5**
1～4．正しい。
5．**誤り**：呼吸のリズムをコントロールしているのは、脳幹の延髄にある呼吸中枢。
【2】**解答　3**
1．**誤り**：呼吸運動は、横隔膜や肋間筋などの呼吸筋が協調運動することで胸腔内の圧
　　力を変化させ、肺を受動的に伸縮させることにより行われる。
2．**誤り**：選択肢の内容は外呼吸。内呼吸は、全身の組織細胞とそれを取り巻く毛細血
　　管中の血液との間で行われる、酸素と二酸化炭素のガス交換をいう。
3．**正しい。**
4．**誤り**：チェーンストークス呼吸とは、心不全や脳卒中などが重症化し、脳への酸素
　　の供給が不十分なときに見られる状態である。
5．**誤り**：身体活動時には、血液中の二酸化炭素分圧の上昇により呼吸中枢が刺激され、
　　1回換気量及び呼吸数が増加する。
【3】**解答　5**
1～4．正しい。
5．**誤り**：「間脳の視床下部」⇒「脳幹の延髄」。
【4】**解答　1**
1．**誤り**：呼吸運動は、横隔膜や肋間筋などの呼吸筋が協調運動することで胸腔内の圧
　　力を変化させ、肺を受動的に伸縮させることにより行われる。
2～5．正しい。
【5】**解答　5**
1～4．正しい。
5．**誤り**：「窒素分圧の上昇」⇒「二酸化炭素分圧の上昇」。

4 消化器系

■ 構造とはたらき

1．消化器系は、消化管（口腔から肛門までの管状臓器）と消化腺（肝臓・胆嚢・膵臓など）から成り、食物の摂取、消化、栄養分の吸収、老廃物の排泄の４つの機能をもつ。

2．胃には、その壁にペプシノーゲン、胃酸（塩酸）、粘液（ムチン）の３種類の胃液を分泌する胃腺がある。

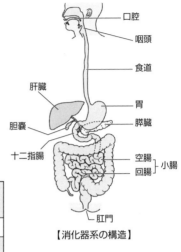

【消化器系の構造】

①ペプシノーゲン	ペプシンという酵素になり、蛋白質を消化（分解）
②胃酸（塩酸）	塩酸により殺菌作用を担う
③粘液（ムチン）	胃酸で胃の内面が損傷しないように粘膜を保護

3．膵臓は、血糖値を調整するホルモンを血液中に分泌する内分泌腺であるとともに、消化酵素を含む膵液を十二指腸に分泌する消化腺でもある。膵液は次に示すように、三大栄養素の消化酵素をすべて含んでいる。

①蛋白質を分解 ⇒トリプシン（膵臓からはトリプシノーゲンとして分泌され、加水分解により活性化されてトリプシンとなる）	
②脂肪を分解 ⇒膵リパーゼなど	③糖質を分解 ⇒膵アミラーゼなど

4．十二指腸では、胆嚢からの胆汁と、膵臓からの膵液がそれぞれ分泌され、消化物を本格的に消化する。胆汁はアルカリ性で、消化酵素を含まないが、食物中の脂肪を乳化させて、消化・吸収しやすくする。また、膵液はアミラーゼなど各種消化酵素を含む消化液である。

5．小腸は胃に続く全長６～７ｍの細長い管状の臓器で、十二指腸、空腸、回腸に分けられる。消化物中のほとんどの栄養素は小腸で分解し、吸収される。水分・塩分・ビタミン等は消化されず、そのまま吸収される。

6．小腸の粘膜は、栄養素の吸収効率を上げるため、絨毛（じゅうもう）という小さな突起物でおおわれている。また、糖質を分解する**マルターゼ**を分泌する。

分解	吸収
▪ 炭水化物（糖質）⇒ブドウ糖（グルコース） ▪ 蛋白質⇒アミノ酸	絨毛の毛細血管に吸収され門脈を通って肝臓へ。
▪ 脂質（脂肪） 　⇒脂肪酸とグリセリン（モノグリセリド）	絨毛から吸収された後、再び脂肪になってリンパ管を通り肝臓へ。

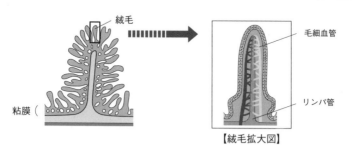

【絨毛拡大図】

7．**大腸**は、小腸までに消化や吸収された残りの消化物を移動させながら、水分などを内壁から吸収し、固形物にする。小腸と異なり、内壁の粘膜には絨毛が存在しない。

■ 肝臓のはたらき

1．**肝臓**は、身体に必要なものの合成・貯蔵、不要な物質や毒素の分解など、生命の維持に必要な多くのはたらきをしている。

①炭水化物の代謝（主な働きとなるのは解糖系）		
	解糖系	《**グリコーゲンの生成と分解**》 ◎血糖値が**上昇**すると、インスリンの作用でブドウ糖をグリコーゲンに変えて肝臓内に貯蔵する。この結果、血糖値は**低下**する。 ◎血糖値が**低下**すると、グルカゴンの作用で**グリコーゲンをブドウ糖に分解**して血液に放出する。この結果、血糖値は**増加**する。
	糖新生系	◎飢餓時（絶食時）には、腎臓とともに乳酸や**アミノ酸からブドウ糖を生成**し、血液に放出する。
②蛋白質の代謝 　◎血漿の蛋白質である**アルブミン**（血液浸透圧を維持）、フィブリノーゲン（血液の凝固）をアミノ酸から合成する。		
③脂肪の代謝 　◎脂肪酸を分解して、**コレステロール**とリン脂質を**合成**する。 　◎過剰な蛋白質と糖分（炭水化物）を脂肪に**変換**する。		

④胆汁の生成

　◎１日約1,000mℓの胆汁を生成・分泌する。胆汁は**アルカリ性**の消化液で、
　酵素は含まないものの、**脂肪を乳化させ消化・吸収を助ける。**

⑤尿素の合成

　◎血中の蛋白質の分解物であるアンモニアから尿素を合成する。

⑥ビリルビンの排泄

　◎赤血球の分解物であるビリルビンを胆汁に排泄する。

⑦解毒作用

　◎血液中の化学物質やアルコールなどの**有害物質を分解**する。

⑧血液凝固物質や血液凝固阻止物質の合成

　◎血液凝固物質（フィブリノーゲン）を合成する一方で、血液凝固阻止（抗凝
　固）物質を合成する。

■ 栄養素の種類とはたらき

1. 炭水化物、蛋白質、脂質を**三大栄養素**という。これらはいずれも消化・分
   解された上で体内に吸収される。また、三大栄養素に**無機塩（無機質）**とビ
   タミンを加えたものを**五大栄養素**という。

2. 無機塩（無機質）には、ナトリウム、マグネシウム、カルシウム、カリウ
   ムなどがある。また、ビタミンは身体が栄養を保ち成長を遂げさせるには不
   可欠な微量の有機物の総称で、15種ほどが知られている。**無機塩とビタミ
   ン**は、いずれも**分解されずにそのまま腸壁から吸収**される。

3. 蛋白質は約20種類の**アミノ酸**が結合してできている物質で、筋肉、内臓、
   皮膚、血液、酵素、免疫物質など、人体を構成する主成分である。食物中に
   含まれる蛋白質は、消化管内でアミノ酸に分解・吸収され、血液により体内
   の各組織に運ばれると、**蛋白質に再合成**される。

4. 炭水化物（糖質）には、砂糖などの糖だけでなく麦芽糖（米やイモに含
   まれるでんぷん）も含まれる。炭水化物分解酵素の一種である**マルターゼ**は、
   麦芽糖をブドウ糖に分解する消化酵素である。

■ 脂質の代謝

1. 食物中に含まれる脂質は、中性脂肪が大部分であり、消化管内で**脂肪酸と
   グリセリン**※（モノグリセリド）に分解され、体内に吸収される。

　※「**脂肪酸とグリセリン**」は、現在の中学校理科テキスト等では、「脂肪酸と**モ
　ノグリセリド**」と表記されている。

2．脂質は、糖質や蛋白質に比べて、多くのATPを産生することができるので、エネルギー源として優れている。しかし、摂取量が多くなると、再び中性脂肪となり皮下や内臓周囲に蓄えられ、**肥満の原因**となる。

3．コレステロールやリン脂質などの脂質は、細胞膜の成分や神経組織の構成成分となる。

▶▶▶ 過去問題 ◀◀◀

【1】消化器系に関する次の記述のうち、誤っているものはどれか。

[R3.10/R1.10/H31.4/編集部作成]

☐　1．三大栄養素のうち糖質はブドウ糖などに、蛋白質はアミノ酸に、脂肪は脂肪酸とグリセリンに、酵素により分解されて吸収される。

2．無機塩及びビタミン類は、酵素による分解を受けないでそのまま吸収される。

3．膵臓から十二指腸に分泌される膵液には、消化酵素は含まれていないが、血糖値を調節するホルモンが含まれている。

4．ペプシノーゲンは、胃酸によってペプシンという消化酵素になり、蛋白質を分解する。

5．小腸の表面は、ビロード状の絨毛という小突起で覆われており、栄養素の吸収の効率を上げるために役立っている。

【2】消化器系に関する次の記述のうち、誤っているものはどれか。[R3.4]

☐　1．三大栄養素のうち糖質はブドウ糖などに、蛋白質はアミノ酸に、脂肪は脂肪酸とエチレングリコールに、酵素により分解されて吸収される。

2．無機塩、ビタミン類は、酵素による分解を受けないでそのまま吸収される。

3．吸収された栄養分は、血液やリンパによって組織に運搬されてエネルギー源などとして利用される。

4．胃は、塩酸やペプシノーゲンを分泌して消化を助けるが、水分の吸収はほとんど行わない。

5．小腸は、胃に続く全長6～7ｍの管状の器官で、十二指腸、空腸及び回腸に分けられる。

【3】消化器系に関する次の記述のうち、誤っているものはどれか。

[R2.10/編集部作成]

1. 三大栄養素のうち、糖質はブドウ糖などに、蛋白質はアミノ酸に、脂肪は脂肪酸とグリセリンに、酵素により分解され、吸収される。
2. 無機塩及びビタミン類は、酵素による分解を受けないでそのまま吸収される。
3. 胆汁はアルカリ性で、蛋白質を分解するトリプシンなどの消化酵素を含んでいる。
4. 胃は、塩酸やペプシノーゲンを分泌して消化を助けるが、水分の吸収はほとんど行わない。
5. 吸収された栄養分は、血液やリンパによって組織に運搬されてエネルギー源などとして利用される。

【4】摂取した食物中の炭水化物（糖質）、脂質及び蛋白質を分解する消化酵素の組合せとして、正しいものは次のうちどれか。[R5.10/R5.4]

炭水化物（糖質）	脂質	蛋白質
1. マルターゼ	リパーゼ	トリプシン
2. トリプシン	アミラーゼ	ペプシン
3. ペプシン	マルターゼ	トリプシン
4. ペプシン	リパーゼ	マルターゼ
5. アミラーゼ	トリプシン	リパーゼ

【5】次のAからDまでの消化酵素について、蛋白質の消化に関与しているものの組合せは1〜5のうちどれか。[R2.4]

A　トリプシン
B　ペプシン
C　アミラーゼ
D　リパーゼ

1. A，B　　2. A，C　　3. B，C
4. B，D　　5. C，D

【6】脂肪の分解・吸収及び脂質の代謝に関する次の記述のうち、誤っているものはどれか。[R4.10/編集部作成]

☑ 1．胆汁は、アルカリ性で、消化酵素は含まないが、食物中の脂肪を乳化させ、脂肪分解の働きを助ける。

2．脂肪は、膵臓から分泌される消化酵素である膵アミラーゼにより脂肪酸とグリセリンに分解され、小腸の絨毛から吸収される。

3．肝臓は、過剰な蛋白質及び糖質を中性脂肪に変換する。

4．コレステロールやリン脂質は、神経組織の構成成分となる。

5．脂質は、糖質や蛋白質に比べて多くのATPを産生することができるので、エネルギー源として優れている。

【7】肝臓の機能として、誤っているものは次のうちどれか。[R5.10]

☑ 1．コレステロールを合成する。

2．尿素を合成する。

3．ヘモグロビンを合成する。

4．胆汁を生成する。

5．グリコーゲンを合成し、及び分解する。

【8】肝臓の機能として、誤っているものは次のうちどれか。[R4.4]

☑ 1．血液中の身体に有害な物質を分解する。

2．ブドウ糖をグリコーゲンに変えて蓄える。

3．ビリルビンを分解する。

4．血液凝固物質を合成する。

5．血液凝固阻止物質を合成する。

【9】蛋白質並びにその分解、吸収及び代謝に関する次の記述のうち、誤っているものはどれか。〔R4.4〕

☑ 1．蛋白質は、約20種類のアミノ酸が結合してできており、内臓、筋肉、皮膚など人体の臓器等を構成する主成分である。

2．蛋白質は、膵臓から分泌される消化酵素である膵リパーゼなどによりアミノ酸に分解され、小腸から吸収される。

3．血液循環に入ったアミノ酸は、体内の各組織において蛋白質に再合成される。

4．肝臓では、アミノ酸から血漿蛋白質が合成される。

5．飢餓時には、肝臓などでアミノ酸などからブドウ糖を生成する糖新生が行われる。

▶▶解答＆解説 ……………………………………………………………………………

【1】解答　3

1～2＆4～5．正しい。

3．**誤り**：膵液は、三大栄養素の消化酵素すべてを含み、血糖値を調節するホルモンを血液中に分泌する。

【2】解答　1

1．**誤り**：「エチレングリコール」⇒「グリセリン（モノグリセリド）」。

2～5．正しい。

【3】解答　3

1～2＆4～5．正しい。

3．**誤り**：胆汁は消化酵素を含まないが、脂肪を乳化させ消化・吸収を助ける。

【4】解答　1

◎炭水化物（糖質）の消化酵素：アミラーゼ、**マルターゼ**。

◎脂質の消化酵素：**リパーゼ**。

◎蛋白質の消化酵素：ペプシン、**トリプシン**。

従って、1が正しい組み合わせとなる。

【5】解答　1

A．**正しい**：トリプシンは、膵臓からトリプシノーゲンとして分泌され、蛋白質を分解する酵素である。

B．**正しい**：ペプシンは、胃から分泌されるペプシノーゲンから生成され、蛋白質を分解する酵素である。

C．**誤り**：アミラーゼは、膵臓から分泌される酵素で糖質を分解する。

D．**誤り**：リパーゼは、膵臓から分泌される酵素で脂肪を分解する。

従って、AとBが正しいものの組み合わせとなる。

【6】解答　2

1＆3〜5．正しい。

2．**誤り**：脂肪は、膵臓から分泌される消化酵素である膵リパーゼにより脂肪酸とグリ
　　セリン（モノグリセリド）に分解される。

【7】解答　3

1〜2＆4〜5．正しい。

3．**誤り**：ヘモグロビンは骨髄で合成される。

【8】解答　3

1〜2＆4〜5．正しい。

3．**誤り**：肝臓では、赤血球の分解物であるビリルビンを胆汁に排泄する。

【9】正解：2

1＆3〜5．正しい。

2．**誤り**：蛋白質は、膵臓から分泌されるトリプシノーゲンが活性化したトリプシンに
　　よりアミノ酸に分解され、小腸から吸収される。膵リパーゼは脂肪を分解する消化酵
　　素である。

5　代謝系

■ 代　謝

1．炭水化物（糖質）、脂質、蛋白質の各栄養素は、消化器により消化・吸収・分解されるなどして、ATP（アデノシン三リン酸）と呼ばれる物質を生成することで、生命活動に必要なエネルギーを得る。

2．代謝は、同化と異化から成る。

同化	体内に摂取された栄養素が種々の化学反応によって、ATPに蓄えられた**エネルギーを使用**し、細胞を構成する蛋白質などの生体に必要な物質に**合成**されることをいう。
異化	細胞に取り入れられた体脂肪やグリコーゲンなどを**分解**してエネルギーを発生させ、**ATPを生産**することをいう。

■ エネルギー代謝

1．生体におけるエネルギーの転換や授受をエネルギー代謝という。人は、心臓を動かし、呼吸し、体温を保つなど、生命活動を営むうえで、常にエネルギーを使っている。

■ 基礎代謝量

1．**基礎代謝**とは、心臓の拍動、呼吸運動、体温保持などに必要な代謝であり、**基礎代謝量**とは、安静時に**覚醒**（目を覚ました状態）、横臥の状態で測定される必要最小限のエネルギー代謝量である。

2．基礎代謝量は、年齢や性別で異なるが、同性で同年齢であれば、**身体の表面積にほぼ比例**する。

3．一般的な日本の成人男性1日当たりの**基礎代謝量は約1,500kcal**で、女性は約1,150kcalである。

■ エネルギー代謝率（RMR）

1．ただ椅子に腰掛けて何もしていない状態における代謝量を、**安静時消費エネルギー量**といい、基礎代謝の1.2倍である。

2．エネルギー代謝率は**動的筋作業の強度を表す指数**として適当で、作業に要したエネルギー量が基礎代謝量の何倍にあたるかを示す数値として次の計算式から算出する。

$$エネルギー代謝率 = \frac{作業に要したエネルギー量^{※}}{基礎代謝量}$$

※作業に要したエネルギー量 ＝ 作業中の総消費エネルギー量 － 安静時消費エネルギー量

3．エネルギー代謝率は、同じ作業であれば体格、性別などの**個人差による影響は少なく、ほぼ同じ値**となる。具体的には、散歩（40〜60m／分）2.5、サイクリング3.0、ラジオ体操3.5、ランニング（200m／分）12.0である。

4．エネルギー代謝率を使う上で注意が必要なのは、**精神的作業などエネルギー消費量が少ないもの**は、労働の負荷を比較できないため、エネルギー代謝率には適用できない。

5．エネルギー代謝率は、RMRと訳されて表される。

◇**RMR**とは、Relative（相対的な）Metabolic（代謝の）Rate（比率）。

▶▶▶ 過去問題 ◀◀◀

【1】代謝に関する次の記述のうち、正しいものはどれか。

［R5.10/R4.4/R3.10］

☑ **1．**代謝において、細胞に取り入れられた体脂肪、グリコーゲンなどが分解されてエネルギーを発生し、ATPが合成されることを同化という。

2．代謝において、体内に摂取された栄養素が、種々の化学反応によって、細胞を構成する蛋白質などの生体に必要な物質に合成されることを異化という。

3．基礎代謝量は、安静時における心臓の拍動、呼吸、体温保持などに必要な代謝量で、睡眠中の測定値で表される。

4．エネルギー代謝率は、一定時間中に体内で消費された酸素と排出された二酸化炭素の容積比である。

5．エネルギー代謝率は、動的筋作業の強度を表すことができるが、精神的作業や静的筋作業には適用できない。

【2】代謝に関する次の記述のうち、正しいものはどれか。［R3.4/R1.10］

☑ 1．代謝において、細胞に取り入れられた体脂肪やグリコーゲンなどが分解されてエネルギーを発生し、ATPが生産されることを同化という。

2．代謝において、体内に摂取された栄養素が、種々の化学反応によって、ATPに蓄えられたエネルギーを用いて、細胞を構成する蛋白質などの生体に必要な物質に合成されることを異化という。

3．基礎代謝は、心臓の拍動、呼吸運動、体温保持などに必要な代謝で、基礎代謝量は、覚醒・横臥・安静時の測定値で表される。

4．エネルギー代謝率は、一定時間中に体内で消費された酸素と排出された二酸化炭素の容積比で表される。

5．エネルギー代謝率は、生理的負担だけでなく、精神的作業や静的筋作業の強度を表す指標としても用いられる。

【3】代謝に関する次の記述のうち、正しいものはどれか。［R2.4］

☑ 1．代謝において、細胞に取り入れられた体脂肪やグリコーゲンなどが分解されてエネルギーを発生し、ATPが合成されることを同化という。

2．代謝において、体内に摂取された栄養素が、種々の化学反応によって、ATPに蓄えられたエネルギーを用いて、細胞を構成する蛋白質などの生体に必要な物質に合成されることを異化という。

3．基礎代謝は、心臓の拍動、呼吸運動、体温保持などに必要な代謝で、基礎代謝量は、睡眠・横臥・安静時の測定値で表される。

4．エネルギー代謝率は、一定時間中に体内で消費された酸素と排出された二酸化炭素の容積比で表される。

5．エネルギー代謝率の値は、体格、性別などの個人差による影響は少なく、同じ作業であれば、ほぼ同じ値となる。

【1】解答　5

1．誤り：選択肢の内容は異化。

2．誤り：選択肢の内容は同化。

3．誤り：基礎代謝量は、目を覚ました覚醒状態で横臥して安静に保ち測定する。

4．誤り：エネルギー代謝率は、作業に要したエネルギー量が基礎代謝量の何倍にあたるかを示す数値である。

5．**正しい。**

【2】解答　3

1．誤り：選択肢の内容は異化。

2．誤り：選択肢の内容は同化。

3．**正しい。**

4．誤り：エネルギー代謝率は、作業に要したエネルギー量が基礎代謝量の何倍にあたるかを示す数値である。

5．誤り：エネルギー代謝率は動的筋作業の強度を表す指数であって、精神的作業や静的筋作業などのエネルギー消費量が少ないものには適用できない。

【3】解答　5

1．誤り：選択肢の内容は異化。

2．誤り：選択肢の内容は同化。

3．誤り：基礎代謝量は、目を覚ました覚醒状態で横臥して安静に保ち測定する。

4．誤り：エネルギー代謝率は、作業に要したエネルギー量が基礎代謝量の何倍にあたるかを示す数値である。

5．**正しい。**

第**5**章

第一種・第二種共通科目

6　代謝系（体温調節）

■ 体温調節中枢と恒常性（ホメオスタシス）

1. 体温をほぼ一定に保つようつかさどっている体温調節中枢は、間脳の視床下部にある。

2. 外部環境が変化しても身体内部の状態を一定に保つ生体の仕組みを恒常性（ホメオスタシス）という。体温調節もホメオスタシスのひとつで、産熱と放熱を調節することにより、外部温度が変化しても体温をほぼ一定に保っている。

《体温調節の仕組み》

状態	体温調節の仕組み
寒冷にさらされ、体温が正常以下	◎皮膚の血管を収縮させて体表面の血流を減らし、皮膚温を低下させることにより、熱の放散（放熱）を減らす。 ◎筋肉や内臓の血流を増やし、代謝活動を亢進させる。
高温にさらされ、体温が正常以上	◎体表面の血流を多くして、熱のふく射（放射）、伝導を多くするとともに、発汗量を増やす。

◇**産熱**は、主に栄養素の酸化燃焼又は分解などの化学的反応によって行われる。
◇**放熱**は、ふく射（放射）、伝導、蒸発などの物理的な過程で行われる。
◇**亢進**とは、たかぶり、進むこと。

3. 恒常性（ホメオスタシス）は、主として**自律神経系**と**内分泌系**によって営まれる。

◇**ホメオスタシス**（homeostasis）とは、homeo（同一）、stasis（状態）。

■ 熱の放散

1. 熱の放散は、放射（ふく射）、伝導、対流、蒸発の４つの物理現象によって行われる。

2. 蒸発は、液体が気化する現象のことだが、人間は、体表面の汗の水分が気化するときに気化熱を奪うことで、熱の放散に利用している。

3. 蒸発は、発汗と不感蒸泄によるものがある。

4. 発汗は、皮膚の表面にある汗腺を刺激して血液の血漿成分から汗を産生させ、皮膚表面に分泌させる。汗が分泌されると、熱を奪って蒸発するため、皮膚表面の温度を低下させ、体温を調節している。

> ・皮膚表面から水１ｇが蒸発すると0.58kcalの気化熱が奪われる。
> 　人体の比熱は約0.83で、**体重70kgの場合、熱容量は0.83×70＝58.1kcal**
> **となり、100ｇの水分蒸発により体温を１℃下げる**ことができる計算となる。

◇**気化熱**とは、液体が気体に変化するのに要する熱量。
◇**比熱**とは、ある物質１ｇの温度を１℃だけ高めるのに要する熱量。

5．身体は、発汗のない状態でも皮膚及び呼吸器から１日約850ｇの水が蒸発しており、感覚的に意識していないことから、これを**不感蒸泄**という。

《発汗の種類》

種　類	仕組み	発汗部位
温熱性発汗	体温調節のための発汗	全身
精神性発汗	精神的な緊張や興奮に反応して発汗	手のひらや足の裏

※労働時は、一般に両方の発汗が現れる。

▶▶▶ 過去問題 ◀◀◀

【１】体温調節に関する次の記述のうち、誤っているものはどれか。

［R4.4/R3.10］

☑　1．寒冷な環境においては、皮膚の血管が収縮して血流量が減って、熱の放散が減少する。

2．暑熱な環境においては、内臓の血流量が増加し体内の代謝活動が亢進することにより、人体からの熱の放散が促進される。

3．体温調節にみられるように、外部環境などが変化しても身体内部の状態を一定に保とうとする性質を恒常性（ホメオスタシス）という。

4．計算上、100ｇの水分が体重70kgの人の体表面から蒸発すると、気化熱が奪われ、体温が約１℃下がる。

5．熱の放散は、ふく射（放射）、伝導、蒸発などの物理的な過程で行われ、蒸発には、発汗と不感蒸泄によるものがある。

【2】体温調節に関する次の記述のうち、正しいものはどれか。

[R4.10/H31.4]

☑ 1．体温調節中枢は、脳幹の延髄にある。

2．暑熱な環境においては、内臓の血流量が増加し体内の代謝活動が亢進することにより、人体からの熱の放散が促進される。

3．体温調節のように、外部環境が変化しても身体内部の状態を一定に保つ生体の仕組みを同調性といい、筋肉と神経系により調整されている。

4．計算上、体重70kgの人の体表面から10gの汗が蒸発すると、体温が約1℃下がる。

5．発汗のほかに、皮膚及び呼気から水分を蒸発させている現象を不感蒸泄という。

【3】体温調節に関する次の記述のうち、正しいものはどれか。[R2.10/R2.4]

☑ 1．寒冷な環境においては、皮膚の血管が拡張して血流量を増し、皮膚温を上昇させる。

2．暑熱な環境においては、内臓の血流量が増加し体内の代謝活動が亢進することにより、人体からの熱の放散が促進される。

3．体温調節のように、外部環境が変化しても身体内部の状態を一定に保つ生体の仕組みを同調性といい、筋肉と神経系により調整されている。

4．体温調節中枢は、小脳にあり、熱の産生と放散とのバランスを維持し体温を一定に保つよう機能している。

5．熱の放散は、放射（ふく射）、伝導、蒸発などの物理的な過程で行われ、蒸発には、発汗と不感蒸泄によるものがある。

【1】解答　2

1＆3〜5．正しい。

2．**誤り**：暑熱な環境においては、皮膚の血管が拡張して血流量を増やし、発汗量も増
やすことで人体からの熱の放散が促進される。選択肢の現象は、寒冷にさらされ体温
が低下し正常以下になるおそれがあるときに熱の放散を減らす。

【2】解答　5

1．**誤り**：体温調節中枢は、間脳の視床下部にある。

2．**誤り**：暑熱な環境においては、皮膚の血管が拡張して血流量を増やし、発汗量も増
やすことで人体からの熱の放散が促進される。選択肢の現象は、寒冷にさらされたと
きに熱の放散を減らす。

3．**誤り**：身体内部の状態を一定に保つ生体の仕組みを恒常性（ホメオスタシス）と
いい、主に自律神経系と内分泌系により調整されている。

4．**誤り**：「10g」⇒「100g」。

5．**正しい。**

【3】解答　5

1．**誤り**：寒冷な環境においては、皮膚の血管を収縮させて血流量を減らし、皮膚温を
低下させて身体表面からの熱の放散を減らす。

2．**誤り**：暑熱な環境においては、皮膚の血管が拡張して血流量を増やし、発汗量も増
やすことで人体からの熱の放散を促進させる。

3．**誤り**：「同調性」⇒「恒常性（ホメオスタシス）」。主に自律神経系と内分泌系によ
り調整されている。

4．**誤り**：「小脳」⇒「間脳の視床下部」。

5．**正しい。**

第**5**章

第一種・第二種共通科目

■ 腎臓の構造

1. 腎臓は、腰のやや上の高さで、背骨の両側に左右一対ある。そら豆形をしており、それぞれの腎臓から、1本ずつの尿管が出て膀胱に繋がっている。

2. ネフロン（腎単位）は、尿を生成する単位構造で、1個の腎小体とそれに続く1本の尿細管から成り、1個の腎臓中に約100万個ある。

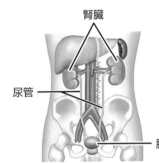

【腎臓・泌尿器の構造】

3. 腎小体は、濾過の働きをする糸球体とそれを包むボウマン囊から成る。

■ 尿生成の仕組み

1. 糸球体は毛細血管を糸くずのように丸めた状態のもので、この中を血液が流れる過程で血球及び蛋白質以外の成分がボウマン囊に濾過される。これを原尿と呼ぶ。ボウマン囊に受け止められた原尿は、尿細管に送られる。

2. 尿細管では、原尿中の水分、電解質、栄養分（糖＝グルコース）を再吸収して血液に戻す。そして、残ったものが尿として集合管を経て腎盂に集まり、尿管から膀胱に送られ、排泄される。

3. 尿の生成・排出により、体内の水分量やナトリウムの濃度を調節するとともに、生命活動に伴って生じた不要な物質や対外から摂取された異物などの老廃物のうち水溶性のものが尿中に排出される。

　◇腎盂とは、腎臓と尿管の接続部で、漏斗状に広がっている部分。腎臓からの尿が集まるところ。

■ 尿の成分

1. 尿は淡黄色の液体で、固有の臭気を有し、通常、弱酸性である。95%が水分で、残りの5%が固形物で、通常1日約1500（500～2000）mℓ作られる。

2. 尿は、全身の健康状態をよく反映し、検体の採取も簡単なため、尿検査は健康診断などで広く行われている。

3. 腎臓の機能をみる検査として、血液中の尿素窒素（BUN）がある。これは腎臓から排泄される老廃物の一種で、**腎臓の働きが低下**すると尿中へ排泄されず、血液中の値が**高くなる**。

✓*Check*　尿の生成順路

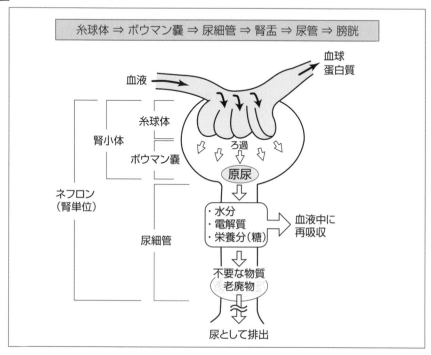

【1】腎臓・泌尿器系に関する次の記述のうち、誤っているものはどれか。

[R5.4]

☑ 1．糸球体では、血液中の蛋白質以外の血漿成分がボウマン嚢に濾し出され、原尿が生成される。

2．尿細管では、原尿に含まれる大部分の水分、電解質、栄養分などが血液中に再吸収される。

3．尿の生成・排出により、体内の水分の量やナトリウムなどの電解質の濃度を調節するとともに、生命活動によって生じた不要な物質を排出する。

4．尿の約95％は水分で、約5％が固形物であるが、その成分は全身の健康状態をよく反映するので、尿検査は健康診断などで広く行われている。

5．血液中の尿素窒素（BUN）の値が低くなる場合は、腎臓の機能の低下が考えられる。

【2】腎臓・泌尿器系に関する次の記述のうち、誤っているものはどれか。

[R4.4]

☑ 1．腎臓の皮質にある腎小体では、糸球体から蛋白質以外の血漿成分がボウマン嚢に濾し出され、原尿が生成される。

2．腎臓の尿細管では、原尿に含まれる大部分の水分及び身体に必要な成分が血液中に再吸収され、残りが尿として生成される。

3．尿は淡黄色の液体で、固有の臭気を有し、通常、弱酸性である。

4．尿の生成・排出により、体内の水分の量やナトリウムなどの電解質の濃度を調節するとともに、生命活動によって生じた不要な物質を排出する。

5．血液中の尿素窒素（BUN）の値が低くなる場合は、腎臓の機能の低下が考えられる。

第5章 労働生理

【3】腎臓・泌尿器系に関する次の記述のうち、誤っているものはどれか。

［R3.10］

1. 腎臓の皮質にある腎小体では、糸球体から蛋白質以外の血漿成分がボウマン嚢に濾し出され、原尿が生成される。

2. 腎臓の尿細管では、原尿に含まれる大部分の水分及び身体に必要な成分が血液中に再吸収され、残りが尿として生成される。

3. 尿は淡黄色の液体で、固有の臭気を有し、通常、弱酸性である。

4. 尿の生成・排出により、体内の水分の量やナトリウムなどの電解質の濃度を調節するとともに、生命活動によって生じた不要な物質を排出する。

5. 尿の約95％は水分で、約5％が固形物であるが、その成分が全身の健康状態をよく反映するので、尿を採取して尿素窒素の検査が広く行われている。

【4】腎臓又は尿に関する次のAからDの記述について、誤っているものの組合せは1～5のうちどれか。［R3.4/R2.10］

A. ネフロン（腎単位）は、尿を生成する単位構造で、1個の腎小体とそれに続く1本の尿細管から成り、1個の腎臓中に約100万個ある。

B. 尿の約95％は水分で、約5％が固形物であるが、その成分は全身の健康状態をよく反映するので、尿検査は健康診断などで広く行われている。

C. 腎機能が正常な場合、糖はボウマン嚢中に濾し出されないので尿中には排出されない。

D. 腎機能が正常な場合、大部分の蛋白質はボウマン嚢中に濾し出されるが、尿細管でほぼ100％再吸収されるので、尿中にはほとんど排出されない。

1. A，B　　2. A，C　　3. A，D
4. B，C　　5. C，D

【5】腎臓又は尿に関する次の記述のうち、正しいものはどれか。

[R4.10/R2.4/R1.10]

☑ 1．血中の老廃物は、尿細管からボウマン嚢（のうこ）に濾し出される。
   2．血中の蛋白質（たん）は、糸球体からボウマン嚢に濾し出される。
   3．血中のグルコースは、糸球体からボウマン嚢に濾し出される。
   4．原尿中に濾し出された電解質の多くは、ボウマン嚢から血中に再吸収される。
   5．原尿中に濾し出された水分の大部分は、そのまま尿として排出される。

▶▶解答＆解説 ……………………………………………………………………………

【1】解答　5

1〜4．正しい。

5．**誤り**：腎臓の機能が低下すると老廃物等が体外に排出されにくくなるため、血液中の尿素窒素（BUN）の値が高くなる。

【2】解答　5

1〜4．正しい。

5．**誤り**：腎臓の機能が低下すると老廃物等が体外に排出されにくくなるため、血液中の尿素窒素（BUN）の値が高くなる。

【3】解答　5

1〜4．正しい。

5．**誤り**：尿素窒素は血液検査の項目である。腎臓機能が低下すると血液中の値が高くなる。

【4】解答　5

A＆B．正しい。

C．**誤り**：糖はボウマン嚢中に濾し出され、尿細管で再吸収されて血液に戻るので尿中にはほとんど排出されない。

D．**誤り**：蛋白質はボウマン嚢中に濾し出されないため、尿中には排出されない。

従って、CとDが誤っているものの組み合わせとなる。

【5】解答　3

1．**誤り**：血中の老廃物は、糸球体からボウマン嚢に濾し出される。

2．**誤り**：血中の蛋白質はそのまま血液に残るので、ボウマン嚢に濾し出されない。

3．**正しい**：血球及び蛋白質以外は糸球体で濾過されるので、グルコース（ブドウ糖）は原尿としてボウマン嚢に濾し出される。

4．**誤り**：原尿中の水分、電解質、糖は、尿細管から血液中に再吸収される。

5．**誤り**：原尿中に濾し出された水分の大部分は、尿細管で血液中に再吸収される。

8 内分泌系とホルモン

■ 内分泌腺

1. 人間の体内では、種々の器官が互いに協調して体内の恒常性を維持するように働いており、この調整を担っている系のひとつを**内分泌系**といい、内分泌腺で構成される。

2. 内分泌腺を含む器官は、視床下部、下垂体、副腎、甲状腺、副甲状腺、膵臓、胃、十二指腸、性腺などがある。

3. それぞれ特有のホルモンを細胞内で産生し、血液中に分泌している。

■ ホルモンの種類とはたらき

1. ホルモンは特定の器官ごとに特異的な作用を持つ化学物質である。

内分泌器官	ホルモン	はたらき
松果体	メラトニン	睡眠の誘発
下垂体	副腎皮質刺激ホルモン	副腎皮質の活性化
副腎皮質	コルチゾール	血糖上昇
	アルドステロン	体液中（血中）の塩類バランスの調節
副腎髄質	アドレナリン	心機能促進、血糖上昇
甲状腺	甲状腺ホルモン	酸素消費促進、体温上昇
副甲状腺	パラソルモン	体内（血中）のカルシウムバランスの調整
膵臓	インスリン	血糖低下
	グルカゴン	血糖上昇
胃	ガストリン	胃酸分泌刺激
十二指腸	セクレチン	消化液分泌促進

※公表問題中にある、血糖量とは血液中のグルコース（ブドウ糖）の量をいう。
　また、血糖値とは血液中のグルコースの濃度をいう。

【1】ホルモンとその働きに関する次の記述のうち、正しいものはどれか。

［編集部作成］

▢ 1．副腎皮質から分泌されるコルチゾールは、血糖値を上昇させる。

　　2．副腎髄質から分泌されるアドレナリンは、血糖値を低下させる。

　　3．副甲状腺から分泌されるパラソルモンは、睡眠と覚醒のリズムの調節を行う。

　　4．松果体から分泌されるメラトニンは、体内のカルシウムバランスの調整を行う。

　　5．胃粘膜から分泌されるガストリンは、胃酸の分泌を抑制する。

【2】ヒトのホルモン、その内分泌器官及びそのはたらきの組合せとして、誤っているものは次のうちどれか。［R5.10/R4.10］

	ホルモン	内分泌器官	はたらき
▢ 1．	ガストリン	胃	胃酸分泌刺激
2．	アルドステロン	副腎皮質	体液中の塩類バランスの調節
3．	パラソルモン	副甲状腺	血中のカルシウム量の調節
4．	コルチゾール	膵臓	血糖量の増加
5．	副腎皮質刺激ホルモン	下垂体	副腎皮質の活性化

【3】ヒトのホルモン、その内分泌器官及びそのはたらきの組合せとして、誤っているものは次のうちどれか。［R4.4］

	ホルモン	内分泌器官	はたらき
▢ 1．	コルチゾール	副腎皮質	血糖量の増加
2．	アルドステロン	副腎皮質	体液中の塩類バランスの調節
3．	メラトニン	副甲状腺	体液中のカルシウムバランスの調節
4．	インスリン	膵臓	血糖量の減少
5．	アドレナリン	副腎髄質	血糖量の増加

【4】ヒトのホルモン、その内分泌器官及びそのはたらきの組合せとして、誤っているものは次のうちどれか。[R2.10]

	ホルモン	内分泌器官	はたらき
☑ 1.	コルチゾール	副腎皮質	血糖量の増加
2.	アルドステロン	副腎皮質	血中の塩類バランスの調節
3.	パラソルモン	副腎髄質	血糖量の増加
4.	インスリン	膵臓	血糖量の減少
5.	メラトニン	松果体	睡眠の促進

【5】ホルモン、その内分泌器官及びそのはたらきの組合せとして、誤っているものは次のうちどれか。[H31.4]

	ホルモン	内分泌器官	はたらき
☑ 1.	セクレチン	十二指腸	消化液分泌促進
2.	アルドステロン	副腎皮質	血中の塩類バランスの調節
3.	パラソルモン	副甲状腺	血中のカルシウムバランスの調節
4.	インスリン	膵臓	血糖量の増加
5.	ガストリン	胃	胃酸分泌刺激

【6】ホルモンと血糖値に関する次の文中の（　）内に入れるAからEの語句の組合せとして、正しいものは1〜5のうちどれか。[編集部作成]

「膵臓から分泌されるホルモンで、グルカゴンは血糖量を（A）させ、インスリンは血糖量を（B）させるはたらきがある。また、（C）から分泌されるコルチゾール、（D）から分泌されるアドレナリンはともに血糖量を（E）させるはたらきがある。」

	A	B	C	D	E
☑ 1.	減少	増加	副腎皮質	副腎髄質	減少
2.	減少	増加	副腎髄質	副腎皮質	増加
3.	増加	減少	副腎皮質	副腎髄質	増加
4.	増加	減少	副腎髄質	副腎皮質	減少
5.	増加	減少	副腎皮質	副腎髄質	減少

▶▶解答＆解説 ‥‥‥‥‥‥‥‥‥‥‥‥‥‥‥‥‥‥‥‥‥‥‥‥‥‥‥‥‥‥‥‥‥‥

【1】解答　1

1．**正しい。**

2．**誤り**：アドレナリンは副腎髄質から分泌され、血糖値を上昇させる。

3．**誤り**：パラソルモンは副甲状腺から分泌され、体内のカルシウムバランスを調整する。

4．**誤り**：メラトニンは松果体から分泌され、睡眠を誘発する。松果体は網膜が受ける光の量に応じてメラトニンの分泌量を決定する。光量が減るとメラトニンを多く分泌する。

5．**誤り**：ガストリンは胃粘膜から分泌され、胃酸の分泌を促進し消化を促す。

【2】解答　4

1～3＆5．**正しい。**

4．**誤り**：コルチゾールは副腎皮質から分泌され、血糖量の増加のはたらきをする。

【3】解答　3

1～2＆4～5．**正しい。**

3．**誤り**：メラトニンは松果体から分泌され、睡眠を誘発するはたらきをする。

【4】解答　3

1～2＆4～5．**正しい。**

3．**誤り**：パラソルモンは副甲状腺から分泌され、体内（血中）のカルシウムバランスの調整のはたらきをする。

【5】解答　4

1～3＆5．**正しい。**

4．**誤り**：インスリンは膵臓から分泌され、血糖量を減少させるはたらきをする。

【6】解答　3

「膵臓から分泌されるホルモンで、グルカゴンは血糖量を（A：**増加**）させ、インスリンは血糖量を（B：**減少**）させるはたらきがある。また、（C：**副腎皮質**）から分泌されるコルチゾール、（D：**副腎髄質**）から分泌されるアドレナリンはともに血糖量を（E：**増加**）させるはたらきがある。」

9 免疫

■ 免 疫

1. 細菌やウイルスなどの異物の体内への侵入を防いだり、体内に侵入した病原体や異物を排除したりする仕組みを**生体防御**という。生体防御の仕組みを突破し、病原体が体内に侵入した場合には、白血球を中心とした免疫が病原体や異物を排除する役割をする。

2. 免疫には、リンパ球が産生する抗体によって病原体を排除する**体液性免疫**と、**リンパ球**などが**直接**、病原体などの異物を排除する**細胞性免疫**がある。

《抗原と抗体》

抗原	◎免疫に関係する細胞（リンパ球）により、**異物として認識される物質で**蛋白質、糖質など
抗体	◎体内に入ってきた抗原に対し、**体液性免疫**において作られる**免疫グロブ**リンと呼ばれる蛋白質 ◎抗原に特異的に結合し、抗原の働きを抑える

■ アレルギー

1. 抗原に対する免疫が、本来とは逆に人体の組織や細胞に傷害を与えてしまうことを**アレルギー**という。

《主なアレルギー性疾患》

◎気管支ぜんそく	◎アトピー性皮膚炎
◎アレルギー性結膜炎	◎薬剤アレルギー
◎食物アレルギー	◎過敏性肺臓炎
◎アナフィラキシー	

■ 免疫不全

1. 免疫の機能が失われたり、低下したりすることを**免疫不全**といい、免疫不全になると感染症にかかりやすくなったり、がんに罹患しやすくなる。

【1】免疫に関する次の記述のうち、誤っているものはどれか。[R5.4]

- □ 1．抗原とは、免疫に関係する細胞によって異物として認識される物質のことである。

- 2．抗原となる物質には、蛋白質、糖質などがある。

- 3．抗原に対する免疫が、逆に、人体の組織や細胞に傷害を与えてしまうことをアレルギーといい、主なアレルギー性疾患としては、気管支ぜんそく、アトピー性皮膚炎などがある。

- 4．免疫の機能が失われたり低下したりすることを免疫不全といい、免疫不全になると、感染症にかかりやすくなったり、がんに罹患しやすくなったりする。

- 5．免疫には、リンパ球が産生する抗体によって病原体を攻撃する細胞性免疫と、リンパ球などが直接に病原体などを取り込んで排除する体液性免疫の二つがある。

【2】抗体に関する次の文中の（　）内に入れるAからCの語句の組合せとして、適切なものは1～5のうちどれか。[R3.10/R3.4/R1.10/編集部作成]

「抗体とは、体内に入ってきた（A）に対して（B）免疫において作られる（C）と呼ばれる蛋白質のことで、（A）に特異的に結合し、（A）の働きを抑える働きがある。」

	A	B	C
□ 1．	化学物質	体液性	アルブミン
2．	化学物質	細胞性	免疫グロブリン
3．	抗原	体液性	アルブミン
4．	抗原	体液性	免疫グロブリン
5．	抗原	細胞性	アルブミン

【3】免疫についての次の文中の（　）内に入れるAからEの語句の組合せとして、正しいものは1〜5のうちどれか。［R2.4/編集部作成］

　　「体内に侵入した病原体などの異物を、（A）が、（B）と認識し、その（B）に対してだけ反応する（C）を血漿中に放出する。この（C）が（B）に特異的に結合し（B）の働きを抑制して体を防御するしくみを（D）免疫と呼ぶ。これに対し、（A）が直接、病原体などの異物を攻撃する免疫反応もあり、これを（E）免疫と呼ぶ。」

	A	B	C	D	E
☑ 1.	リンパ球	抗原	抗体	細胞性	体液性
2.	リンパ球	抗原	抗体	体液性	細胞性
3.	リンパ球	抗体	抗原	体液性	細胞性
4.	血小板	抗原	抗体	細胞性	体液性
5.	血小板	抗体	抗原	細胞性	体液性

▶▶解答＆解説 ……………………………………………………………………………

【1】解答　5

1〜4．正しい。

5．誤り：リンパ球が産生する抗体によって病原体を排除するのが体液性免疫。リンパ球などが直接病原体などを取り込んで排除するのが細胞性免疫。

【2】解答　4

「抗体とは、体内に入ってきた（A：**抗原**）に対して（B：**体液性**）免疫において作られる（C：**免疫グロブリン**）と呼ばれる蛋白質のことで、（A：**抗原**）に特異的に結合し、（A：**抗原**）の働きを抑える働きがある。」

【3】解答　2

「体内に侵入した病原体などの異物を、（A：**リンパ球**）が、（B：**抗原**）と認識し、その（B：**抗原**）に対してだけ反応する（C：**抗体**）を血漿中に放出する。この（C：**抗体**）が（B：**抗原**）に特異的に結合し（B：**抗原**）の働きを抑制して体を防御するしくみを（D：**体液性**）免疫と呼ぶ。これに対し、（A：**リンパ球**）が直接、病原体などの異物を攻撃する免疫反応もあり、これを（E：**細胞性**）免疫と呼ぶ。」

10 筋骨格系

■ 筋肉の種類

1. 筋肉は、その構造から**横紋筋**と平滑筋に分類される。**横紋筋**は、顕微鏡で見ると無数の横紋を有する筋線維から成り、収縮の速度が速く力が強いものの疲れやすい。**平滑筋**は横紋がなく、横紋筋よりも収縮の速度が遅い。

2. ほとんどの**横紋筋**は、その両端が腱になって骨に付着し身体運動に使われるため、**骨格筋**とも呼ばれる。また、意志によって動かせるため、随意筋である。

3. **平滑筋**は、主に内臓に存在するため**内臓筋**とも呼ばれる。意志によって動かせないため、不随意筋である。ただし、**心筋**は内臓でありながら**横紋筋**であり、意志によって動かせない不随意筋である。

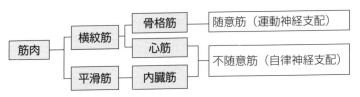

■ 筋収縮の種類

1. 筋肉の収縮の仕方には、**等尺性収縮**と**等張性収縮**がある。

等尺性収縮	◎定位置で荷物を持ち続ける
関節運動を伴わず、**筋肉の長さを変えず**、外力に抵抗して筋力を発生させる収縮の仕方	◎鉄棒にぶら下がる ◎直立、姿勢保持
等張性収縮	◎荷物の持ち上げ
関節運動によって、**筋肉の長さを変えながら**一定の張力で筋力を発生させる	◎屈伸運動

2. 長時間の姿勢維持を伴う情報機器作業などは、**等尺性収縮**が主体となる。継続的な筋収縮を必要とするため、血行不良を引き起こす。

■ 筋肉の性質

1. 収縮の途中ではなく、**収縮しようとする瞬間に最も大きい筋力を発揮**
2. 収縮時の**負荷が適当**なときに仕事量が**最も大きくなる**
3. 縮む速さが適当なときに、**仕事の効率が最も高くなる**
4. 収縮により引き上げることのできる物の重さは、**筋線維の太さと元々の数に比例** ◎筋線維が太くなるほど、筋力は増す（数は変わらない） ◎強い力を必要とする運動を続けていると、1本1本の**筋線維が太くなる**ことで筋力が増強する
5. 収縮により物を引き上げることのできる高さは、**筋線維の長さに比例**
6. **最大筋力**は、**筋肉の断面積に比例** ◎断面積1cm²当たりの平均筋力を換算してみると、男女の**性差、年齢差**がほとんど**ない** ◎筋力測定は一般に握力や腹筋力を用いる
7. 神経からの刺激によって収縮を繰り返すが、**神経と比べて疲労しやすい**
8. 運動することによって筋肉が太くなることを筋肉の**活動性肥大**という

■ 筋収縮とエネルギー

1. 筋収縮の直接のエネルギーは、筋肉中のアデノシン三りん酸（ATP）が分解することによってまかなわれる。

2. ATPは、血液中のグルコースや筋肉中のグリコーゲンから合成してつくられる。**筋肉中のグリコーゲンは、酸素が十分に供給されると、多量のATPと、二酸化炭素と水に完全に分解される。**しかし、酸素の供給が不足すると、完全に分解されずに、少量のATPと乳酸を生成する。

■ 反射のしくみ

1. 熱い物体に手を触れると、思わず手を引っ込めたりしてしまうような刺激に対して意識とは無関係に起こる定型的な反応を**反射**という。四肢の皮膚に熱いものが触れたときなどに、その肢を体幹に近づけようとする反射を**屈曲反射**という。

【1】筋肉に関する次の記述のうち、正しいものはどれか。［R5.10］

☐　1．横紋筋は、骨に付着して身体の運動の原動力となる筋肉で意志によっ
　　　て動かすことができるが、平滑筋は、心筋などの内臓に存在する筋肉で
　　　意志によって動かすことができない。

　　2．筋肉は神経からの刺激によって収縮するが、神経より疲労しにくい。

　　3．荷物を持ち上げたり、屈伸運動を行うときは、筋肉が長さを変えずに
　　　外力に抵抗して筋力を発生させる等尺性収縮が生じている。

　　4．強い力を必要とする運動を続けていると、筋肉を構成する個々の筋線
　　　維の太さは変わらないが、その数が増えることによって筋肉が太くなり
　　　筋力が増強する。

　　5．刺激に対して意識とは無関係に起こる定型的な反応を反射といい、四
　　　肢の皮膚に熱いものが触れたときなどに、その肢を体幹に近づけるよう
　　　な反射は屈曲反射と呼ばれる。

【2】筋肉に関する次の記述のうち、正しいものはどれか。［R5.4/R3.4/R2.4］

☐　1．横紋筋は、骨に付着して身体の運動の原動力となる筋肉で意志によっ
　　　て動かすことができるが、平滑筋は、心筋などの内臓に存在する筋肉で
　　　意志によって動かすことができない。

　　2．筋肉は神経からの刺激によって収縮するが、神経より疲労しにくい。

　　3．荷物を持ち上げたり、屈伸運動を行うときは、筋肉が長さを変えずに
　　　外力に抵抗して筋力を発生させる等尺性収縮が生じている。

　　4．強い力を必要とする運動を続けていると、筋肉を構成する個々の筋線
　　　維の太さは変わらないが、その数が増えることによって筋肉が太くなり
　　　筋力が増強する。

　　5．筋肉自体が収縮して出す最大筋力は、筋肉の断面積 $1\,cm^2$ 当たりの平
　　　均値をとると、性差や年齢差がほとんどない。

【3】筋肉に関する次の記述のうち、正しいものはどれか。［R2.10］

☐　1．横紋筋は、骨に付着して身体の運動の原動力となる筋肉で意志によっ
　　　て動かすことができるが、平滑筋は、心筋などの内臓に存在する筋肉で
　　　意志によって動かすことができない。

２．筋肉は神経からの刺激によって収縮するが、神経より疲労しにくい。

３．荷物を持ち上げたり、屈伸運動を行うときは、筋肉が長さを変えずに外力に抵抗して筋力を発生させる等尺性収縮が生じている。

４．強い力を必要とする運動を続けていると、筋肉を構成する個々の筋線維の太さは変わらないが、その数が増えることによって筋肉が太くなり筋力が増強する。

５．筋肉は、収縮しようとする瞬間に最も大きい力を出す。

【４】筋肉に関する次の記述のうち、誤っているものはどれか。［H31.4］

☑　１．筋肉は、神経から送られてくる刺激によって収縮するが、神経に比べて疲労しやすい。

２．強い力を必要とする運動を続けていても、筋肉を構成する個々の筋線維の太さは変わらないが、その数が増えることによって筋肉が太くなり筋力が増強する。

３．筋肉中のグリコーゲンは、筋肉の収縮時に酸素が不足していると、水と二酸化炭素にまで分解されず乳酸になる。

４．筋肉が収縮して出す最大筋力は、筋肉の単位断面積当たりの平均値をとると、性差又は年齢差がほとんどない。

５．荷物を持ち上げたり屈伸運動をするとき、関節運動に関与する筋肉には、等張性収縮が生じている。

▶▶解答＆解説 ……………………………………………………………………………

【１】＆【２】＆【３】解答　5

１．誤り：心筋は内臓に存在する不随意筋であるが、横紋筋でできている。

２．誤り：筋肉は神経に比べて疲労しやすい。

３．誤り：荷物を持ち上げたり屈伸運動を行うときは、筋肉が長さを変えながら一定の張力で筋力を発生させる等張性収縮が生じている。

４．誤り：強い力を必要とする運動を続けていると、筋線維の数は変わらないが太くなることで筋力が増強する。

５．**正しい。**

【４】解答　2

1＆3〜5．正しい。

２．**誤り**：強い力を必要とする運動を続けていると、筋線維の数は変わらないが太くなることで筋力が増強する。

11　神経系

■ 神経系の構成

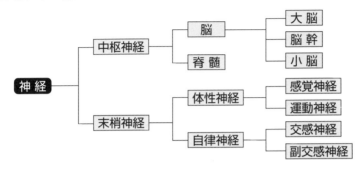

1．神経系は、送られてきた情報から命令を下す**中枢神経系**と、情報や命令を伝える**末梢神経系**から構成されている。

2．中枢神経系は、脳と脊髄から成り、末梢神経系は、体性神経と自律神経から成る。

■ 神経細胞（ニューロン）

1．神経系を構成する基本単位は**神経細胞（ニューロン）**である。神経細胞は通常、1個の細胞体から1本の**軸索**と、複数の**樹状突起**から成る。

2．一部の神経は、軸索が神経鞘とよばれる被膜で覆われ、内側に髄鞘（ずいしょう）という鞘（さや）を形成する場合がある。一般に、軸索と鞘を含め神経線維という。

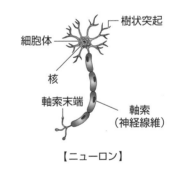

【ニューロン】

有髄神経線維	◎髄鞘を持つ軸索 ◎無髄神経線維よりも**神経伝導速度が速い**
無髄神経線維	◎髄鞘を持たない軸索

3．**樹状突起**は他の細胞から情報の入力を受け、**軸索**は他の細胞に情報を出力する。樹状突起間の情報伝達部分には、わずかな隙間をもつ**シナプス**と呼ばれる伝達構造を形成している。

■ 中枢神経系

《脳》

1．脳は、大脳、小脳及び脳幹から成る。

2．大脳の外側の皮質は、神経細胞の細胞体が集まっている灰白質で、感覚、思考等の作用を支配する中枢として機能する。また、内側の髄質は、神経線維の多い白質である。

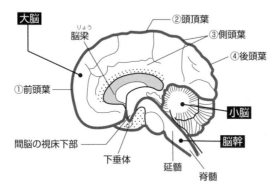

《大脳皮質の機能》

①前頭葉	運動機能中枢、運動性言語中枢、精神機能中枢
②頭頂葉	感覚中枢（温冷覚、触圧覚、関節の感覚等）
③側頭葉	記憶中枢、聴覚中枢、嗅覚中枢、感覚性言語中枢
④後頭葉	視覚中枢

3．小脳には、運動感覚や平衡感覚の中枢があり、小脳が侵されると運動中枢がはたらかなくなり、運動失調を起こす。

4．脳幹には種々の姿勢反射の中枢があり、姿勢保持と運動制御に関係する。間脳の視床下部には、体温調節中枢などの自律神経系の中枢がある。また、延髄は、心拍、血圧、呼吸などの生命維持に重要なはたらきをしているので、生命維持中枢と呼ばれる。

《脊髄》

1．脊髄は、延髄から続き下方に伸びている円柱状の部分で、最尾部は第一と第二腰椎までの間に位置し、脊椎管（背骨）によって囲まれていて、運動系、知覚系の神経系の伝導路である。

2．脊髄を断面で見ると、中心管の周囲は灰白質であり、灰白質の外側を覆うのは白質の神経繊維である。

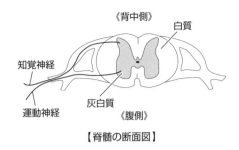

【脊髄の断面図】

■ 末梢神経系

1．体性神経は、感覚神経と運動神経から成る。

感覚神経	感覚器官からの情報を脳や脊髄などの中枢神経系に伝える
運動神経	中枢神経系からの命令を運動器官（筋肉など）に伝える

2．自律神経系は、生命の維持に必要な体内環境を一定の状態に維持するよう（恒常性：ホメオスタシス）にはたらく神経系である。その中枢は脳幹及び脊髄にある。内臓、血管、腺などの不随意筋に広く分布し、各種臓器の消化、呼吸、循環などの機能を意志とは関係なく、独立してはたらく。

3．自律神経系は、交感神経系と副交感神経系とに分類される。各種臓器に対して交感神経系と副交感神経系の両方の神経線維が支配している。交感神経と副交感神経は、同一器官に分布していても、その作用はほぼ正反対である。

交感神経系	心拍数を増加し、消化管の運動を抑制する。昼間に優位に働く。
副交感神経系	心拍数を減少し、消化管の運動を促進する。夜間に優位に働く。

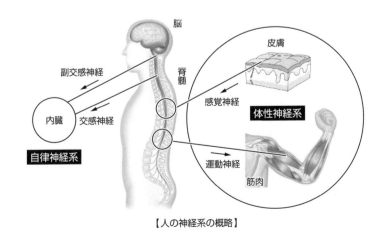

【人の神経系の概略】

【1】神経系に関する次の記述のうち、誤っているものはどれか。［R4.10］

☑ 1．神経細胞（ニューロン）は、神経系を構成する基本的な単位で、通常、1個の細胞体、1本の軸索及び複数の樹状突起から成る。

2．脊髄では、中心部が灰白質であり、その外側が白質である。

3．大脳では、内側の髄質が白質であり、外側の皮質が灰白質である。

4．体性神経には感覚器官からの情報を中枢に伝える感覚神経と、中枢からの命令を運動器官に伝える運動神経がある。

5．交感神経系は、心拍数を増加し、消化管の運動を亢進する。

【2】神経系に関する次の記述のうち、誤っているものはどれか。

［R3.10/R3.4］

☑ 1．神経系を構成する基本的な単位である神経細胞は、通常、1個の細胞体、1本の軸索及び複数の樹状突起から成り、ニューロンともいわれる。

2．体性神経は、運動及び感覚に関与し、自律神経は、呼吸、循環などに関与する。

3．大脳の皮質は、神経細胞の細胞体が集まっている灰白質で、感覚、思考などの作用を支配する中枢として機能する。

4．交感神経系と副交感神経系は、各種臓器において双方の神経が分布し、相反する作用を有している。

5．交感神経系は、身体の機能をより活動的に調節する働きがあり、心拍数を増加したり、消化管の運動を高める。

第5章　第一種・第二種共通科目

【3】神経系に関する次の記述のうち、誤っているものはどれか。［R1.10］

☑ 1．神経系は、中枢神経系と末梢神経系に大別され、中枢神経系は脳と脊髄から成る。

2．大脳の内側の髄質は神経細胞の細胞体が集合した灰白質で、感覚、運動、思考などの作用を支配する中枢として機能する。

3．神経系を構成する基本的な単位である神経細胞は、通常、1個の細胞体、1本の軸索及び複数の樹状突起から成り、ニューロンともいわれる。

4．神経系は、機能的には、体性神経と自律神経に分類され、自律神経は更に交感神経と副交感神経に分類される。

5．体性神経には、感覚器官からの情報を中枢神経に伝える感覚神経と、中枢神経からの命令を運動器官に伝える運動神経がある。

【4】自律神経系に関する次の記述のうち、誤っているものはどれか。［R2.4］

☑ 1．自律神経系は、内臓、血管などの不随意筋に分布している。

2．自律神経である交感神経と副交感神経は、同一器官に分布していても、その作用はほぼ正反対である。

3．自律神経系の中枢は、脳幹及び脊髄にある。

4．消化管に対しては、交感神経の亢進は運動を促進させ、副交感神経の亢進は運動を抑制させる。

5．心臓に対しては、交感神経の亢進は心拍数を増加させ、副交感神経の亢進は心拍数を減少させる。

【5】下の図は、脳などの正中縦断面であるが、図中に ▨ で示すAからEの部位に関する次の記述のうち、誤っているものはどれか。

［R5.4/ 編集部作成］

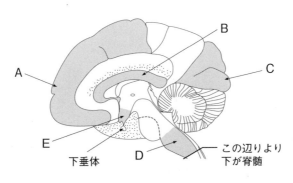

A

B

C

E

下垂体

D

この辺りより
下が脊髄

□ 　1．Aは、大脳皮質の前頭葉で、運動機能中枢、運動性言語中枢及び精神
　　　機能中枢がある。
　　2．Bは、小脳で、体の平衡を保つ中枢がある。
　　3．Cは、大脳皮質の後頭葉で、視覚中枢がある。
　　4．Dは、延髄で、呼吸運動、循環器官・消化器官の働きなど、生命維持
　　　に重要な機能の中枢がある。
　　5．Eは、間脳の視床下部で、自律神経系の中枢がある。

▶▶解答＆解説 ……………………………………………………………………………

【1】解答　5
1〜4．正しい。
5．**誤り**：交感神経系は心拍数を増加させるが、消化管の運動は抑制させる。

【2】解答　5
1〜4．正しい。
5．**誤り**：交感神経系は心拍数を増加させるが、消化管の運動は抑制させる。

【3】解答　2
1＆3〜5．正しい。
2．**誤り**：大脳の内側の髄質は、神経線維の多い白質である。外側の皮質が灰白質で神
　経細胞の細胞体が集合している。

【4】解答　4
1〜3＆5．正しい。
4．**誤り**：消化管に対しては、交感神経の亢進は運動を抑制し、副交感神経の亢進は運動
　を促進させる。

【5】解答　2
1＆3〜5．正しい。
2．**誤り**：Bは脳梁。脳梁は頭の中心にあり、左右の大脳をつなぐはたらきの太い束で、
　約2億〜3億5000万の神経線維を含む。小脳は、延髄の背側に位置し、手のこぶし
　大の大きさのものである。

12 感覚器系

■ 感覚の特徴

1. 感覚とは、眼、耳、鼻、舌、皮膚などにある感覚の受容器が物理化学的な刺激に反応して、情報を感覚神経から脊髄などを通り、大脳に伝わることで意識することである。

2. 物理化学的な刺激の量と人間が意識する感覚の強度とは、一般に、直線的な比例関係ではない。感覚を感じる最小の刺激量を超えると感覚の強さは急に強くなり、刺激量が非常に大きい場合は変化を感じにくくなる。

■ 眼の構造

1. 眼をカメラに例えると、虹彩はカメラのしぼり、水晶体はレンズ、網膜はフィルムのはたらきをする。

2. 光は眼の角膜から入り大きく屈折する。次に虹彩の中央にある円形の穴の瞳孔を通り抜け、後ろの水晶体へと入り屈折する。そして網膜へと届き、光や色、形を感じることができる。

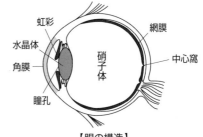

【眼の構造】

3. 虹彩は、角膜と水晶体の間にある薄い膜で、瞳孔の大きさを調整して網膜に入る光の量を調整する役割をもつ。明るい場所では瞳孔が狭まり、逆に暗い場所では広がる。

4. 水晶体は、眼球内に入ってきた光を屈折させ、遠くを見るときは薄くなり、近くを見るときは厚くなる。その厚さを変えることで異なる距離にある物体の像を網膜の上に結像させ、焦点を合わせるレンズのはたらきをする。

✓Check 硝子体と水晶体（過去問より）

- 眼は、「硝子体」の厚さを変えることにより焦点距離を調節して網膜の上に像を結ぶようにしている、と問題であるが、これは誤り。

  ⇒ 正しくは、「水晶体」である。

  硝子体は、ガラス体とも言われ、眼球の水晶体と網膜との間を満たしているゼリー状の物質である。

第5章 労働生理

5．眼の**網膜**には、2種類の視細胞がある。

錐状体 (すい)	明るい所ではたらき、色を感じる
杆状体 (かん)	暗い所ではたらき、弱い光、明暗を感じる

6．網膜の**中心窩**(か)と呼ばれる部位には錐体が集まり、視力の鋭敏な部位である。

■ 眼の機能

1．**近視**は、眼球の長軸が**長過ぎる**ために、平行光線が**網膜の前方**で像を結ぶものをいう。凹レンズで矯正する。

2．**遠視**は、眼球の長軸が**短過ぎる**ために、平行光線が**網膜の後方**で像を結ぶものをいう。凸レンズで矯正する。

3．**乱視**は、角膜が完全な球面ではなく、ゆがみがあるために正しく結像しないもので、凹凸をめがねで矯正する必要がある。

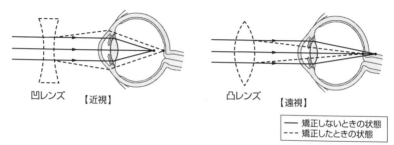

凹レンズ 【近視】　　凸レンズ 【遠視】

――― 矯正しないときの状態
------- 矯正したときの状態

4．**暗順応**は、明るい場所から暗い場所に入ったときに、初めは見えないが、徐々に網膜の光に対する感受性が高まり見やすくなることをいう。反対に、**明順応**とは、暗い場所から急に明るい場所に出ると、初めはまぶしいが、徐々に網膜の光に対する感受性が低下してまぶしさを感じなくなる。一般に、明順応より暗順応の方が時間がかかる。

5．視作業を継続すると、目の疲れや痛みなどを感じることがある。重度になると、ものがだぶって見える複視や、前額部の圧迫感や頭痛、吐き気や嘔吐などの眼精疲労が生じ、作業の継続が困難になることがある。

■ 耳の構造とはたらき

1. 耳は、聴覚や平衡感覚などをつかさどる
   器官で、外耳、中耳、内耳の３つの部分に
   分けられる。

2. **外耳**は、耳介と外耳道から成り、耳介は
   音を集める。

3. **中耳**は、鼓膜と鼓室と呼ばれる空洞があ
   る。鼓室は、耳管によって咽頭に通じてい
   て、その中の空気の内圧は外気圧と等しく
   保たれている。鼓室には３個の耳小骨が連
   なり、鼓膜の振動を増幅して内耳に伝達す
   るはたらきがある。

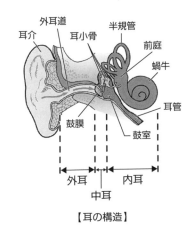

【耳の構造】

4. **内耳**は、前庭、半規管、蝸牛（かぎゅう）の３部から成る。

部位	はたらき	
前庭	平衡感覚をつかさどる	体の傾きの方向や大きさを感じる
半規管		体の回転の方向や速度を感じる
蝸牛（うずまき管）	聴覚を受容	リンパ液が満たされている

5. 中耳の耳小骨から内耳に伝えれられた振動は、蝸牛の中のリンパ液を介し
   て蝸牛の中の有毛細胞に伝わる。また、周波数によって異なる部位の有毛細
   胞が振動するため、音の高さの違いが伝えられる。

■ 嗅覚と味覚

1. **嗅覚**（きゅう）と**味覚**は物質の化学的性質を認知する感覚であり、**化学感覚**ともいわ
   れる。嗅覚は、わずかな匂い（にお）でも感じるほど鋭敏である反面、同一臭気に対
   しては**疲労しやすく**、しばらくすると匂いを感じなくなる。

■皮膚感覚・深部感覚・内臓感覚

1. 皮膚感覚の基本的なものは触覚（触圧覚）、振動覚、痛覚、温度感覚である。
   これらの感覚点のうち、**最も密度が大きいのは痛覚点である**。

2. **温度感覚**は、皮膚や口腔などの粘膜の当該局所に高温・低温刺激に対して
   現れる。温覚と冷覚があり、一般に**冷覚の方が温覚よりも鋭敏**である。温覚
   は徐々に起こるのに対して冷覚は急速に現れる。

第**5**章 労働生理

3．**深部感覚**は、骨格筋や関節内（筋肉や腱）にある受容器が自分の手足の位置や関節の角度などを感じて、**姿勢**や**動き**などを認識する感覚である。

4．**内臓感覚**は、内臓の動きや炎症などを感じ、**内臓痛**などを認識する感覚で、感度は高くない。誤って別の箇所の痛みと感じることを関連痛と呼ぶ。

▶▶▶ 過去問題 ◀◀◀

【1】感覚又は感覚器に関する次の記述のうち、誤っているものはどれか。

[R5.4/R3.4]

☑　1．眼軸が短過ぎるために、平行光線が網膜の後方で像を結ぶものを遠視という。

　2．嗅覚と味覚は化学感覚ともいわれ、物質の化学的性質を認知する感覚である。

　3．温度感覚は、皮膚のほか口腔（くう）などの粘膜にも存在し、一般に温覚の方が冷覚よりも鋭敏である。

　4．深部感覚は、筋肉や腱にある受容器から得られる身体各部の位置、運動などを認識する感覚である。

　5．中耳にある鼓室は、耳管によって咽頭に通じており、その内圧は外気圧と等しく保たれている。

【2】感覚又は感覚器に関する次の記述のうち、正しいものはどれか。[R2.4]

☑　1．物理化学的な刺激の量と人間が意識する感覚の強度とは、直線的な比例関係にある。

　2．皮膚感覚には、触圧覚、痛覚、温度感覚（温覚・冷覚）などがあり、これらのうち冷覚を感じる冷覚点の密度は他の感覚点に比べて高い。

　3．網膜の錐状体（すい）は明るい所で働き色を感じ、杆状体（かん）は暗い所で働き弱い光、明暗を感じる。

　4．眼軸が短過ぎるために、平行光線が網膜の後方で像を結ぶ状態は近視である。

　5．平衡感覚に関係する器官である前庭及び半規管は、中耳にあって、体の傾きや回転の方向を知覚する。

【3】下の図は眼球の水平断面図であるが、図中に示すAからEの部位に関する次の記述のうち、誤っているものはどれか。[編集部作成]

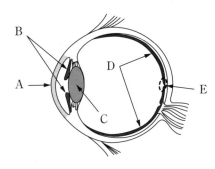

☐ 1. Aの　　部分は角膜で、これが歪んでいたり、表面に凹凸があるために、物体の像が網膜上に正しく結ばないものを乱視という。

2. Bの　　部分は虹彩で、光量に応じて瞳孔の径を変える。

3. Cの　　部分は硝子体で、これの厚さを変えることにより焦点距離を調節して網膜上に像を結ぶようにしている。

4. Dの　　部分は網膜で、ここには、明るい所で働き色を感じる錐状体と、暗い所で働き弱い光を感じる杆状体の2種類の視細胞がある。

5. Eの⟨⟩部分は中心窩で、視力の鋭敏な部位である。

【4】視覚に関する次の記述のうち、誤っているものはどれか。[R4.4]

☐ 1. 眼は、周りの明るさによって瞳孔の大きさが変化して眼に入る光量が調節され、暗い場合には瞳孔が広がる。

2. 眼軸が短すぎることなどにより、平行光線が網膜の後方で像を結ぶものを遠視という。

3. 角膜が歪んでいたり、表面に凹凸があるために、眼軸などに異常がなくても、物体の像が網膜上に正しく結ばれないものを乱視という。

4. 網膜には、明るい所で働き色を感じる錐状体と、暗い所で働き弱い光を感じる杆状体の2種類の視細胞がある。

5. 明るいところから急に暗いところに入ると、初めは見えにくいが徐々に見えやすくなることを明順応という。

【5】視覚に関する次の記述のうち、誤っているものはどれか。[R1.10]

☐ 1. 眼をカメラにたとえると、虹彩はしぼりの働きをする。

2. 眼は、硝子体の厚さを変えることにより焦点距離を調節して網膜の上に像を結ぶようにしている。

3．角膜が歪んでいたり、表面に凹凸があるために、眼軸などに異常がなくても、物体の像が網膜上に正しく結ばないものを乱視という。

4．網膜には、明るい所で働き色を感じる錐状体と、暗い所で働き弱い光を感じる杆状体の２種類の視細胞がある。

5．明るいところから急に暗いところに入ると、初めは見えにくいが暗順応によって徐々に見えるようになる。

【6】耳とその機能に関する次の記述のうち、誤っているものはどれか。
[R5.10]

1．騒音性難聴は、音を神経に伝達する内耳の聴覚器官の有毛細胞の変性によって起こる。

2．耳介で集められた音は、鼓膜を振動させ、その振動は耳小骨によって増幅され、内耳に伝えられる。

3．内耳は、前庭、半規管及び蝸牛（うずまき管）の三つの部位からなり、前庭と半規管が平衡感覚、蝸牛が聴覚をそれぞれ分担している。

4．前庭は、体の回転の方向や速度を感じ、半規管は、体の傾きの方向や大きさを感じる。

5．鼓室は、耳管によって咽頭に通じており、その内圧は外気圧と等しく保たれている。

【7】耳とその機能に関する次の記述のうち、誤っているものはどれか。
[R4.10/R3.10/R2.10/編集部作成]

1．耳は、聴覚、平衡感覚などをつかさどる器官で、外耳、中耳、内耳の三つの部位に分けられる。

2．耳介で集められた音は、鼓膜を振動させ、その振動は耳小骨によって増幅され、内耳に伝えられる。

3．内耳は、前庭、半規管、蝸牛（うずまき管）の三つの部位からなり、前庭と半規管が平衡感覚、蝸牛が聴覚を分担している。

4．半規管は、体の傾きの方向や大きさを感じ、前庭は、体の回転の方向や速度を感じる。

5．鼓室は、耳管によって咽頭に通じており、その内圧は外気圧と等しく保たれている。

【1】解答　3

1～2＆4～5．正しい。

3．**誤り**：温度感覚は、一般に冷覚の方が温覚よりも鋭敏である。

【2】解答　3

1．**誤り**：物理化学的な刺激の量と人間が意識する感覚の強度とは、直線的な比例関係ではない。感覚を感じる最小の刺激量を超えると感覚の強さは急に強くなり、刺激量が非常に大きい場合は変化を感じにくくなる。

2．**誤り**：皮膚感覚の感覚点のうち、最も密度が大きいのは痛覚点である。

3．**正しい**。

4．**誤り**：選択肢の内容は遠視。近視は眼軸が長過ぎるために、平行光線が網膜の前方で像を結ぶ状態をいう。

5．**誤り**：「中耳」⇒「内耳」。

【3】解答　3

1～2＆4～5．正しい。

3．**誤り**：Cは水晶体。

【4】解答　5

1～4．正しい。

5．**誤り**：「明順応」⇒「暗順応」。

【5】解答　2

1＆3～5．正しい。

2．**誤り**：「硝子体」⇒「水晶体」。

【6】解答　4

1．**正しい**：第2章「6．騒音による健康障害」（135ページ）。

2～3＆5．正しい。

4．**誤り**：前庭が体の傾きの方向や大きさを感じ、半規管が体の回転の方向や速度を感じる。

【7】解答　4

1～3＆5．正しい。

4．**誤り**：半規管が体の回転の方向や速度を感じ、前庭が体の傾きの方向や大きさを感じる。

13 ストレス・睡眠による心身の変化

■ ストレス

1. ストレスは、外部からの刺激（**ストレッサー**）に対して生じる変化のこと。また、ストレッサーに対する反応を**ストレス反応**という。

2. ストレスに伴う心身の反応には、ノルアドレナリン、アドレナリンなどの**カテコールアミンや副腎皮質ホルモン**が深く関与している。また、ストレス反応は**個人差が大きい**。同じ程度のストレッサーが作用しても、大きなストレス反応を示す人がいる一方で、何事もなかったようにふるまう人もいる。

3. 昇進や昇格、転勤、配置替えがストレスの原因となることもある。また、職場環境の騒音、気温、湿度、悪臭などがストレスの原因となることもある。

4. 適度なストレッサーは、身体的には活動の亢進を、心理的には意欲の高揚、作業後の爽快感や満足感、充実感を生じさせる。しかし、個人の能力や感性に適合しないストレッサーは、心理的には不安、焦燥感、抑うつ感などを、身体的には疲労を生じることがある。

5. ストレス反応が大きすぎたり、長く継続すると、**自律神経系や内分泌系**によるホメオスタシスの維持ができなくなり、健康障害の発生や病状の悪化を招く場合がある。

6. また、ストレスにより、**高血圧症、狭心症、十二指腸潰瘍**などの内科的疾患を招くこともある。さらに、精神神経科的疾患の抑うつなどの**気分障害**や、**発汗、手足の震え**など自律神経系に障害が生じることもある。

7. 典型的なストレス反応として、交感神経が緊張し、**副腎皮質ホルモンの分泌が亢進**する。

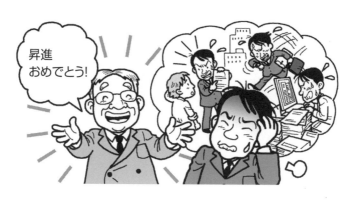

昇進
おめでとう！

■ 睡　眠

1. 脳内の松果体から分泌されるホルモンであるメラトニンは、夜間に分泌が上昇し、深部体温を下げたり、自律神経の一部の副交感神経を優位にし（リラックス状態）、睡眠と覚醒のリズム調節に関与している。明け方から分泌量が増加し始め、起床前後で最大となるコルチゾールは、血糖値の調節などの働きをするホルモンである。

2. 副交感神経は、身体の機能を回復に向けて働く神経で休息や睡眠状態で活動が高まり、心拍数や呼吸数が減少し体温の低下がみられ、消化管の運動を亢進する。

3. 体内時計の周期は、一般には約25時間であり、外界の24時間周期に同調して、約1時間のずれを修正する。

4. 体内時計の働きで夜になると眠くなり、毎朝光を浴びることでリセットされ覚醒する。この生物学的リズムをサーカディアン（概日）リズムといい、リズムの乱れは、疲労や睡眠障害の原因となる。概日リズム睡眠障害とは、体内時計の周期を外界時間（24時間周期）に適切に同調させることができないために生じる睡眠障害をいう。

　◇概日とは、「おおむねの1日」という意味。

5. 睡眠状態には、急速眼球運動を伴い脳は覚醒状態にあるレム睡眠と、急速眼球運動を伴わず脳は休んだ状態にあるノンレム睡眠に分類できる。睡眠直後から前半はノンレム睡眠が生じやすく、これが不十分な時、日中に覚醒度が落ち眠気を催しやすくなる。

6. 夜間に働いた後の昼間に睡眠する場合は、一般に就寝から入眠までの時間が長くなり、睡眠時間が短縮し、睡眠の性質も低下する。

7. 睡眠と食事は深く関係しているため、就寝直前の過食は、肥満のほか不眠を招く。

8. 睡眠時無呼吸症候群は、呼吸に関連した睡眠障害であり、睡眠中に上気道が閉塞するなどして無意識に断続的な呼吸停止を繰り返す病気である。そのため、睡眠中に覚醒を繰り返し、日中に過剰な眠気が出現するほか、呼吸量が低下し、血中の酸素の量が低下するため、高血圧などの循環器疾患などを誘発しやすくなる。

【1】ストレスに関する次の記述のうち、誤っているものはどれか。［R5.10］

☐ 1．外部からの刺激であるストレッサーは、その形態や程度にかかわらず、自律神経系と内分泌系を介して、心身の活動を抑圧する。

2．ストレスに伴う心身の反応には、ノルアドレナリン、アドレナリンなどのカテコールアミンや副腎皮質ホルモンが深く関与している。

3．昇進、転勤、配置替えなどがストレスの原因となることがある。

4．職場環境における騒音、気温、湿度、悪臭などがストレスの原因となることがある。

5．ストレスにより、高血圧症、狭心症、十二指腸潰瘍などの疾患が生じることがある。

【2】睡眠に関する次の記述のうち、誤っているものはどれか。［R5.4］

☐ 1．入眠の直後にはノンレム睡眠が生じ、これが不十分な時には、日中に眠気を催しやすい。

2．副交感神経系は、身体の機能を回復に向けて働く神経系で、休息や睡眠状態で活動が高まり、心拍数を減少し、消化管の運動を亢進する。

3．睡眠と覚醒のリズムは、体内時計により約1日の周期に調節されており、体内時計の周期を外界の24時間周期に適切に同調させることができないために生じる睡眠の障害を、概日リズム睡眠障害という。

4．睡眠と食事は深く関係しているため、就寝直前の過食は、肥満のほか不眠を招くことになる。

5．脳下垂体から分泌されるセクレチンは、夜間に分泌が上昇するホルモンで、睡眠と覚醒のリズムの調節に関与している。

【3】睡眠に関する次の記述のうち、誤っているものはどれか。

［R3.10/R1.10/H31.4］

☑ 1．睡眠と覚醒のリズムのように、約1日の周期で繰り返される生物学的リズムをサーカディアンリズムといい、このリズムの乱れは、疲労や睡眠障害の原因となる。

2．睡眠は、睡眠中の目の動きなどによって、レム睡眠とノンレム睡眠に分類される。

3．コルチゾールは、血糖値の調節などの働きをするホルモンで、通常、その分泌量は明け方から増加し始め、起床前後で最大となる。

4．レム睡眠は、安らかな眠りで、この間に脳は休んだ状態になっている。

5．メラトニンは、睡眠に関与しているホルモンである。

【4】睡眠などに関する次の記述のうち、誤っているものはどれか。

［R3.4/R2.10］

☑ 1．睡眠は、睡眠中の目の動きなどによって、レム睡眠とノンレム睡眠に分類される。

2．甲状腺ホルモンは、夜間に分泌が上昇するホルモンで、睡眠と覚醒のリズムの調節に関与している。

3．睡眠と食事は深く関係しているため、就寝直前の過食は、肥満のほか不眠を招くことになる。

4．夜間に働いた後の昼間に睡眠する場合は、一般に、就寝から入眠までの時間が長くなり、睡眠時間が短縮し、睡眠の質も低下する。

5．睡眠中には、体温の低下、心拍数の減少などがみられる。

【5】睡眠に関する次の記述のうち、誤っているものはどれか。［編集部作成］

☑ 1．睡眠中には、副交感神経系の働きが活発になり、それに伴い、体温の低下、心拍数の減少がみられる。

2．脳下垂体から分泌されるセクレチンは、夜間に分泌が上昇するホルモンで、睡眠と覚醒のリズムの調節に関与している。

3．睡眠状態は、急速眼球運動を伴うレム睡眠とそれを伴わないノンレム睡眠に分けることができる。

4．睡眠と覚醒のリズムのように、約1日の周期で繰り返される生物学的リズムをサーカディアンリズムといい、このリズムの乱れは、疲労や睡眠障害の原因となる。

5．睡眠時無呼吸症候群は、睡眠中に断続的な呼吸停止を繰り返す病気である。

▶▶解答＆解説 ……………………………………………………………………………………

【1】解答　1

1．**誤り**：ストレッサーは、ストレス反応が大きすぎたり長く継続しすぎると、心身の活動を抑圧する。

2〜5．正しい。

【2】解答　5

1〜4．正しい。

5．**誤り**：睡眠と覚醒のリズムの調節に関与しているのは、脳内の松果体から分泌されるメラトニンである。セクレチンは、十二指腸から分泌される消化液分泌促進に関与するホルモンである。「8.内分泌系とホルモン」（405ページ）。

【3】解答　4

1〜3＆5．正しい。

4．**誤り**：脳が休んだ状態の安らかな眠りは、ノンレム睡眠である。レム睡眠は急速眼球運動を伴い、脳は覚醒状態にある。

【4】解答　2

1＆3〜5．正しい。

2．**誤り**：睡眠と覚醒のリズムの調節に関与しているのは、脳内の松果体から分泌されるメラトニンである。甲状腺ホルモンは、酸素消費促進、体温上昇に関与するホルモンである。「8.内分泌系とホルモン」（405ページ）。

【5】解答　2

1＆3〜5．正しい。

2．**誤り**：睡眠と覚醒のリズムの調節に関与しているのは、脳内の松果体から分泌されるメラトニンである。セクレチンは、十二指腸から分泌される消化液分泌促進に関与するホルモンである。「8.内分泌系とホルモン」（405ページ）。

索 引

ホームページに直近3回分の公表試験問題と解答を掲載。実力判定にご活用ください。

https://www.kouronpub.com/

※令和6年4月以降に受験される方のために、4月公表問題と解説を令和6年7月中に、また、令和6年10月以降に受験される方のために、10月公表問題と解説を令和7年1月中にホームページにて公開予定！！

出るとこマスター！

衛生管理者試験　令和6年版

■発行所　　株式会社　公論出版

〒110-0005　　東京都台東区上野3－1－8

TEL（販売）03-3837-5745

（編集）03-3837-5731

■定　価　2640円　送料　300円（共に税込）

■発行日　令和5年12月25日

ISBN978-4-86275-264-2